新编临床药物应用实践

高可新 等 主编

江西科学技术出版社

江西·南昌

图书在版编目（CIP）数据

新编临床药物应用实践 / 高可新等主编 . -- 南昌：
江西科学技术出版社，2020.7（2024.1 重印）
ISBN 978-7-5390-7423-8

Ⅰ . ①新… Ⅱ . ①高… Ⅲ . ①临床药学 Ⅳ . ① R97

中国版本图书馆 CIP 数据核字 (2020) 第 122610 号

选题序号：ZK2019396

责任编辑：宋　涛　万圣丹

新编临床药物应用实践
XINBIAN LINCHUANG YAOWU YINGYONG SHIJIAN

高可新　等　主编

出版发行	江西科学技术出版社	
社　　址	南昌市蓼洲街 2 号附 1 号	
	邮编：330009　　电话：（0791）86623491　　　86639342（传真）	
经　　销	全国新华书店	
印　　刷	三河市华东印刷有限公司	
开　　本	880mm×1230mm　　1/16	
字　　数	297 千字	
印　　张	9.38	
版　　次	2020 年 7 月第 1 版　　2024年1月第1版第2次印刷	
书　　号	ISBN 978-7-5390-7423-8	
定　　价	88.00 元	

赣版权登字：-03-2020-213

编 委 会

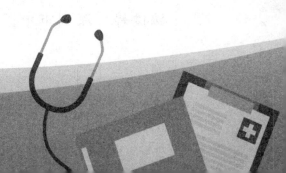

前　言

　　药物治疗是临床治疗学的一个重要组成部分，是通过应用药物的手段治疗疾病，达到消除或控制病因与致病因素，减轻或解除患者痛苦，维持机体内环境的稳定性，缓解或治愈疾病的一门学科。近年来，随着分子生物学、分子遗传学、分子药理学以及遗传药理学等的广泛应用和深入研究，新药物和新制剂不断涌现，极大地丰富了临床药物学的内容，临床医药人员必须不断学习新知识，才能更好地为患者服务。药学服务要求药师不仅要提供合格药物，更重要的是关注疾病的合理治疗，要对疾病治疗过程进行决策，包括药品的选择、计量的确定、给药方法的优化、治疗效果的评估等。这就要求药学工作者除了具备很好的药学药理知识外，还必须具有一定基础医学知识、临床医学知识和药学交叉学科的知识。为了进一步提高药学工作者的水平，本编委会人员在多年经验基础上，参考诸多书籍资料，认真编写了此书，望谨以此书为广大药学工作者提供帮助。

　　本书分两部分组成，首先是基础知识，介绍药物学的基础知识，重点突出，简明扼要。然后为临床应用，重点介绍常见药物的临床应用，其中既包括具有实用价值的传统药物，又有疗效肯定的大量新药。本书对收载的药物按药理作用分类，重点介绍了每种药物的药理作用、作用机理、体内过程、临床适应证、制剂与用法、不良反应及注意事项等。此书的特点是内容简明、用法详细、条理分明、便于记忆，有较强的科学性和实用性。本书可以作为临床医师、药师、护师以及实习医师的参考书籍。

　　尽管编者们倾尽全力编写此书，但在医学知识日新月异的今天，编撰中仍然会存在一些不足之处，恳请广大读者见谅，并给予批评指正，以更好地总结经验，起到共同进步、提高药学工作水平的目的。

编　者
2020 年 7 月

目 录

第一章 药物的来源与发展

第一节 药物与药物学

药物是一个古老而通俗的名词，至今仍普遍采用，泛指用于防治疾病的物质，可以是自古以来应用的天然植物、动物、矿物原料及一些原始粗制剂，也可以是经过现代科学技术加工制造的天然物质的有效成分或其单体、人工合成的化学原料药、生物制品及各种制剂。药品（drug），1984 年制定的《中华人民共和国药品管理法》对其定义作了法定的解释："药品，指用于预防、治疗、诊断人的疾病，有目的地调节人的生理机能并规定有适应证、用法和用量的物质，包括中药材、中药饮片、中成药、化学原料药及其制剂、抗生素、生物制品、放射性药品、血清疫苗、血液制品和诊断药品等"。药物既包括了现今药品的含义，又保留了历史沿用下来的药物的概念，而其内涵似乎更广泛一些。至今，在国内外这两个名词常常相互通用，在含义上没有严格的区别。

药物是人类在长期的生产生活和与疾病做斗争的过程中发现和逐渐发展起来的。古代人类为维持生存，要不断地与伤痛疾病做斗争。在捕猎鸟兽、采摘野生植物为食的过程中，意外发现有些天然的植物、动物、矿物有减轻伤痛或解除疾病的功效，便逐步有意识地应用它们来治疗伤病，以后又运用一些原始的提炼方法制成服用方便的"药剂"。这些古代的药物大多数来源于植物，故称之为本草。我国《史记》《纲鉴》净称："神农尝百草，始有医药"是人类用药物治疗疾病的起始。

药物学是最早研究药物的一门古老的学科。内容包括药物的来源、成分、性状、作用、用途和用法等各方面的知识，也是系统介绍与药物防治疾病有关的基础理论及临床应用知识的综合性学科，起到了医与药的一定的桥梁作用，对历代的行医用药起到重要的作用。我国对药物的研究历史悠久，在人类有文字记载的近 5 000 年的历史中，公元 1 世纪前后的《神农本草经》是最早的一部药物学文献，共收载药物 365 种，其中植物药 252 种、动物药 67 种、矿物药 46 种，记载了许多药物的疗效。如麻黄治喘、海藻治瘿（甲状腺肿）、大黄导泻、常山截疟、水银与硫黄治皮肤病等；又根据药物的性能和应用，将药物分为上、中、下三品："上药 120 种为君，主养命，以应天，无毒，多服久服不伤人；欲轻身益气不老延年者，本上经……中药 120 种为臣，主养性，以应人，无毒有毒，斟酌其宜；欲遏病补虚羸者，本中经……下药 125 种为佐使，主治病，以应地，多毒，不可久服；欲除寒热邪气破积聚愈疾者，本下经。"概括地描述了药物的功效及其毒副作用。其他尚有梁代陶弘景（公元 456 年—536 年）的《本草经集注》，唐代的《新修本草》（公元 659 年）被认为是世界上最早的一部药典。明代李时珍的《本草纲目》（1578 年）和清代赵学敏的《本草纲目拾遗》（1765 年）等。其中如李时珍的《本草纲目》是他在长期医药实践中，行医、采药、调查、考证。参考历史书籍，总结用药经验编纂而成。全书共 52 卷，约 190 万字，共收载药物 1 892 种，附方 11 000 余首，插图 1 160 幅，被译成英、日、朝、德、法、俄和拉丁七种文字，传播世界各地，是举世闻名的药物学巨著。其他古代医药著作中，如张仲景的《伤寒论》（公元 2 世纪）、葛洪的《肘后备急方》、药王孙思邈的《备急千金要方》等，都是古代药物学与治疗学方面的经典文献。

西方药物同样源远流长，随着长期的医药实践而逐渐发展。古希腊时代的名医希波克拉底（公元前460—前377年）重视饮食和药物在治疗中的重要意义，应用大麦粥、海葱、白藜芦等作为治疗药物；罗马最著名的医生和药物学家盖仑（约公元129年—200年），曾编写了《论治疗术》和其他有关药物学的著作，并对许多草药做了植物学分类，创制出阿片和许多其他药物制剂，至今许多简单的植物浸膏仍被称为盖仑制剂（Galenicals）。随后有《李伯处方法》（1470年）、《那奥伏调剂大全》（1498年）、《良药集成》（1692年）等多种药物学著作问世。

以后，收载药物及制剂的法定药典陆续出版，如英国出版的《伦敦药典》（1618年）、《法国药局方》（1639年）、苏格兰的第一版《爱丁堡（Edinburgh）药典》（1699年）、爱尔兰的第一版《都柏林（Dublin）药典》（1807年）。对所收载的药物均规定有较完整的质量标准和检定方法。随着医药科学的发展，各国药典陆续出版，并按期修订增版，收载的药物及制剂品种日益增多，内容不断充实完善，药物学由本草阶段发展到法定药典阶段。

随着时代的进步，科学的发展，药物学所包括的内容已分别建立许多的独立学科，如药物化学、生药学、药剂学、药理学、药物治疗学等。但综合性的药物学著作仍不断有新的版本问世，因实用性强，对医药卫生人员及家庭合理用药都有参考价值，受到普遍的欢迎。近代分子生物学、基础医学相关学科的发展及其向药学的渗透，现代药物学的内容不断得到更新和充实，如药物的品种包括不断增多的新的化学结构、新的作用机制和新的治疗作用的新药，还有生物工程技术的新产品；药物作用的阐述联系疾病的发病机制及分子病理学、分子药理学的研究成果，由原来的整体器官水平深入到细胞、受体和分子水平；临床用药不限于单纯的临床经验总结，而结合药物的生物利用度和药物动力学参数的研究，设计合理的给药方案；还有老药新用途、新用法和药物不良反应、药物相互作用的新发现等，充分反映出有关药物基础及临床治疗方面的科研成果及科学新水平。

第二节　新药的发现与研究开发

药物发展的历史表明，药物的发现经过逐步由机遇筛选向合理设计，由偶然向必然的漫长历程，药物的质量也由粗糙趋向精细。

一、偶然发现

很多情况下药物是由于偶然的机会被发现的。本草阶段的药物学是人类在生产生活实践中偶然发现的总结。在以后药物发展的历程中，有的是在实验室偶然发现的，如众所周知的青霉素是1928年英国的细菌学家Fleming在研究葡萄球菌的实验中，意外地发现霉菌（青霉菌）能产生杀灭葡萄球菌生长的物质，以后称为青霉素。很多药物是在临床用药的实践过程中偶然发现的，如氯丙嗪是在研究吩噻嗪类抗组胺作用时发现其能产生人工冬眠作用，后应用于躁狂症精神患者而显示其精神病治疗作用，由此而揭开了抗精神病药物的序幕；奎宁作为抗疟药据说是一位疟疾患者喝了泡有金鸡纳树皮的水而痊愈，以后发现证明奎宁是金鸡纳树皮中的抗疟成分；金刚烷胺原是抗感冒药，一位患有帕金森病的老妇用于防治感冒时意外地发现她的帕金森病症状得到明显缓解，以后开始应用金刚烷胺作为治疗帕金森病药。偶然发现药物的事例很多，也是与科学家的敏锐观察和锲而不舍的探索精神分不开的。

二、随机筛选

20世纪30年代以来，人们利用特定的实验模型进行广泛的药物筛选工作，从中发现有特殊治疗价值的新药。随机筛选（普筛和综合筛选）主要是从广泛的天然资源中寻找，如植物中的化学成分，土壤微生物的代谢产物，或人工合成的化合物，从中发现特定结构和作用特点的先导化合物。在此基础上，进一步进行结构修饰和优化，往往有可能研制出一系列有治疗价值的新药。目前临床常用的各类药物很多是从植物成分中筛选获得或再衍生出来的，如多种类型的抗生素及其系列产品就是从土壤微生物中筛选发展起来的。普筛是一项费时费力的浩繁工程，成功率低，尤其是通过半个多世纪以来对天然资源的广泛过筛，现今筛出阳性药物的机遇越来越低了。也就是说，一个新药常是从成千上万个化合物中筛选出来的。但在当前的新药研究中，随机筛选仍是发现新药的一条有价值的途径。如近年我国从黄花蒿中获得新型抗疟药青蒿素，美国从约 3 500 个天然提取物中筛选出有独特作用机制的抗癌新药紫杉醇。

为了提高药物普筛的效率，一是改进筛选的实验模型。由整体器官发展到以细胞、酶或受体作为药物筛选模型，用极微量化合物即可进行，灵敏度高，经济简便。

由于人和动物的种属差异性，用单一实验模型筛选来判定某一物质的有效或无效，往往会使一些有效物质被漏筛掉（假阴性）；而且药物的作用往往是多方面的，有的药物不是在原来设计的实验指标上出现作用，却在其他方面出现较好的作用。如常山乙素的衍生物常咯啉的抗疟作用不佳，却发现有很好的抗心律失常作用。为了充分发掘一种物质的潜在药理作用，在很多国家建立一药多筛的综合筛选法，用几种实验指标对一种物质进行全面综合性评价。这种系统的药理筛选实验，只要用几种实验标本，就可以预测数十种药理活性。

三、天然药物的结构改造

在古代，药物几乎都是来自天然资源。我国的中草药都是天然产物，绝大多数是来自植物，少数来自动物或矿物，以后经过一般的加工成饮片或制剂。由于科学的发展，特别是有机化学的发展，开始从天然产物中提取分离其有效成分的化学单体，以明确其化学结构及药理作用。由于含有效成分的天然资源有限，或在原植物中的含量低微，在确定其结构后便着手研究用化学合成手段进行工艺生产。但有的药物化学结构复杂，不能采用人工合成的方法进行生产，或药物本身尚存在疗效不够理想或毒副作用太大等缺点，于是继续进行构效关系的研究。以原化合物作为先导化合物，找出母体结构中的活性骨架及活性基团，对其进行化学修饰，合成一系列新的结构类似物，并进行化学结构与生物活性效应的关系的研究，从中找出更为理想的新药。如从吗啡发展到一系列合成镇痛药如哌替啶、美沙酮、芬太尼、阿那多尔、喷他佐辛、双氢埃托啡等，并发现了吗啡类的拮抗剂（烯丙吗啡、纳洛酮）；从奎宁的构效关系研究中发现了 4- 氨基喹啉类（如氯喹、哌喹）和 8- 氨基喹啉类（如伯氨喹等）新型抗疟药。在青霉素的结构改造中从改变 C6β - 位的酰胺侧链的结构着手，成功地研制出半合成青霉素类如耐酸耐 β - 内酰胺酶的青霉素、广谱青霉素、抗革兰阴性杆菌青霉素等各有特色的新品种；在青霉素结构改造获得成功经验的基础上，对头孢菌素的结构改造，创制出第一、二、三、四代头孢菌素；并发展了一批新的非典型 β 内酰胺结构的新型抗生素，如克拉维酸、亚胺培南、氨曲南等，大大丰富了抗生素临床治疗的领域。目前临床常用的治疗药物，大多数是从这一途径获得的。

四、以机体的生理生化过程、内源性活性物质及药物作用机制为基础研制的新药

近年来，由于分子生物学和基础医学相关学科研究的深入发展及新技术的应用，根据疾病的发生、发展和逆转机制，以机体的生理生化过程及内源性活性物质（酶、递质、信使、细胞因子等）为基础，根据药物与体内生物大分子（如酶、受体）之间相互作用机制设计和研制新药，大大地提高了药物的发展速度和水平。

（一）抗代谢物与酶抑制剂

生物进行物质代谢和生命活动，体内酶的存在及其活性的调节是必需的条件。体内酶的活性和功能的改变，也是许多疾病发生的原因和药物治疗的药理基础。

抗代谢物多是体内某些酶的特异性抑制剂。如干扰叶酸代谢的抗感染药，其中磺胺类能抑制敏感菌的二氢叶酸合成酶，而甲氧苄氨嘧啶（TMP）可抑制敏感菌的二氢叶酸还原酶，若两药合用则叶酸的合成代谢受到双重阻断，抗菌作用可增强数倍至数十倍；乙氨嘧啶对疟原虫二氢叶酸还原酶的抑制作用大大强过 TMP，临床仅用作抗疟药。抗癌药氟尿嘧啶（5-FU）、硫嘌呤（6-MP）能选择性抑制癌细胞内嘧啶碱、嘌呤碱代谢有关的酶，干扰核酸尤其是 DNA 的合成而阻止癌细胞的分裂增殖，产生抗癌效应。人体正常细胞的代谢过程有一定的特殊性，因而上述抗代谢药物对人体不产生或只产生最低限度的损害。

有的药物，是先应用于临床，尔后才逐步认识到它对酶的抑制作用的。如磺胺药 20 世纪 30 年代就

开始用作抗菌药，其抑制二氢叶酸合成酶的作用是在 20 世纪 40 年代才发现的，而这一发现又促进了其他抗代谢药物的发展。随着对疾病发生的生化机制的深入认识，以体内特殊的酶为作用靶标来设计研制成功的新药，近年来不断有新的报道。

肾素血管紧张素系统对血压的调节和高血压形成起重要作用。在血管紧张素系统中，血管紧张素 Ⅱ（ANG Ⅱ）是体内最强的血管收缩物质，它是由血管紧张素 Ⅰ（ANG Ⅰ）在血管紧张素转化酶（ACE）的催化下水解形成的。于是根据对 ACE 活性部位的化学结构和功能的认识，开展了血管紧张素转化酶抑制剂（ACEI）新型抗高血压药物的研制，1987 年第一个 ACEI 降压药卡托普利上市以来，受到临床广泛欢迎，销售额一直居世界上市新药前列，后又有依那普利、雷米普利等十多个新品种陆续上市，几十个品种在研究中。HMG-CoA 还原酶是细胞内胆固醇生物合成的限速酶，HMG-CoA 还原酶抑制剂抑制肝细胞内胆固醇的合成，使肝细胞内胆固醇含量下降，反馈地使细胞膜低密度脂蛋白（LDL）受体数量增加和活性增强，继而通过 LDL 受体调控途径，使血浆 LDL- 胆固醇水平下降，对家族性高胆固醇血症有很好疗效。HMG-CoA 还原酶抑制剂的结构中部有一个与其底物 HMG-CoA 类似的基团，能竞争性抑制酶的活性。这类药物的研究成功被誉为近代调血脂药研究中的突破性进展，近年来陆续有新品种上市（洛伐他汀 1987，辛伐他汀 1988，普伐他汀 1989，氟伐他汀 1994），销售额居世界上市新药的前列。能阻止胃酸分泌全过程的 H^+、K^+-ATP 酶抑制剂的研究导致了一类新型苯并咪唑类抗消化道溃疡新药（如奥美拉唑、兰索拉唑等）的出现；近年发现的 DNA 拓扑异构酶直接与细胞 DNA 复制、转录、突变、修复以及 RNA 加工等一系列重要的遗传学过程密切相关，日本开发的第一个拓扑异构酶抑制剂 irinotecan 对多种癌有良好治疗作用。其他如胆碱酯酶抑制剂的研究，大大促进了有机磷杀虫剂、军用毒剂及解毒剂的研究和发展；花生四烯酸代谢途径中环氧酶抑制剂、脂氧酶抑制剂、血栓素合成酶抑制剂等的研究，发展了心脑血管药物等研究的新领域。酶抑制剂的深入研究将为新药发展开辟更广阔的途径。

（二）受体拮抗剂和激动剂

药物与受体的结合是许多药物作用的基础。从受体水平阐明药物的作用和借此发展起来的新药在药物研究领域中取得了丰硕的成果。如作用于胆碱 M 受体与 N 受体、肾上腺素 α 受体与 β 受体、多巴胺（D1、D2）受体的各类受体激动剂和拮抗剂，包含了广泛应用于临床的心血管、消化、呼吸系统及神经精神疾病的大多数药物，且不断有新的品种出现。随着新的受体发现和研究的深入，不断有新的临床治疗价值的受体激动剂和拮抗剂被发现和发展。

1972 年组胺受体的分型（H_1、H_2 受体）和胃壁细胞 H_2 受体与胃液分泌有关的研究导致了一类新型抗消化道溃疡药物 -H_2 受体拮抗剂的发展。组胺结构类似物丁咪胺是最早发现的 H_2 受体拮抗剂，口服效果不好，经结构改造成甲硫咪胺，有粒细胞减少不良反应；逐步发展了西咪替丁，成为临床上广受欢迎的抗消化道溃疡药，以后又研究发展了雷尼替丁、法莫替丁等，成为全球性的畅销新药。

1973 年三个不同的实验室证明了与吗啡镇痛作用有关的阿片受体的存在，以后将阿片受体分为 μ、K 和 γ 等几型，以 μ 型的特异性激动剂的镇痛作用最强。吗啡属于以 μ 型为主的激动剂，另有芬太尼衍生物 sulfen-tanil 镇痛作用是吗啡的 600 ~ 700 倍，双氢埃托啡镇痛作用是吗啡的 1 200 倍。在脑内已发现脑啡肽、β- 内啡肽和强啡肽三大系统的内源性阿片样配基，是内源性吗啡样多肽，统称为内啡肽，新的阿片受体激动剂和内啡肽结构类似物的研究为寻找高效镇痛药开辟了新的途径。

心房钠尿肽（心钠素，ANP）是心房肌细胞内存在的一类肽类物质，具有强大的利尿、排钠和舒张血管作用，对控制高血压、缓解心功能不全有良好的作用。寻找高效、长效的 ANP 衍生物及非肽类 ANP 受体激动剂的利尿降压药正在深入研究中。

其他如作用于血管紧张素系统的药物中，继血管紧张素转换酶（ACE）抑制剂之后，第一个血管紧张素 Ⅱ 受体拮抗剂降压药 losartan 已于最近上市。治疗血栓栓塞性心脑血管病的血栓素 A_2（TXA_2）受体拮抗剂及兼有 TXA_2 合成酶抑制及受体拮抗双重作用的药物正在研究开发中。

（三）离子通道调控剂

细胞膜离子通道是一类跨膜的生物大分子蛋白质，在细胞内外的物质交换和信息传递中起重要作用，能改变细胞的生理功能，参与人体多种生理功能特别是心血管系统功能的调节。近年来随着对离子通道的结构和功能的阐明，以离子通道为靶标研究和开发的心血管疾病治疗新药不断涌现。如钙拮抗剂的发展和 β 受体阻断剂、血管紧张素转化酶抑制剂被称为治疗心血管疾病的"里程碑"。近年来又开发了对血管平滑肌较心肌有更强选择性（如拉西地平、非洛地平）和对脑血管病、老年痴呆症有效的钙拮抗剂新药（如尼莫地平、尼卡地平）。20 世纪 80 年代中期以来，钾通道开放剂为继钙拮抗剂之后研究心血管药物的热点，可松弛血管及呼吸道平滑肌，临床可用于高血压、心绞痛、外周血管阻塞性疾病、哮喘及泌尿道过敏等疾病，具有代表性药物如 Pinacidil 于 1987 年作为抗高血压药上市，其降压效果比肼肽嗪强 3 倍，不良反应轻微；Cromakalin 是一种比硝苯地平更强的降压药，并对心肌有保护作用；Nicoranil 为强效抗心绞痛药。

（四）其他

近年以来，体内活性物质如前列腺素（PG）、白三烯（LT）、血小板激活因子（PAF）、内皮素（ET）等在心血管药物的研究中，细胞因子如干扰素（IFN）、白介素（IL）、肿瘤坏死因子（TNF）等在免疫调节剂及肿瘤药物的研究中都取得重要进展，并为新型药物的开发研究开辟了新途径和提供新思路。每当一种新的内源性活性物质或内源性物质新的生理生化功能的发现，都有可能导致一类新型药物的出现。

五、基因工程药物

体内的激素和多种活性因子是调控机体生理生化功能的重要物质，利用基因工程技术已能将这些体内含量极微、用传统方法难以大量生产的多肽或蛋白质活性分子推向工业生产和临床应用。至今为止，已有人胰岛素、人生长激素（HGH）、促红细胞生长素（EPO）、干扰素、白介素 -2（IL-2）、粒 / 巨噬细胞集落刺激因子（GM-CSF）、组织血纤维蛋白酶原激活因子（t-PA）等基因工程药物约 20 种上市；正在临床试验、有可能批准生产的也有近 20 种，如 IL-3、IL-6、TNF、表皮生长因子（EGF）、血小板衍生生长因子（PGF）等。对基因工程产品进行修饰以改进其疗效的研究也正在积极开展，如新的 t-PA 产品，许多国家正在研制。

六、基因治疗

人类许多疾病如心血管病、肿瘤、糖尿病及多种遗传性疾病都直接与基因结构异常或基因表达紊乱相关。在基因水平上研究药物作用机制或以基因为靶标寻找新药，已成为药物研究的新领域。如基于癌基因的发现和认识，利用基因克隆技术研究对癌基因有调控作用的药物，有可能发展成为最有希望征服癌症的药物。

运用基因工程技术将外源性遗传物质（目的基因）转移入机体的靶细胞，以纠正基因缺陷或异常所引起的疾病是一种新的治疗手段。由于基因转移的实际效果是在体内产生特定的功能分子（如蛋白质、RNA），本质上如同导入一个具有治疗作用的给药系统，因此基因治疗的适应证将可由基因缺陷性疾病扩大到各种获得性疾病如癌症、心血管病、传染病、神经变性疾病等的治疗。

七、药物设计研究的发展

药物的化学结构与生物活性关系（构效关系，SAR）的研究，促进了药物的大量发现与发展。以往通过合成一系列化合物进行相应的活性试验来寻找新药，工作量大，盲目性也大，成功率低。20 世纪60 年代以来，构效关系的研究有了新的发展，开展了定量构效关系（QSAR）的研究，即用数理统计方法来揭示药物结构与活性的量变规律，也就是用数学模式（方程）来描述药物小分子的结构理化参数与生物大分子（如酶、受体）或细胞、整体动物之间的相互作用关系，以指导结构改造，优化出作用更强或毒性更低的药物。由于可利用最小数量的化合物及其活性数据以获得最大限度的构效关系信息，大大减少了工作量和盲目性，提高了成功率。近年以来，随着生物有机化学、分子生物学、蛋白质结构测定技术及计算机图形学技术的进展，为新药研究提供了更为科学的设计方法，其特点是药物设计的起点是体内的大分子靶标（酶、受体、离子通道、抗原、病毒、核酸、多糖等），而非药物。根据药物作用的体内生物活性大分子三维结构和各种势场的分布，设计成能与生物活性大分子最佳契合的化合物，从中寻找有生物活性的新的先导化合物，这种设计也可用于先导化合物的结构优化。目前国际上已开发了一批实用性很强的软件系统（如各类生物活性大分子数据库），国外大的制药集团公司都装配了这样的系统，在新药研究中发挥了重要的作用，使新药研究的成功率提高了数十倍，大大地促进了新药研究的发展。

八、药物新剂型的研究开发

药物是以一定的剂型应用于人体治疗的，药物的临床疗效与所用剂型的是否合理直接有关。药物新剂型的研究开发是医药系统工程的重要组成部分。随着物理药剂学、生物药剂学、高分子化学等研究的进展，药物新剂型的研制发展迅速。近年来利用药剂学及有关学科理论及先进技术，结合药物的理化特性及体内动态规律，开发了药物释放系统（DDS），通过调控药物制剂在体内的吸收、分布、代谢和排泄，使药物按治疗所需速度释放，以一定浓度分布于机体的某一器官或特定部位，并维持一定的时间，从而达到提高疗效、降低毒副反应的目的。药物释放系统自20世纪80年代以来，研究开发了口服缓释系统、控释系统、透皮控释系统、靶向给药系统等一系列新型制剂。缓释、控释制剂品种日益增多，尤其是透皮控释制剂发展更为迅速，为治疗高血压、充血性心力衰竭、心绞痛、某些激素缺少和支气管疾患等提供了良好的治疗手段。靶向制剂是继传统制剂、缓释制剂、控释制剂之后，被称为药物剂型发展的第4代，即选择适当的载体将药物携带到机体的靶部位，而后在靶部位药物从载体释放发挥作用。靶向制剂是肿瘤药物治疗的一个研究新领域。近年来应用单克隆抗体技术于靶向制剂的研究，研制了多种特定的肿瘤单抗与放射性核素、毒素、抗癌药物的偶联物，被称为"肿瘤导弹"，有的已进入临床阶段。

微信扫码
◆ 临床科研
◆ 医学前沿
◆ 临床资讯
◆ 临床笔记

第二章　药物代谢动力学

药物代谢动力学简称为药动学，主要研究药物在体内的过程，包括吸收、分布、代谢和排泄，以及体内药物浓度随时间变化的规律，常用数学公式和药动学参数表示。

第一节　药物的体内过程

药物的体内过程是指药物经各种途径进入机体到排出体外的过程，包括吸收、分布、代谢和排泄。药物在体内的吸收、分布、排泄过程中，不发生化学结构的改变而仅是空间位置的改变，统称为药物转运。代谢变化过程也称为生物转化，药物代谢和排泄合称消除。药物的体内过程见（图2-1）。

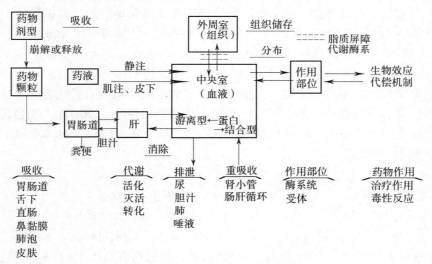

图2-1　药物在体内的转运与转化

药动学研究反映的药物在动物或人体内动态变化规律，除可作为药效学和毒理学研究借鉴外，同时也是新药研究开发、先导化合物设计与筛选以及申报临床研究或药品生产所必须提交的重要资料。研究结果还可以为确定适应证，选择给药途径、剂型，优化给药方案（如调整剂量与给药间隔时间）等临床应用提供参考依据。

一、药物的跨膜转运

药物在体内的转运与转化或从用药部位到引起药理效应，均需要通过各种生物膜。生物膜是细胞外表的质膜和细胞内的各种细胞器膜如核膜、线粒体膜、内质网膜、溶菌酶膜等的总称。它由脂质双分子层构成，其间镶嵌着外在蛋白，可伸缩活动，具有吞噬、胞饮作用；另一类为内在蛋白，贯穿整个质膜，组成生物膜的受体、酶、载体和离子通道等。药物的吸收、分布、排泄及代谢与物质的跨膜转运密切相关。

跨膜转运的方式主要有被动转运、主动转运和膜动转运，见（图2-2）。

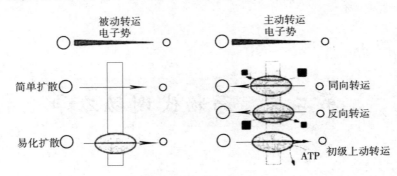

图2-2 药物的跨膜转运

（一）被动转运

被动转运是指药物分子顺着生物膜两侧的浓度梯度，由高浓度的一侧扩散到低浓度的一侧而不需要消耗 ATP，转运速度与膜两侧的浓度差成正比。浓度梯度越大，扩散越容易，当膜两侧浓度达到平衡时转运停止。生物膜脂双层分子内部为疏水性，带电荷的物质如离子很难通过。药物跨膜转运的扩散率主要取决于分子量的大小、在脂质中的相对可溶性和膜的通透性。它包括简单扩散、滤过和异化扩散。

1. 简单扩散

简单扩散又称为脂溶扩散，脂溶性药物可溶于脂质而通过细胞膜。药物的脂/水分配系数愈大，在脂质层浓度愈高，跨膜转运速度愈快。大多数的药物转运方式属简单扩散。其扩散速率 R 与药物的扩散常数 D'、膜的面积 A 以及药物的浓度梯度（C_1-C_2）成正比，与膜的厚度 X 成反比。其中，最主要的因素是浓度梯度。一般而言，扩散速率符合 Fiek 定律：

$$R = D' A (C_1-C_2) /X$$

药物解离度对简单扩散有很大的影响。多数药物是弱酸性或弱碱性有机化合物，在体液中可部分解离。解离型药物极性大、脂溶性小，难以扩散；非解离型药物极性小、脂溶性大而容易跨膜扩散。非解离型药物离子化程度受其解离常数 pK_a 及体液 pH 的影响，可用 Handerson- Hasselbalch 公式表示。式中 pK_a 是药物解离常数的负对数值：

$HA \leftrightarrow H^+ + A^-$　　　　　　　　　　　$BH^+ \leftrightarrow H^+ + B^-$

$Ka = [H^+] [A^-] / [HA]$　　　　　　　　$Ka = [H^+] [B^-] / [BH^+]$

$PK_a = pH + lg ([HA] / [A^-])$　　　　$pK_a = pH + lg ([BH^+] / [B])$

$[HA] / [A^-] = lg^{-1} (pK_a-pH)$　　　$[BH^+] / [B] = lg^{-1} (pK_a-PH)$

pK_a 是弱酸性或弱碱性药物在 50% 解离时溶液的 pH，各药均有其固定的 pK_a。当 pK_a 与 pH 的差值以数学值增减时，药物的离子型与非离子型浓度比值相应以指数值变化，pH 的改变则可明显影响弱酸性或弱碱性药物的解离度。非离子型药物可以自由穿透，而离子型药物不易跨膜转运，这种现象称为离子障。利用这个原理可以改变药物吸收或排泄的速度，对于促进药物吸收、加速体内毒物排泄具有重要的临床意义。例如，弱酸性药物在胃液中非离子型多，在胃中即可被吸收；弱碱性药物在酸性胃液中离子型多，主要在小肠吸收；碱性较强的药物如胍乙啶（$pK_a = 11.4$）及酸性较强的药物如色甘酸钠（$pK_a = 2.0$）在胃肠道基本都已离子化，由于离子障原因，吸收均较难。pK_a 小于 4 的弱碱性药物如安定（$pK_a = 3.3$）及 pK_a 大于 7.5 的弱酸性药物如异戊巴比妥（$pK_a = 7.9$）在胃肠道 pH 范围内基本都是非离子型，吸收都快而完全。

由上述分析可知，弱酸性药物在酸性环境中不易解离，在碱性环境中易解离，弱碱性药物与之相反。在生理 pH 变化范围内，弱酸性或弱碱性药物大多呈非解离型，被动扩散较快。一般而言，pK_a 为 3 ~ 7.5 的弱酸药及 pK_a 为 7 ~ 10 的弱碱药受 pH 影响较大。强酸、强碱及强极性的季铵盐可全部解离，故不易透过生物膜而难以被吸收。

2. 滤过

滤过又称为水溶扩散，是指直径小于膜孔的水溶性的极性或非极性药物，借助膜两侧的流体静压和渗透压被水携带到低压侧的过程。滤过是指有外力促进的扩散，如肾小球滤过等。其相对扩散率与该物质在膜两侧的浓度差成正比，相对分子质量小于100、不带电荷的极性分子等水溶性药物可通过水溶扩散跨膜转运。

3. 易化扩散

易化扩散又称为载体转运，是通过细胞膜上的某些特异性蛋白质——通透酶帮助而扩散，不需要消耗 ATP。如葡萄糖进入红细胞需要葡萄糖通透酶，铁剂转运需要转铁蛋白，胆碱进入胆碱能神经末梢、甲氨蝶呤进入白细胞等分别通过特异性通透酶，或与这种分子或离子结构非常相似的物质。当药物浓度过高时，载体可被饱和，转运率达最大值。载体可被类似物占领，表现竞争性抑制作用。

（二）主动转运

主动转运又称逆流转运，是指药物从细胞膜低浓度一侧向高浓度一侧转运，其转运需要膜上特异性的载体蛋白并消耗 ATP，如 Na^+，K^+-ATP 酶（钠泵）、Ca^{2+}，Mg^{2+}-ATP 酶（钙泵）、质子泵（氢泵）、儿茶酚胺再摄取的胺泵等。主动转运具有饱和性。当同一载体转运两种药物时，可出现竞争性抑制现象。如丙磺舒可竞争性地与青霉素竞争肾小管上皮细胞膜载体，从而抑制青霉素的体内排泄，延长青霉素在机体内的有效浓度时间。

（三）膜动转运

大分子物质的转运伴有膜的运动，称为膜动转运。

1. 胞饮

胞饮又称吞饮或入胞，是指某些液态蛋白质或大分子物质可通过生物膜的内陷形成小胞吞噬而进入细胞。如脑垂体后叶粉剂可从鼻黏膜给药吸收。

2. 胞吐

胞吐又称胞裂外排或出胞，是指某些液态大分子物质可从细胞内转运到细胞外，如腺体分泌及递质释放等。

二、药物的体内过程

药物的体内过程包括吸收、分布、生物转化和排泄。

（一）吸收

药物的吸收是指药物自体外或给药部位经过细胞组成的屏蔽膜进入血液循环的过程。血管给药可使药物迅速而准确地进入体循环，没有吸收过程。除此之外，药物吸收的快慢和多少常与给药途径、药物的理化性质、吸收环境等密切相关。一般情况下，常用药物给药途径的吸收速度依次为：气雾吸入 > 腹腔 > 舌下含服 > 直肠 > 肌内注射 > 口服 > 皮肤。

1. 胃肠道吸收

口服给药是最常用的给药途径。小肠内 pH 接近中性，黏膜吸收面广、血流量大，是主要的吸收部位。药物经消化道吸收后，通过门静脉进入肝脏，最后进入体循环。有些药物在通过肠黏膜及肝脏时，部分可被代谢灭活，导致进入体循环的药量减少，称为首关消除。舌下给药或直肠给药方式分别通过口腔、直肠及结肠的黏膜吸收，虽然吸收表面积小，但血流供应丰富，可避免首关消除效应且吸收迅速；但其缺点是给药量有限，有时吸收不完全。

影响胃肠道药物吸收的因素有很多，如药物的剂型、药片的崩解速度、胃的排空速率、胃液的 pH、胃内容物的多少和性质等。排空快、蠕动增加或肠内容物多，可阻碍药物接触吸收部位，使吸收减慢变少；油及高脂肪食物则可促进脂溶性药物的吸收。

2. 注射给药

肌内注射及皮下注射药物沿结缔组织吸收，后经毛细血管和淋巴内皮细胞进入血液循环。毛细血管具有微孔，常以简单扩散及滤过方式转运。药物的吸收速率常与注射部位的血流量及药物剂型有关。肌

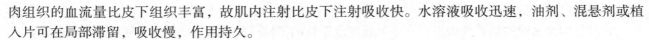

肉组织的血流量比皮下组织丰富，故肌内注射比皮下注射吸收快。水溶液吸收迅速，油剂、混悬剂或植入片可在局部滞留，吸收慢，作用持久。

3. 呼吸道给药

肺泡表面积大，与血液只隔肺泡上皮及毛细管内皮各一层，且血流量大，药物到达肺泡后吸收极其迅速，气体及挥发性药物（如全身麻醉药）可直接进入肺泡。气雾剂为分散在空气中的极细气体或固体颗粒，颗粒直径为 3 ~ 10 μm，可到达细支气管，如异丙肾上腺素气雾剂可用于治疗支气管哮喘；小于 2 μm 可进入肺泡，但粒子过小又可随气体排出；粒径过大的喷雾剂大多滞留于支气管，可用于鼻咽部的局部治疗，如抗菌、消炎、祛痰、通鼻塞等。

4. 经皮给药

完整的皮肤吸收能力差，除汗腺外，皮肤不透水，但脂溶性药物可以缓慢通透。外用药物主要发挥局部作用，如对表皮浅表层，可将药物混合于赋形剂中敷在皮肤上，待药物溶出即可进入表皮。近年来有许多促皮吸收剂可与药物制成贴皮剂，如硝苯地平贴皮剂以达到持久的全身疗效，对于容易经皮吸收的硝酸甘油也可制成缓释贴皮剂预防心绞痛发作。

（二）分布

药物进入体内循环后，经各种生理屏障到达机体组织器官的过程称为药物的分布。影响药物分布的因素主要有以下 5 种。

1. 药物与血浆蛋白的结合

大多数药物与血浆蛋白呈可逆性结合，酸性药物多与清蛋白结合，碱性药物多与 α_1 酸性糖蛋白结合，还有少数药物与球蛋白结合。只有游离型药物才能转运至作用部位产生药理效应，通常也只有游离型药物与药理作用密切相关。结合型药物由于分子量增大，不能跨膜转运以及代谢或排泄，仅暂时储存于血液中，称为药物效应的"储藏库"。结合型药物与游离型药物处于相互转化的动态平衡中，当游离型药物被分布、代谢或排泄时，结合型药物可随时释放游离型药物而达到新的动态平衡。通常蛋白结合率高的药物在体内消除较慢，药理作用时间维持较长。

药物与血浆蛋白结合特异性低，而血浆蛋白结合点有限，因此两个药物可能与同一蛋白结合而发生竞争性抑制现象。如某药结合率达 99%，当被另一种药物置换而下降 1% 时，游离型（具有药理活性）药物浓度在理论上将增加 100%，可能导致中毒。不过一般药物在被置换过程中，游离型药物会加速被消除，血浆中游离型药物浓度难以持续增高。药物也可能与内源性代谢物竞争与血浆蛋白结合，例如磺胺药置换胆红素与血浆蛋白结合，在新生儿中应用可能导致核黄疸症。血浆蛋白过少（如肝硬化）或变质（如尿毒症）时，药物血浆蛋白结合率下降，也容易发生毒性反应。

2. 局部器官血流量

人体组织脏器的血流量分布以肝最多，肾、脑、心次之，这些器官血流丰富，血流量大。药物吸收后由静脉回到心脏，从动脉向体循环血流量大的器官分布，脂溶性静脉麻醉药如硫喷妥钠先在血流量大的脑中发挥麻醉效应，然后向脂肪等组织转移，此时脑中药物浓度迅速下降，麻醉效应很快消失。这种现象称为再分布。药物进入体内一段时间后，血药浓度趋向"稳定"，分布达到"平衡"，但各组织中药物并不均等，血浆药物浓度与组织内浓度也不相等。这是由于药物与组织蛋白亲和力不同所致。因此这种"平衡"称为假平衡，此时的血浆药物浓度高低可以反映靶器官药物结合量多少。药物在靶器官的浓度决定药物效应的强弱，故测定血浆药物浓度可以估算药物效应强度。某些药物可以分布至脂肪、骨质等无生理活性组织形成储库，或结合于毛发指（趾）甲组织。

3. 体液的 pH

药物的 pK_a 及体液 pH 是决定药物分布的另一重要因素，细胞内液 pH（约 7.0）略低于细胞外液（约 7.4），弱碱性药物在细胞内浓度略高，在细胞外浓度略低；而弱酸性药物则相反。口服碳酸氢钠碱化血液及尿液，可使脑细胞中的弱酸性巴比妥类药物向血浆转移，加速自尿排泄而缓解中毒症状，这是抢救巴比妥类药物中毒的措施之一。

4. 血脑屏障

血脑屏障是血－脑、血－脑脊液及脑脊液－脑三种屏障的总称，能阻碍药物穿透的主要是前二者。脑是血流量较大的器官，脑毛细血管内皮细胞间紧密连接，基底膜外还有一层星状细胞包围，药物较难穿透，因此药物在脑组织的浓度一般较低，脑脊液不含蛋白质，即使少量未与血浆蛋白结合的脂溶性药物可以穿透进入脑脊液，其后药物进入静脉的速度较快，故脑脊液中药物浓度总是低于血浆浓度，这是大脑的自我保护机制。脂溶性高、游离型分子多、分子量较小的药物可以透过血脑屏障。脑膜炎症时，血脑屏障通透性增加，与血浆蛋白结合较少的磺胺嘧啶能进入脑脊液，可用于治疗化脓性脑脊髓膜炎。此外，为了减少中枢神经不良反应，对于生物碱可将之季铵化以增加其极性，如将阿托品季铵化变为甲基阿托品后不能通过血脑屏障，即不致发生中枢兴奋反应。

5. 胎盘屏障

将母亲与胎儿血液隔开的胎盘也能起屏障作用。胎盘的生理作用是母亲与胎儿间交换营养成分与代谢废物，药物可通过胎盘进入胎儿血液，其通透性与一般的毛细血管无显著差别，只是到达胎儿体内的药物量和分布时间的差异。例如母亲注射磺胺嘧啶2小时后才能与胎儿达到平衡。应该注意的是，几乎所有药物都能穿透胎盘屏障进入胚胎循环，在妊娠期间应禁用对胎儿发育有影响的药物。

（三）生物转化

药物在体内经某些酶作用使其化学结构发生改变称为药物的生物转化，又称药物代谢，是体内药物作用消除的重要途径。

活性药物经生物转化后成为无活性的代谢物，称灭活；无活性或低活性药物转变为有活性或强活性药物，称为活化。大多数脂溶性药物在体内经生物转化变成极性大或解离型的代谢物，水溶性增大而不易被肾小管重吸收，利于从肾脏排出；某些水溶性高的药物在体内可不经转化以原型从肾脏排出。

机体内进行生物转化的器官主要是肝脏，胃肠道黏膜、肾脏、肺脏、体液和血液等也可参与重要的生物转化代谢作用。药物代谢通常分为两相，Ⅰ相反应包括氧化、还原或水解：Ⅱ相反应为结合反应。Ⅰ相反应主要是体内药物在某些酶，主要是肝药酶作用下，引入或除去某些功能基团如羟基、羧基和氨基等，使原型药物成为极性强的代谢产物而灭活，但少数例外（反而活化），故生物转化不能称为解毒过程。Ⅱ相反应是在某些酶作用下，药物分子结构中的极性基团与体内化学成分如葡萄糖醛酸、硫酸、甘氨酸、谷胱甘肽等结合，生成强极性的水溶性代谢产物排出体外。Ⅱ相反应和部分Ⅰ相反应的代谢产物易通过肾脏排泄。

药物在机体内的生物转化本质上是酶促反应，其催化酶主要有两大类：特异性酶与非特异性酶。特异性酶是指具有高选择性、高活性催化作用的酶，如胆碱酯酶（AchE）、特异性灭活乙酰胆碱（Ach）、单胺氧化酶（monoamine oxidase，MAO）转化单胺类药物。

非特异性酶指肝脏微粒体的细胞色素P450酶系统，是促进药物生物转化的主要酶系统，故又简称肝药酶，现已分离出70余种。它是由许多结构和功能相似的肝脏微粒体的细胞色素P450同工酶组成的。其基本作用是获得两个H^+，接受一个氧分子，其中一个氧原子使药物羟化，另一个氧原子与两个H结合成水（$RH + NADPH + O_2 + 2H^+ \rightarrow ROH + ADP^+ + H_2O$），没有相直的还原产物，故又名单加氧酶，能与数百种药物起反应。此酶系统活性有限，在药物间容易发生竞争性抑制。它又不稳定，个体差异大，且易受药物的诱导或抑制。例如，苯巴比妥能促进光面肌浆网增生，其中P450酶系统活性增加，加速药物生物转化，这是其自身耐受性及与其他药物交叉耐受性的原因。西咪替丁抑制P450酶系统活性，可使其他药物效应敏化。

肝药酶催化的氧化反应如（图2-3）所示。

（四）排泄

药物在体内经吸收、分布、代谢后，最终以原型或代谢产物经不同途径排出体外称为排泄。挥发性药物及气体可从呼吸道排出，非挥发性药物主要由肾脏排泄。

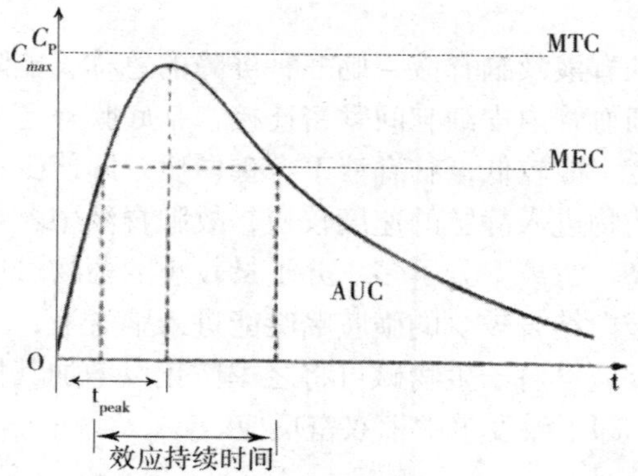

图 2-3 细胞色素 P450 酶系统对药物氧化过程示意图

1. 肾脏排泄

肾脏是主要的排泄器官。肾小球毛细管膜孔较大、滤过压也较高，故通透性较大。游离的药物能通过肾小球过滤进入肾小管。随着原尿水分的回收，肾小管中药物浓度上升。当超过血浆浓度时，那些极性低、脂溶性大的药物易经肾小管上皮细胞再吸收而向血浆扩散，排泄较少也较慢。只有那些经生物转化的极性高、水溶性代谢物不能被再吸收而顺利排出。有些药物在近曲小管由载体主动转运进入肾小管，排泄较快。肾小管有两个主动分泌通道，一是弱酸类通道，另一是弱碱类通道，分别由两类载体转运，同类药物间可能有竞争性抑制。例如，丙磺舒抑制青霉素主动分泌，使后者排泄减慢，药效延长并增强。碱化尿液使酸性药物在尿中离子化，酸化尿液使碱性药物在尿中离子化，利用离子障原理阻止药物再吸收，加速其排泄，这是药物中毒常用的解毒方法。

2. 胆汁排泄

有些药物及其代谢产物可自胆汁排泄，原理与肾排泄相似，但不是药物排泄的主要途径。药物自胆排泄有酸性、碱性及中性三个主动排泄通道。一些药物在肝细胞与葡萄糖醛酸等结合后排入胆中，随胆汁到达小肠后被水解，游离药物被重吸收，称为肝肠循环。在胆道引流患者，药物的血浆半衰期将显著缩短，如氯霉素、洋地黄等。

3. 乳腺排泄

乳汁 PH 略低于血浆，一些碱性药物（如吗啡、阿托品等）可以自乳汁排泄，哺乳期妇女用药应慎重，以免对婴儿引起不良反应。

（五）其他

药物还可从肠液、唾液、泪水或汗液中排泄。胃液酸度很高，某些生物碱（如吗啡等）注射给药也可向胃液扩散，洗胃是中毒治疗和诊断的措施。药物也可自唾液及汗液排泄。粪中药物多数是口服未被吸收的药物。肺脏是某些挥发性药物的主要排泄途径，检测呼出气中的乙醇量是诊断酒后驾车的快速简便方法。

第二节　体内药量变化的时间过程

一、药物浓度－时间曲线

体内药量随时间而变化的过程是药动学研究的中心问题。在药动学研究中，药物在体内连续变化的动态过程可用体内药量或血药浓度随时间变化表示。在给药后不同时间采血，测定机体血药浓度。以血药浓度为纵坐标、时间为横坐标所绘制的曲线图称为药物浓度时间蓝线图（简称药时曲线）。通过药－时曲线可定量分析药物在体内的动态变化过程。

图 2-4 所示的是单次非血管途径给药后药物浓度与时间的关系及变化规律。药－时曲线可分为三期：潜伏期、持续期及残留期。潜伏期是指给药后到开始出现疗效的一段时间，主要反映药物的吸收和分布过程。静脉注射给药一般无潜伏期。当药物的吸收消除相等时达到峰浓度（Cmax），通常与药物

剂量成正比。从给药时至峰浓度的时间称为药峰时间（tpeak）。持续期是指药物维持有效浓度的时间，长短与药物的吸收及消除速率有关；在曲线中以位于最小有效浓度（MEC）以上的时段称为有效维持时间。残留期是指体内药物已降到有效浓度以下，但又未能从体内完全消除，其长短与消除速率有关。由图 2-4 可知，药物在体内的吸收、分布和排泄没有严格的界限，只是在某一个阶段以某一过程为主。由药 – 时曲线与横坐标形成的面积称为线下面积（Area Under the Curve，AUC），反映进入体循环药物的相对量，其大小与进入体内的药量成正比。

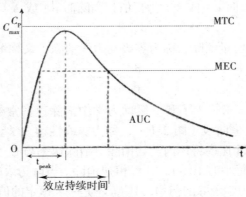

图 2-4　药物浓度 – 时间曲线

二、药代动力学模型

房室模型是研究和应用较多的模型，它是依据药物在体内转运的速率和差异性，以实验与理论相结合而设置的数学模型。房室模型假设人体作为一个系统，按动力学特点内分很多房室。这个房室的概念与解剖部位或生理功能无关．而是将对药物转运速率相同的部位均视为同一房室。目前常用的动力学分析有一室模型、二室模型和非房室模型。

（一）开放性一室模型

用药后，药物进入血液循环并立即分布到全身体液和各组织器官中而迅速达到动态平衡，见（图 2-5）。

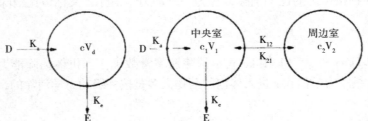

图 2-5　药代动力学模型

D. 用药剂量；Ka. 吸收速率常数；c. 血药浓度；Vd. 表观分布容积；cVd. 体内药量；
Ke. 消除速率常数；E. 消除药量；K12. 药物由中央室转至周边室的一级速率常数

（二）开放性二室模型

药物在体内组织器官中的分布速率不同，即中央室（血流丰富的器官如心、肝、肾）和周边室（血流量少的器官如骨、脂肪）。给药后药物迅速分布到中央室，然后再缓慢分布至周边室（图 2-5）。中央室及周边室间的转运是可逆的，即 K12 = K21，但药物只能从中央室消除。大多数药物在体内的转运和分布符合二室模型。

三、药物消除动力学模型

从生理学上看，体液被分为血浆、细胞间液及细胞内液几个部分。为了说明药动学基本概念及规律，现假定机体为一个整体，体液存在于单一空间，药物分布瞬时达到平衡（一室模型）。问题虽然被简单化，但所得理论公式不失为临床应用提供了基本规律。按此假设条件，药物在体内随时间的变化可用下列基本通式表达：

$$\frac{dc}{dt} = kc^n$$

式中 c 为血药浓度，常用血浆药物浓度；k 为常数；t 为时间。

由于 c 为单位血浆容积中的药量（A），故 c 也可用 A 代替：$dA/dt = kc^n$（n = 0，为零级动力学；n=1，为一级动力学）。药物吸收时 c（或 A）为正值，消除时 c（或 A）为负值。

（一）零级消除动力学

单位时间内体内药物按照恒定量消除，称为零级动力学消除，又称恒量消除。公式为

$$\frac{dc}{dt} = -kc^n$$

当 n = 0 时，$-dc/dt = KC_0 = K$（为了和一级动力学中消除速率常数区别，用 K 代替 k）。其药时曲线的下降部分在半对数坐标上呈曲线（图 2-6），称为非线性动力学。体内药物浓度远超过机体最大消除能力时，机体只能以最大消除速率将体内药物消除。消除速率与 C_0 大小无关，因此是恒速消除。例如饮酒过量时，一般常人只能以每小时 10 mL 乙醇恒速消除。当血药浓度下降至最大消除能力以下时，则按一级动力学消除。按零级动力学消除的药物，其 $t_{1/2}$ 不是一个恒定的值，可随血药浓度变化而变化。

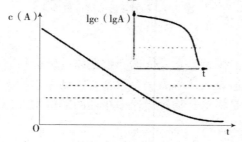

图 2-6　药物在体内消除过程的药 - 时曲线

（二）一级消除动力学

单位时间内体内药物按恒定的比例消除，称为一级动力学消除，又称恒比消除。公式为：

$$\frac{dc}{dt} = -kc^n$$

当 n=1 时，$dc/dt = kec = ke^c$（k 用 ke 表示消除速率常数）。当机体消除能力远高于血药浓度时，药物从体内的消除按一级动力学消除。进入体内的药物大多是按一级动力学消除的，药物的 $t_{1/2}$ 是恒定的。

$$C_t = C_0 e^{-ket}$$

取自然对数，

$$\ln C_t = \ln C_0 - k_e t$$

换算成常用对数，

$$\ln C_t = \ln C_0 - \frac{k_e}{2.303} t$$

$$t = \lg \frac{C_0}{C_t} \times \frac{2.303}{k_e}$$

当 Ct=1/2Co 时，t 为药物半衰期（$t_{1/2}$）：

$$t_{1/2} = \lg 2 \times \frac{2.303}{ke} = \frac{0.693}{ke}$$

可见，按一级动力学消除的药物半衰期与 C 大小无关，是恒定值。体内药物按瞬时血药浓度（或体内药量）以恒定的百分比消除，单位时间内实际消除的药量随时间递减。消除速率常数（k_e）的单位是 h^{-1}，它不表示单位时间内消除的实际药量，而是体内药物瞬时消除的百分率。例如，ke = 0.5 h^{-1} 不

是说每小时消除50%（如果 $t_{1/2}$ = 1 小时则表示每小时消除50%）。按 $t_{1/2}$ = 0.693/ke 计算，$t_{1/2}$ = 1.39 小时，即需 1.39 小时后才消除50%。再按计算，1小时后体内尚存60.7%。绝大多数药物都按一级动力学消除。这些药物在体内经过 t 时后尚存

$$At = AoC^{-ket}, \quad k_o = 0.693/t_{1/2}$$

T 以 $t_{1/2}$ 为单位计算（即 t = n × $t_{1/2}$），则：

$$At = A_o^{0.693} \times n = A_o \left(\frac{1}{2}\right)^n$$

当 n = 5 时，At ≈ 3%A。即经过 5 个 $t_{1/2}$ 后体内药物已基本消除。与此相似，如果每隔一个 $t_{1/2}$ 给药一次（A_o），则体内药量（或血药浓度）逐渐累积，经过 5 个 $t_{1/2}$ 后，消除速率与给药速率相等，达到稳态。

四、药代动力学的重要参数

（一）生物利用度

生物利用度是指药物经肝脏首关消除后，进入机体循环的相对量和速度，其公式如下：

绝对生物利用度：F =（AUC 血管外 /AUC 血管内）× 100%。

相对生物利用度：F =（AUC 受试制剂 /AUC 标准制剂）× 100%。

从（图 2-7）可以看出，某药剂量相等的三种制剂，它们的 F（AUC）值相等，但 tpeak 及 Cmax 不等。

绝对生物利用度是血管外给药的 AUC 与静脉给药的 AUC 比值的百分率；而相对生物利用度是以相同给药途径来比较测试药物的 AUC 与对照标准药物 AUC 比值的百分率，常用于比较和评价不同厂家生产的同一剂型或同一厂家某一剂型不同批号的吸收率，是衡量药物制剂质量的重要指标。

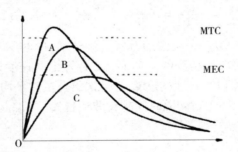

图 2-7 某药剂量相等的三种制剂的生物利用度比较

（二）血浆清除率（plasma clearance, CL）

它是肝肾等药物消除率的总和，即单位时间内多少容积血浆中的药物被消除干净，单位用 $L \cdot h^{-1}$ 或 mL/min，计算公式为：

$$CL = keV_d = C_oV_d/AUC = A/AUC$$

按照一级动力学消除的药物，V_d（表观分布容积）和 CL 都是很重要的药动学参数。V_d 由药物的理化性质所决定。而 CL 由机体清除药物的主要组织器官的清除能力决定，因而：

$$CL = CL_{肾脏} + CL_{肝脏} + CL_{其他组织}$$

可见药物的血浆清除率受多个器官功能的影响。当某个重要脏器如肝或肾的功能下降时，CL 值将下降，从而影响机体的血浆清除率。肝功能下降常影响脂溶性药物的清除率，肾功能下降则主要影响水溶性药物的清除率。

（三）表观分布容积

按测得的血浆浓度计算该药应占有的血浆容积。它是指静脉注射一定量（A）药物待分布平衡后，计算公式为：

$$V_d = A/Co = FD/Co$$

式中，A 为体内已知药物总量；Co 为药物在体内达到平衡时测得的药物浓度；F 为生物利用度；D 为给药量。

V_d 是表观数值，不是实际的体液间隔大小。除少数不能透出血管的大分子药物外，多数药物的 V_d 值均大于血浆容积。与组织亲和力大的脂溶性药物，其 V_d 可能比实际体重的容积还大。

（四）血浆半衰期（$t_{1/2}$）

它是指血浆药物浓度消除一半所需的时间。

药物半衰期公式为

$$t_{1/2} = \frac{0.693}{k_e}$$

由此可知，按一级动力学消除的药物，其 $t_{1/2}$ 与浓度无关，为恒定值，体内药物总量每隔 $t_{1/2}$ 消除一半。零级消除动力学的半衰期 $t_{1/2} = 0.5Co/k$。

血浆半衰期 $t_{1/2}$ 在临床治疗中有非常重要的意义：①血浆半衰期 $t_{1/2}$ 反映机体消除药物的能力和消除药物的快慢程度。②按一级动力学消除的药物，一次用药后，经过 5 个 $t_{1/2}$ 后可认为体内的药物基本消除（< 15%）；而间隔一个 $t_{1/2}$ 给药一次，则连续 5 个 $t_{1/2}$ 后体内药物浓度可达到稳态水平。③肝肾功能不良的患者，其药物的消除能力下降，药物的 $t_{1/2}$ 延长。

五、连续多次用药的血药浓度变化

临床治疗常需连续给药以维持有效的血药浓度。在一级动力学药物中，开始恒速给药时，药物吸收快于药物消除，体内药物蓄积。按计算约需 5 个 $t_{1/2}$ 达到血药稳态浓度（C_{xs}）（图 2-8），此时给药速度（RA）与消除速度（RE）相等。

$$C_{xs} = \frac{RE}{CL} = \frac{RA}{CL} = \frac{D_{m/\tau}}{CL} = \frac{D_{m/\tau}}{k_e V_d} \quad (\tau\ 为给药间隔时间)$$

可见，C_{xs} 随给药速度（$RA = D_{m/\tau}$）快慢而升降，到达 C_{xs} 的时间不因给药速度加快而提前，它取决于药物的是 k_e 或 $t_{1/2}$。据此，可以用药物的 $k_e V_d$ 或 CL 计算给药速度，以达到所需的有效药物浓度。

静脉恒速滴注时，血药浓度可以平稳地到达 C_{xs}，分次给药虽然平均血药浓度上升与静脉滴注相同，但实际上血药浓度上下波动（图 2-8）。间隔时间越长波动越大。

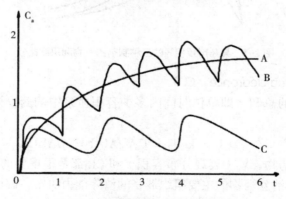

图 2-8 连续恒速给药时的时量曲线

约经 5 个半衰期血药浓度达到稳态，给药间隔越短，血药浓度波动越小；给药剂量越大，血药浓度越高。

A. 静脉滴注，$Dm/t_{1/2}$；B. 肌内注射，$Dm/t_{1/2}$；C. 肌内注射，$1/2\,Dm/2t_{1/2}$（Dm 是维持剂量）

药物吸收达到 C_{xs} 后，如果调整剂量需再经过 5 个 $t_{1/2}$。方能达到需要的 Cxs。

在病情危重需要立即达到有效血药浓度时，可于开始给药时采用负荷剂量（loading dose，D_1），即每隔一个 $t_{1/2}$ 给药一次时，采用首剂加倍剂量的 D_1 可使血药浓度迅速达到 C_{xs}。

理想的给药方案应该是使 C_{xs-max} 略小于最小中毒血浆浓度（MTC）而 C_{xs-max} 略大于最小有效血浆浓度（MEC），即血药浓度波动于 MTC 与 MEC 之间的治疗窗，这一 D_m 可按下列公式计算：

$$D_m = （MTC - MEC）V_d$$

$D_1 = ASS = 1.44t_{1/2}RA = 1.44t_{1/2}D_{m/\tau}$，$\tau$ 可按一级消除动力学公式推算得 $\tau =（lgCo/c\tau）\times 2.303/K\tau$，令 $Co = MTC$，$C\tau = MEC$。

$$\tau =（1g\frac{ETC}{MEC}）\times \frac{2.303}{0.693/t_{1/2}} = 3.323t_{1/2}lg\frac{ETC}{MEC}$$

因此可以根据药物的 MTC 及 MEC 计算 D_1，D_m 及 τ。注意此时 $\tau \neq t_{1/2}$，$D_1 \neq 2D_m$（图 2-9）。

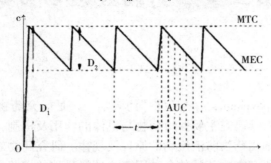

图 2-9　负荷剂量、维持剂量、给药间隔与血药浓度的关系

此外，在零级动力学药物中，体内药量超过机体最大消除能力。如果连续恒速给药，RA > RE，体内药量蓄积，血药浓度将无限增高。停药后消除时间也较长，超过 5 个 $t_{1/2}$。

临床用药可根据药动学参数如 V_d、CL、k_e、$t_{1/2}$ 及 AUC 等按以上各公式计算剂量及设计给药方案，以达到并维持有效血药浓度。除了少数 $t_{1/2}$ 特长或特短的药物以及零级动力学药物外，采用每一个半衰期给予半个有效量并将首次剂量加倍是有效、安全、快速地给药方法。

有些药在体内转化为活性产物，则需注意此活性产物的药动学，如果活性产物的消除是药物消除的限速步骤，则应按该产物的药动学参数计算剂量及设计给药方案。

第三章　药物效应动力学

药物效应动力学（pharmacodynamics），又称"药效学"，是研究药物对机体的作用、作用原理及作用规律的一门分支学科。药效学研究主要探讨药物与机体的作用及机制，着重从基本规律方面讨论药物作用中具有共性的内容，以阐明药物防治疾病的原理及规律。研究药物效应的临床意义是明确药物对机体的药理作用特点及原理，研究影响药效的各种因素，选择最佳的用药方案，制定切合实用的药物联用组合，合理用药，发挥最佳疗效。对新药开发的意义在于通过其研究共同规律及机制，进行定性和定量的研究，从自然界及化学合成制备中获得更加有效、不良反应更少、成本更低的先导化合物，再经过后续一系列制剂制备，最终得到符合"三小五方便"（剂量小，毒性小，不良反应小；高效，速效，长效；服用方便，携带方便，生产方便，运输方便，储藏方便）的药物。

第一节　药物对机体的作用效应

药物是指用于治疗、预防和诊断疾病的化学物质。古代用药以动植物来源为主，其本质是化学物质。无论是来源于自然界的天然产物，还是采用人工合成修饰制备的药物，对机体均能产生一定的作用。

一、药物作用方式及特点

（一）药物作用基本概念及特点

药物作用（drug action）是指药物对机体各部位组织、器官的直接作用。药物效应（drug effect）或称药理效应（pharmacological effect），是指药物初始作用后，引起机体组织器官生理形态、生化功能发生改变，是机体对药物作用的具体表现，是药物作用的反应结果。如临床眼科治疗青光眼常用的 M 胆碱受体激动剂毛果芸香碱，可兴奋眼睛虹膜中瞳孔括约肌（环状肌）的 M 胆碱受体，使括约肌收缩，进而引起瞳孔变小，虹膜周围前房角间隙变大，房水回流通畅，眼压下降。前者是药物作用，后者是药物效应，两者从不同角度描述药物 – 机体作用，一般可相互通用。

药理效应主要表现为机体器官原有形态、功能水平的改变。以机体器官功能改变为分类标准，其基本作用方式分为两种：功能水平升高称为兴奋（excitation）、激动（augmentation），功能水平降低称为抑制（depression）、麻痹（paralysis）。如，强心苷可增强心肌收缩性，使心排血量增加，改善动脉系统缺血情况；又如，巴比妥类药物可抑制中枢神经系统，用于镇静和催眠。药物对机体作用后，由过度兴奋转为衰竭（failure），则是一种特殊形式的抑制。

（二）药物作用途径及方式

药物通过与机体发生生理化学反应，体现其药物效应。药物进入机体的方式不同，发挥药物效应也不尽一致。常见给药途径（administration route）分为口服给药（oral）、静脉注射（intravenous injection）、肌内注射（intramuscular injection）、透皮吸收（penetrated）、直肠吸收及其他直接吸入肺部的气雾剂、滴剂等。同一种药物采用不同的给药途径，其药理效果不同。如口服硫酸镁不易消化，可导致腹泻脱水；采用静脉注射可舒张血管收缩肌，使血管扩张，降低血压。不同药物采取合适的给药途径，可获得满意的治疗效果。如用于治疗糖尿病的胰岛素口服后无法经胃肠吸收，只能采用皮下注射方式产生药物作用。

根据药物作用部位不同，通过药物吸收进入血液循环系统，从而分布到相关部位、器官发生作用称为全身作用（general action）或系统作用（systemic action）。如静脉注射青霉素水溶液，可起到退热镇痛的效果。无须药物吸收，直接在用药部位发挥的作用称为局部作用（local action），如大多数的中药贴膏剂型可直接缓解肌肉酸痛、关节疼痛，显示其药物效果。根据疾病生成原因进行药物治疗称为对因治疗，又称"治本"。如因缺少维生素 A 而导致的"夜盲症"，通过补充一定剂量的维生素 A 或维生素 A 制剂，即可治愈。对症治疗则是用药物改善疾病症状，使其病情缓解，症状减轻，但不能消除病因。一般来说，对因治疗与对症治疗相辅相成。但在紧急情况下，如在对危重患者的救治中，对症治疗优先于对因治疗，可稳定患者病情，阻止进一步恶化，为根除疾病争取宝贵时间。在中医药治疗原则中，"论证辨治"是对因治疗与对症治疗的结合。通过症状及其原因归结到某一类"证"，进一步仔细辨认其主要矛盾与影响因素，选择适合个体的药物进行治疗。

现代分子药理学从微观的角度解释药物效应，将药物作用看作是药物与其特定位点的结合，有的放矢，从分子机制上阐明药物的作用方式。近年来，这方面的研究发展十分迅速，一般认为药物作用靶点有酶、载体分子、离子通道、受体、免疫系统、相关基因及基因组等。有针对性地开发药物，可克服传统药物不良反应大、不良反应多的缺点，更具有选择性和特异性，极大地促进了新药研究，也提高了临床用药的目的性和有效性。

二、药物的构效关系、量效关系

药物本质是化合物，其理化性质与药物的药理作用密切相关。不同药物的化学结构决定了其药理效应，如官能团相同、结构相似的药物一般具有类似的药理效应，而同一化合物由于空间立体构象不同，则很可能其药物效应完全不同。同时，药物效应也取决于药物的血药浓度，药物剂量与效果之间存在重要的关系。

（一）构效关系

药物小分子进入机体后，通过与相应的作用靶点结合发挥作用。构效关系是药物化学结构与其药物效应之间的关系。早期的构效关系研究以定性、直观的方式推测药物化学结构与药物作用结果的关系，从而推测靶活性位点的结构，设计新的活性物质结构。随着信息技术的发展，以计算机为辅助工具的三维模拟技术成为构效关系研究的主要手段，定量构效关系（QSAR）也成为合理药物设计的主要方法之一。

药效功能基团（functional group）理论认为，药物与靶点作用是靶点对药物的识别，继而结合并发挥药物作用，其功能基团是符合靶点对药物分子识别结合的主要立体空间化学分子结构要素——特定的基团或结构骨架。一般来说，具备功能基团的药物，就具备发挥特定药物效应特性的潜力，其具体效果可待进一步验证。早期的药物化学理论认为功能基团对于发挥药物效应是必要的，如苯二氮䓬类药物多为 1，4 苯并二氮衍生物，具有相同的母核化合物结构，种类很多，临床常用作镇静催眠药。随着计算机模拟技术的兴起，功能基团概念进一步扩充，从一系列特定的化学基团、相似的骨架结构，外延为具有相似化学基团在空间特定位置的组合，如吗啡与哌替啶并不具有相同的结构骨架，但却具有相同的药效团，因而可以产生相近的生理活性。

药物进入机体后以一定空间结构作用于机体，其空间立体构象对药物效应产生重要的影响。这种影响主要体现在光学异构、几何异构及空间构象异构这三个不同的方面。光学异构分子存在手性中心，两个对映体互为镜像和实物，除光学特性不一致，其理化性质相同，但药理活性则有许多不同的情况，如 D-（-）-异丙肾上腺素作为支气管舒张剂，比 L-（+）异丙肾上腺素作用强 800 倍（图 3-1）；D-（-）-肾上腺素的血管收缩作用比 L-（+）-肾上腺素强 10 倍以上。L-（+）-乙酰基 β 甲基胆碱治疗痛风的效果比 D-（-）-乙酰基-β-甲基胆碱强约 200 倍。几何异构是由双键或环等刚性或半刚性系统导致基团旋转角度不同而产生的现象。如在雌激素构效研究中发现，顺式己烯雌酚中两个羟基距离为 0.72 nm，而反式己烯雌酚中两个羟基距离为 1.45 nm（图 3-2），药用效果显著增强。有些药物会以不同的空间立体构象与不同的靶点结合，所起药物作用亦不相同。例如，组胺可以偏转式构象与 H_2 受体结合，诱导炎症反应；又可以反式构象与 H_2 受体结合，抑制胃酸分泌。

（二）量效关系

剂量 – 效应关系是指在一定剂量范围内，药物效应随药物剂量减小或浓度降低而减弱，随药物剂量增大或浓度升高而增强，药物剂量大小与血药浓度成正比的关系，简称量效关系。以药理效应为纵坐标、药物剂量或药物浓度为横坐标作图可以得到药物的量效曲线。

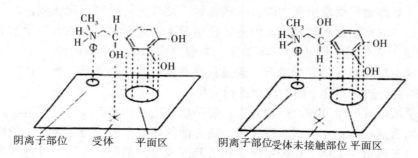

阴离子部位　受体　平面区　　　　阴离子部位受体未接触部位 平面区

图 3-1　D-（-）-异丙肾上腺素、L-（+）-异丙肾上腺素与受体结合示意图

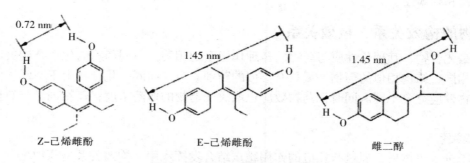

Z-己烯雌酚　　　　　E-己烯雌酚　　　　　雌二醇

图 3-2　己烯雌酚几何异构示意图

由于药物效应与血药浓度关系更为密切，在药理学研究中，常用血药浓度效应关系来直观表现这种关系。将药物剂量或药物浓度改用对数值作图，则呈典型的对称 S 形曲线，这就是通常所说的量效曲线。通过量效曲线，可直观分析药物剂量与效应之间的关系，有利于深入了解药物性质及用药规律，更好地指导临床用药。

根据不同的观测指标，可将量效曲线分为量反应和质反应两种。药物效应强度呈连续性量变；其变化量高低、多少可用具体数值或量的分级表示，称为量反应，如药物作用后血压的升降、平滑肌收缩或舒张的程度、脑部电流变化量等，可用具体数值或最大反应的百分率表示。有些药理效应只能用全或无、阳性或阴性表示则称为质反应，如死亡与生存、抽搐与不抽搐等，需用多个动物或多个实验标本以阳性反应率表示。

1. 量反应的量效曲线

以剂量或浓度为横坐标，药物效应为纵坐标作图，便得到量反应的量效曲线，它是一先上升、后平行的曲线（图 3-3）。能引起药理效应的最小剂量或最小浓度称最小有效剂量或最低有效浓度，亦称阈剂量或阈浓度。剂量或浓度增加，效应强度亦随之增加；当效应增加到一定程度后，若继续增加药物剂量或浓度而效应不再增加，此时的药理效应极限称为最大效应。在量反应中称为最大效能，它反映了药物的内在活性。如果反应指标是死亡，则此时的剂量称为最小致死量。如将剂量转化成对数剂量，将效应转换为最大效应百分率，则量效曲线为一左右对称的 S 形曲线。

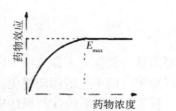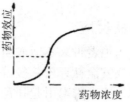

图 3-3　量反应的量效曲线与质反应的量效曲线

2. 质反应的量效曲线

参照阳性观测指标，以药物剂量或药物浓度的区段出现的阳性频率作图，得到呈正态分布的曲线称为质反应的量效曲线。如以对数剂量为横坐标，随剂量增加的累计阳性反应率为纵坐标作图，同样也可得到一条典型的对称 S 形量效曲线（见图 3-3）。

3. 半数有效量、半数致死量及治疗指数

半数有效量是能引起 50% 阳性反应（质反应）或 50% 最大效应（量反应）的浓度或剂量，分别用半数有效浓度（EC_{50}）及半数有效剂量（ED_{50}）表示。如果效应指标为中毒或死亡，则可改用半数中毒浓度（TC_{50}）、半数中毒剂量（TD_{50}）或半数致死浓度（LC_{50}）、半数致死剂量（LD_{50}）表示。LD_{50} 及 ED_{50} 常可通过动物实验从质反应的量效曲线上求出。在药物安全性评价中，TD_{50}/ED_{50} 或 TC_{50}/EC_{50} 的比值称为治疗指数，它是药物的安全性指标。治疗指数为 4 的药物相对较治疗指数为 2 的药物安全。

一般治疗指数越大，药物越安全。但只用治疗指数来衡量一个药物的安全性有时并不可靠。有的药物在未充分发挥疗效时，可能已经导致少数患者中毒，造成 TD 与 ED 两条量效曲线重叠，即 ED_{95} 有可能大于 TD_5。较好的药物安全性指标是 $ED_{95} \sim TD_5$ 间的距离，称为安全范围，其值越大越安全。药物安全性与药物剂量或浓度有关，因此一般应用时需将 ED 与 TD 两条曲线同时画出加以比较，见（图 3-4）。

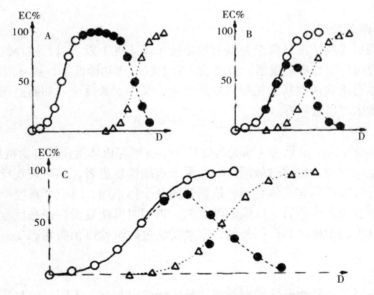

图 3-4　药物的安全性指标：治疗指数及安全范围

○——有效量的量效关系；△——中毒量的量效关系；●——有效百分数减中毒百分数

从（图 3-4）可以看出，A 药的治疗指数比 B 药大，A 药与 C 药的治疗指数相等，但 A 药的安全范围较大；C 药的治疗指数比 B 药大，而安全范围无区别。

对于药物剂量，各国药典都制定了常用的剂量范围；对于非药典药，一般在说明书上也有介绍。药典对于剧毒类药品还规定了极量（包括单剂量、一日量及疗程量），超限用药造成的不良后果及医生应负的法律责任等。

三、药物作用与不良反应

凡不符合治疗目的，并为患者带来不适或痛楚的反应统称为不良反应。多数药物不良反应是药物作用固有效应的延伸，通过药物安全性评价一般可以预知，但不一定都能避免。少数较严重的反应难以恢复，称为药源性疾病。例如，庆大霉素引起耳聋，胼苯嗪引起系统性红斑性狼疮等。近几年来，大型恶性不良反应事件频频发生，让人触目惊心。2006 年 7 月底的"欣弗"事件涉及 15 个省份，9 人死亡，80 人出现不良反应，部分患者出现胸闷、心悸、心慌、寒战、肾区疼痛、腹痛、腹泻、恶心、呕吐、过敏性休克、肝肾功能损害等临床症状。2008 年 10 月 5 日，云南省红河州第四人民医院患者在使用黑龙江省完达山制药厂生产的"刺五加注射液"时，突然出现昏迷、血压降低等症状。紧接着，红河州蒙自、泸西两县也相继出现了患者使用完达山制药厂生产的"刺五加注射液"出现不良反应情况。7 日，卫健委通知停用该注射液。湖北累计 150 人发生不良反应，全国多地发现不良反应事例。

（一）不良反应

不良反应，是指药物在治疗剂量时产生与治疗目的无关，引起患者不适的药理效应。这主要是药理效应选择性不强造成的，除影响靶器官外，还影响其他多个组织器官。当某一效应用于治疗目的时，其他效应就成为不良反应。如阿托品用于解除胃肠痉挛时，可引起口干、心悸、便秘等不良反应。不良反应通常是较轻微的可逆功能性变化，常难以避免，一般不太严重，停药后能较快恢复，对身体危害不大。

（二）毒性反应

毒性反应是指在剂量过大、蓄积过多或作用时间过久时发生的危害性反应，一般比较严重，是应该避免发生的不良反应。药物毒性反应按照发生过程分为急性毒性和慢性毒性。急性毒性发生较快，多损害循环、呼吸及神经系统功能，如一次性误服（或其他原因）巴比妥类药物，可导致严重急性中毒；慢性毒性一般较缓发生，多损害肝、肾、骨髓、内分泌等功能。致癌、致畸胎、致突变，即通常所说的"三致"反应也属于慢性毒性范畴，如长期超量服用含中药朱砂的药品，容易导致人体汞中毒，危害人体健康。

（三）后遗效应与停药反应

后遗效应是指停药后血药浓度已降至最低有效浓度（阈浓度）以下时，残存的药理效应。如治疗系统性免疫疾病，长期应用肾上腺皮质激素，停药后，肾上腺皮质功能低下，数月内难以恢复。

突然停药后引起原有疾病或症状的加剧叫停药反应，又称回跃反应。如高血压患者长期服用降压药物，突然停药，次日血压将显著回升。

（四）变态反应

变态反应是一类免疫反应。常见为非肽类药物作为半抗原与机体蛋白结合为抗原后，经过接触 10 天左右敏感化过程而发生的反应. 也称过敏反应。常见于过敏体质患者，临床表现反应从轻微的皮疹、发热至造血系统抑制、肝肾功能损害、休克等。依据各药及个体不同，反应严重度差异较大，反应性质也与药物剂量及原有效应有关。停药后，反应逐渐消失，再用时可能复发。变态反应致敏物质可能是药物本身、代谢物或者药剂中的杂质。临床用药前，常做皮肤过敏试验以预防变态反应，但仍有少数假阳性或假阴性反应。

（五）特异质反应

少数特异体质患者对某些药物反应特别敏感，反应性质也与常人不同，但与药物固有药理作用基本一致，反应严重度与剂量成比例，药理拮抗药救治可能有效，这类反应称特异质反应。它不是免疫反应，而与患者遗传异常有关。如对骨骼肌松弛药琥珀胆碱异质反应是由于先天性血浆胆碱酯酶缺乏所致。这些药理遗传异常不是遗传疾病，只在有关药物触发时才出现异常症状。

在药物早期研发过程中，应密切注意药物的不良反应，开发治疗作用好、不良反应少的药物能更有效地在后期临床应用中发挥作用，减少开发成本；在药物后期临床检验过程中，更应时刻监测不良反应，加大实验样本，扩大标本选择范围，多方面、多层次、多角度考虑实际用药情况，切实保证药品质量，保障人民群众的生命安全。特别值得一提的是，在药物生产制造过程中，应按 GMP 流程规范生产，严格把关药品原料、辅料的采购，严格控制药品质量。若质量控制不严、上级监管不到位，无意或刻意带人非药物成分，患者长期服用后会引起严重的毒性反应与变态反应，甚至危及生命。如 2006 年"齐二药"注射剂事件，由于生产供货商用工业级丙二醇代替药用级丙二醇，后来直接改成完全不一样的工业二甘醇，所以导致 13 人死亡，多达 80 人产生毒性反应，严重影响了群众的生命健康。

目前，世界上许多国家建立了不良反应报告体系（ADR）。近年来，我国也建立了层层监管、反应迅速的不良反应报告制度，并定期通报药物不良反应，收紧药品申报，切实保障人民群众切身利益，自下而上地建立起药物安全性评价网络，为保障人民群众健康安全筑起一道坚实的保护墙。

四、影响药效的因素

药物—机体作用产生药理效应，其影响因素来自多方面：如患者之间的个体差异、遗传因素、机体生理状态、性别、年龄、药物剂型剂量、给药方案，与其他药物联合使用等均能影响药物效应。无论是在临床应用上，还是在新药研发过程中，充分重视各种因素对药物效应的影响，能更好地指导合理用药，获得更加科学的实验结果。

（一）个体差异及遗传因素对药效动力学的影响

在给予剂量、给药途径及次数一致的情况下，绝大部分人服用正常治疗量的同一药物，可达到预期的相似治疗效果。然而在实验研究及临床工作中，人们会观察到个体差异十分明显的药理效应，包括各种不良反应。产生个体差异的原因是，由于药物在不同人体内效应及动力特性不一样，个别高敏性、特异性、耐受性体质的人，用药后会出现难以预料的结果。如极少数过敏体质的人，即便使用极少的青霉素，也可引起过敏反应，甚至引发过敏性休克。

某些人对药物的异常反应与遗传因素有关，遗传因素可影响药物的吸收、分布、代谢、排泄等，是决定药物效应的重要因素之一。细胞色素 P450 酶是一系列酶，参与药物在体内的氧化代谢，对药物在体内的氧化代谢，发挥药理效应起重要作用。由于机体先天 P450 酶缺陷或活性降低，导致对药物效应区别甚大的情况十分普遍。例如，属 P450 家族的异喹胍 -4- 羟化酶属常染色体隐性遗传病，可导致异喹胍类药物代谢变慢变弱，同时使 β 受体阻断剂（如美托洛尔、噻吗洛尔等）、抗心律失常药物（如普罗帕酮）、降压药（胍乙啶）等药物的代谢变慢变弱，从而使此类患者在服用上述药物的药理效应较普通人不一致。另外，缺少高铁血红蛋白还原酶的患者，不能使高铁血红蛋白还原成血红蛋白，从而出现发绀的症状。此类患者应该尽量避免使用硝酸盐、亚硝酸盐、磺胺类药物，以免病情加重。

（二）机体生理状态对药效动力学的影响

不同年龄、不同性别的人群对药物的反应不尽相同，其药物效应、药物剂量范围、不良反应的性质及严重程度均有一定差异。在使用药物时，应全面分析其共性与特性，采取针对性的给药方案。

年龄不同的人对药物的反应区别较大，尤其是婴幼儿及老年人这两类特殊人群，更应该特别注意。婴幼儿发育系统尚未完善，老年人处于器官不断退化的状态，这两类人群的生理生化功能较正常人虚弱，不能简单按一般规律折算，而要具体分析、具体对待。新生儿对药物的吸收、分布不规则，其血浆蛋白与药物结合率不高，服药后游离物浓度较大，易损伤肝、肾功能，甚至是中枢神经系统，导致药物毒性反应。在应用氨基糖苷类、苯二氮䓬类、巴比妥类药物时要特别小心。婴儿血脑屏障功能尚不完全婴幼儿对吗啡特别敏感，小剂量吗啡即可引起中枢抑制，影响呼吸及生长发育。老年人对药物的吸收功能较正常人有所下降注射液、固体制剂（如片剂、胶囊剂、丸剂）、半固体制剂（如糖浆剂、贴膏剂、滴丸）、气体制剂等。按药物吸收和释放可分为速效制剂（如注射剂、气雾剂、散剂）、长效制剂（如片剂、丸剂、透皮制剂）、缓释制剂、控释制剂（如肠溶剂）等。一般来说，液体制剂吸收及起效均较固体制剂快，注射液比口服液易吸收和起效快，水溶液注射液较油剂和混悬剂快。如麻醉和手术意外、溺水、药物中毒等引起的心脏停搏，可心室内注射肾上腺素给药，及时进行抢救。又如当今较为流行的激素皮下埋植剂，是一种长效缓释剂型，可达到长期避孕的效果。近年来，药物剂型研究进展迅速，各种新剂型药物已进入人们的视野，如脂质体制剂、微囊制剂、纳米球制剂等新剂型的药物，在具有传统

皮下埋植剂，是一种长效缓释剂型，可达到长期避孕的效果。近年来，药物剂型研究进展迅速，各种新剂型药物已进入人们的视野，如脂质体制剂、微囊制剂、纳米球制剂等新剂型的药物，在具有传统剂型优点的同时还具有靶向作用特点，可使药物在靶器官的分布及浓度更高，选择性强，针对性好，也减小了毒副作用，使用更为安全、有效。

同一药物在不同剂量、不同浓度时，作用强度不一样。如75%（体积分数）的乙醇杀菌能力最强，用于皮肤、医疗器械的消毒；浓度高于75%，杀菌能力反而降低。低浓度的乙醇则用作其他方面：浓度为40%～50%的用于防止褥疮的皮肤涂搽，浓度为20%～30%的乙醇涂搽可用于降低体温。

（四）给药方案对药效动力学的影响

医生根据患者病情病况，正常诊断给予药物治疗，给药方案对是否能迅速治愈疾病，是否会引起不良反应影响重大。给药方案一般包括：给药途径、给药强度等。不同的给药途径引起不同的药物效应。如采用氨茶碱类药物治疗哮喘时，其注射剂和片剂均能兴奋心脏，引起心率增加；改成栓剂给药，则可明显减轻对心脏的不良影响。药物的服用应选择合适的时间，一般来讲，饭前服用吸收较好，显效较快；饭后服用吸收较弱，显效较慢。有刺激性的药物宜在饭后服用，以减少对胃肠道的刺激。用药次数应根据病情需要以及药物代谢速率而制订。代谢快的药物要相应增加给药次数，长期给药应注意蓄积毒副作用及产生耐受性。

在连续用药过程中，某些药物的药理效应会逐渐减弱，需加大剂量才能显示出药物效应，称为耐受性。某些病原体或肿瘤细胞对药物的敏感度降低，需加大剂量甚至更换药物才能有效，称为耐药性或抗药性，大多是由于病原体基因变异而产生的。直接作用于中枢神经系统的药物，能兴奋或抑制中枢神经，连续使用后能产生生理或心理的依赖性。生理依赖性过去称成瘾性，是由于身体适应反复用药后产生愉悦感，突然中止用药，会出现严重的戒断综合征，患者烦躁不安，流泪出汗，腹痛腹泻。心理依赖性又称习惯性，是指用药者服药获得愉悦感后，渴望继续用药，甚至采用各种非法手段，以延续愉悦感。如应用镇痛药吗啡、哌替丁，催眠药甲喹酮，毒品海洛因等，使用者均可产生生理和心理依赖性，故在使用此类药物时一定要严格控制，合理使用，防止滥用。

（五）药物相互作用对药效动力学的影响

经相同或不同途径，合用或先后给予两种或多种药物，在体内所起药物作用效应的相互影响，称为药物相互作用。药物之间的相互作用，使药物效应发生变化，其综合效应增强或减弱。某些药物联合应用时，会出现毒副作用，对机体产生伤害．应特别留意。目前研究得较多的是两种药物联用相互作用的效果，对两种以上的药物研究尚不多。

（六）药物体外相互作用对药物效应的影响

在临床给药时，常将几种药物同时使用，某些药物在进入机体前就混合以便于使用。由于制剂工艺、药用辅料、药物赋形剂、使用条件等不同，就可能导致药物与药物发生理化性质的相互影响，从而对药物效应产生一定作用。如在同时应用多种注射剂时，需提前混合药物，酸碱度比较大的药物可能对注射剂中使用的稳定剂等有影响，使其沉淀出来，造成医疗事故。

（七）药物体内相互作用对药物效应的影响

机体吸收药物进入体内，药物在体内进一步分布、代谢、排泄，完成整个起效过程。在这个过程中，不同药物在分布器官、作用位点、效应靶向、受体机制等水平上互相影响，发挥不同的药理效应。如抗酸剂碳酸氢钠可通过提高胃肠液的 pH 来降低四环素类药物的吸收；而含铝、镁等药物的抗酸剂，则能与四环素类药物形成螯合物，影响胃肠吸收，从而影响药物效应。药物吸收后，需与血浆蛋白结合，才能被运输分布到体内各组织器官，不同药物与血浆蛋白结合能力不同，其相互作用表现为药物结合之间的竞争。如乙酰水杨酸、苯妥英钠等药物结合能力强，可将双香豆素类药物从蛋白结合部位置换出来，药理活性增强，甚至引起毒副作用。某些药物具有诱导或抑制药物代谢酶的作用，可影响其他药物的代谢。如苯巴比妥可加速代谢口服抗凝药，使其失效；而氯霉素可使双香豆素类药物代谢受阻，引起出血。许多药物都通过肾小管主动转运系统分泌排泄，可发生竞争性抑制作用，干扰其他药物排出，从而发生蓄积中毒，如磺胺类药物、乙酰唑胺等均可抑制青霉素的消除；另一方面，这种竞争抑制有一定的治疗意义，可使药物持续保持一定的浓度发挥药物效应．例如丙磺舒可减慢青霉素和头孢菌素的肾脏排泄速度，提高血药浓度，增强药物效应。

一般来说，作用性质相近的药物联合应用，可使药作用增强，称为协同作用。相加作用是两种药物联合应用效应等于或接近于单独使用药物效应之和，如对乙酰氨基酚与阿司匹林合用，可增强镇痛解热之功效。药物合用后效应大于单独使用药物的效果，称为增强，如甲氧苄啶（TMP）可抑制细菌二氢叶酸还原酶，与抑制二氢叶酸合成酶的磺胺药物合用，可双重阻断细菌叶酸合成，使抑菌活性增强 20 ~ 100 倍。在某些情况下，药物合并使用药效减弱，称为拮抗作用。常见的药物拮抗作用多发生在受体水平上，一种药物与特异性受体结合，阻止其激动剂与其受体结合，称为药理性拮抗；而不同激动剂与作用相反的两个特异性受体结合，其药物效应相反，称为生理性拮抗。如阿托品可与胆碱受体结合，阻滞乙酰胆碱发挥作用，是为药理性拮抗；组胺作用于 H_1 组胺受体，可引起支气管平滑肌收缩，使小动脉、小静脉和毛细血管扩张，血管通透性增加，是为生理性拮抗。

第二节　受体与药物效应

受体的概念是由药理学家 Langley 和 Ehrlich 于 19 世纪末，20 世纪初分别提出的。1905 年，Langley 发现南美箭毒抑制烟碱引起的骨骼肌收缩，但无法抑制电刺激引起的骨骼肌收缩反应，因此设想机体内存在与化合物结合的特殊物质。他随即提出在神经与其效应器之间有一种接受物质，并认为肌肉松弛的结果是由于烟碱能与此物质结合产生兴奋，而箭毒与烟碱竞争性与其结合导致的。1908 年，Ehrlich 发现一系列合成化合物的抗寄生虫作用和其引起的毒性反应有高度特异性，提出了"受体（receptor）"一词，并用"锁－钥匙"假说来解释药物－受体作用。此后，药物通过受体发挥作用的没想很快得到了广泛重视，20 世纪 70 年代初不但确证了 N 型乙酰胆碱的存在，而且分离、纯化出 N 型乙酰胆碱蛋白，验证了受体理论的科学性。受体研究从当初只是为了解释某些现象而虚设的一个概念，到目前已成功克隆出数以千计的受体基因，并对它们的结构和功能进行了充分的研究，阐释了种类繁多的各类抗体蛋白分子结构和作用机制，发展成专门的学科。

一、受体理论基本概念

受体是细胞内一类蛋白质大分子，由一个或多个亚基或亚单位组成，多数存在于细胞膜上，镶嵌在双层脂质膜中，少数位于细胞质或细胞核中。能与受体特异性结合的生物活性物质称为配体，两者的特异性结合部位称为结合位点或受点。一般而言，每种受体在体内都有其内源性配体，如神经递质、激素、自身活性物等；而外源性药物则常是化学结构与内源性相似的物质。受体能识别和传递信息，与配体结合后，通过一系列信息转导机制，如细胞内第二信使激活细胞，产生后续的生理反应或药理效应。

受体具有以下特点：①灵敏性，受体只需与很低浓度的配体结合即可产生显著的药理效应。②特异性，引起某一类型受体反应的配体化学结构非常相似，而光学异构体所引起的反应可能完全不同，此外，同一类型的激动药与同一类型的受体结合后产生的效应也类似。③饱和性，细胞膜、细胞质或细胞核中的受体数目是一定的，因此配体与受体结合在高浓度具有饱和性。④可逆性，受体与配体结合是可逆的，形成的复合物可以解离而不发生化学结构的改变。⑤多样性，位于不同细胞的同一受体受生理、病理及药理因素调节，经常处于动态变化中，可以有多个亚型，因此使用对受体及亚型选择不同的药物作用可以产生不同的药理作用。⑥可调节性，受体的反应型和数量可受机体生理变化和配体的影响，因此受体的数目可以上调和下调。

二、受体类型及调节

常见受体的命名兼用药理学和分子生物学的命名方法。对已知内源性配体的受体，按特异性的内源性配体命名；对受体及其亚型的分子结构已了解的受体，按受体结构类型命名；在药物研究过程中发现，尚不知内源性配体受体的，则以药物名命名以及根据受体存在的标准命名。由于实验技术发展，特别是分子生物学技术在受体研究中的广泛应用，科学家已成功克隆出数以千计的特定受体，同时发现了许多受体亚型（受体亚型以字母及阿拉伯数字表示）。为进一步统一规范，国际药理学联合会（International Union of）（Pharmacology，IUPHAR）成立了专门的受体命名和药物分类委员会（简称NC-IUPHAR），于 1998 年印发了《受体特征和分类纲要》，使受体命名更为科学可信、简易可行。

受体是一个"感觉器"，是细胞膜上或细胞内能特异识别生物活性分子并与之结合，进而引起生物学效应的特殊蛋白质。大多数药物与特异性受体相互作用，通过作用改变细胞的生理生化功能而产生药理效应。目前已确定的受体有 30 余种，位于细胞质和细胞核中的受体称为胞内受体，可分为胞质受体及胞核受体，如肾上腺皮质激素受体、性激素受体是胞质受体，甲状腺素受体存在于胞质内或细胞核内；位于靶细胞膜上的受体，如胆碱受体、肾上腺素受体、多巴胺受体等称为膜受体，根据结构组成，膜受体又可分为 G 蛋白偶联受体、离子通道受体和受体酪氨酸激酶三个亚型。

（一）G 蛋白偶联受体（G-protein coupled receptor，GPCR）

此类受体是人体内最大的膜受体蛋白家族，因能结合和调节 G 蛋白活性而得名，介导许多细胞外信号的传导，包括激素、局部介质和神经递质等，如 M 乙酰胆碱受体、肾上腺素受体、多巴胺受体、5- 羟色胺受体、前列腺素受体以及一些多肽类受体等。这类受体在结构上都很相似，为七螺旋跨膜蛋白受体，其肽链由 7 个 α- 螺旋的跨膜区段、3 个胞外环及 3 ～ 4 个胞内环组成（图 3-5）。序列分析发现，不同 GPCR 跨膜螺旋区域的氨基酸比较保守，而 C、N 末端和回环区域氨基酸的区别较大，可能与其相应配体的广泛性及功能多样性有关。

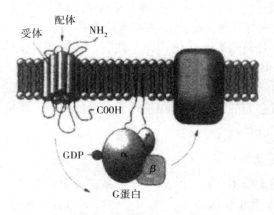

图 3-5　G 蛋白偶联受体示意图

（二）离子通道受体（channel-linked receptor）

离子通道受体又称离子带受体（ionotropic）（receptor），受体激动时，离子通道开放使细胞膜去极化或超极化，产生兴奋或抑制效应。离子通道有 Na^+、K^+、Ca^{2+} 等通道。如 N 乙酰胆碱受体含有 Na^+ 通道，脑中的 γ- 氯基丁酸（GABA）受体、谷氨酸受体含有多种离子通道。此类受体由单一肽环往返 4 次穿透细胞膜形成 1 个亚基，并由 4 ～ 5 个亚基组成跨膜离子通道。

（三）酪氨酸激酶活性受体（tyrosine kinase-linked receptor）

酪氨酸激酶活性受体为一类具有内源性酪氨酸蛋白激酶活性的单次跨膜受体，目前已发现约 60 种，按照受体与配体特征将其分为 20 个亚家族。如胰岛素受体、胰岛素样生长因子、表皮生长因子受体、血小板生长因子受体、集落刺激因子 -1 受体、成纤维细胞生长因子受体等都属于这类受体。

（四）核受体（nuclear receptor）

核受体是配体依赖性转录因子超家族，与机体生长发育、细胞分化等过程中的基因表达调控密切相关。配体与相应核受体结合，诱导受体的二聚化并增强其与特定的 DNA 序列（激素反应元件）的结合，进而导致特定靶基因表达上调（图 3-6）。目前核受体超家族已有 150 多个成员，包括糖皮质激素受体、雌激素受体、孕激素受体、雄激素受体、维甲酸受体、甲状腺激素受体以及维生素 D 受体等。过氧化物酶体增殖物激活受体（PPAR）是该家族的新成员，PPAR 激活后对体内脂肪与糖类代谢以及细胞生长、分化和凋亡有重要的影响。

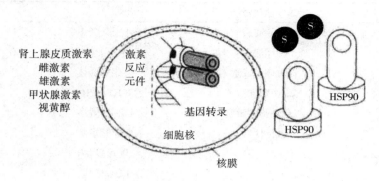

图 3-6　核受体示意图

（五）其他受体

孤儿受体（orphan receptor）是一类序列已知而配体未知的蛋白受体，配体未知的 GPCR 称为孤儿 GPCR。此外，还有孤核受体（orphan nuclear receptor）等。已发现配体的孤核受体有视磺酸 X 受体、视磺酸 Z 受体、法尼酸 X 受体等。通常采用反向药理学方法发现并确定其配体，即以获取受体 cDNA 为起点，结合功能测试，寻找相关的新配体，然后用配体和受体筛选新化合物进行新药研究，一旦找到孤儿受体的相关配体，则可能从中筛选出新的药物靶点，从而发现疗效优异的新药。

有些细胞具有多种受体，如心肌细胞具有 M 胆碱受体，β_1、β_2 肾上腺素受体，H_2 受体等。有时一种阻断剂还可阻断多种受体，如氯丙嗪可阻断多巴胺受体、α 肾上腺素受体，对胆碱受体、组胺受体和 5- 羟色胺受体也有较弱的阻断作用。受体除分布于突出后膜外，有些也分布于突触前膜。激动突触前膜受体可引起反馈作用，促进神经末梢释放递质，在局部调节功能平衡。

三、受体 – 配体调节

配体是指能与受体特异性结合的物质，受体只有与配体结合才能被激活并产生效应，配体与受体之间相互作用进行机体协调，发挥受体调节作用，保证机体处于正常的状态。内源性配体一般指体内存在的，能与受体特异性结合的调节物质，大致可分为：①神经递质类，如乙酰胆碱、5- 羟色胺等。②内分泌激素，如甲状腺素、雌激素等。③免疫或炎症活性物质，如免疫球蛋白、白介素类、肿瘤坏死因子等。④生长因子类等。药物进入机体，以配体 – 受体方式与特异性受体结合，发挥药理作用。

四、第二信使的概念及作用

细胞外的信号称为第一信使，细胞表面受体接受细胞外信号后转换而来的细胞内信号称为第二信使。第二信使学说是 E. W. 萨瑟兰于 1965 年首先提出的。他认为人体内各种含氮激素（蛋白质、多肽和氨基酸衍生物）都是通过细胞内的环磷酸腺苷（cAMP）而发挥作用，首次把 cAMP 叫作第二信使，激素等为第一信使。已知的第二信使种类很少，但能传递多种细胞外的不同信息，调节大量不同的生理生化过程，这说明细胞内的信号通路具有明显的通用性。

第二信使至少有两个基本特性：①第一信使同其膜受体结合后，最早在细胞膜内侧或胞质中出现，是仅在细胞内部起作用的信号分子。②能启动或调节细胞内稍晚出现的反应信号应答。第二信使都是小的分子或离子。细胞内有五种最重要的第二信使：cAMP、cGMP、1，2- 二酰甘油（diacylglycerol，DAG）、1，4，5- 三磷酸肌醇（inosositol 1，4，5-triphosphate，IP3）和细胞内外的钙离子。第二信使在细胞信号转导中起重要作用，它能够激活级联系统中酶的活性以及非酶蛋白的活性。第二信使在细胞内的浓度受第一信使的调节，它可以瞬间升高，且能快速降低，并由此调节细胞内代谢系统的酶活性，控制细胞的生命活动，包括葡萄糖的摄取和利用、脂肪的储存和移动以及细胞产物的分泌。第二信使电控制细胞的增殖、分化和生存，并参与基因转录的调节。

部分内源性配体、受体及其第二信使见（表 3-1）。

表 3-1　部分内源性配体、受体及其第二信使

环腺苷酸	Ca²⁺/肌醇磷脂		
β 肾上腺素受体	促肾上腺皮质激素	M 胆碱受体	P 物质
H₂ 组胺受体	促卵泡素	α₂ 肾上腺素受体	缓激肽
5-HT₃ 受体	促黄体生成素	H₁ 组胺受体	胃泌素
前列腺素 E₂	促甲状腺素	5-HT₃ 受体	降钙素
前列环酸	黑色细胞刺激素	抗利尿激素	促甲状腺释放激素
加压素	绒促性素	血管紧张素	上皮生长因子
高血糖素		阿片多肽	血小板来源的生长因子
		K⁺ 去极化	生长抑素
		电刺激	

　　受体在识别相应配体并与之结合后需通过细胞内第二信使，如 cAMP、Ca²⁺、肌醇磷脂、cGMP 等将获得的生物信息增强、分化、整合及传递，才能发挥其特定的生理功能或药理效应。受体蛋白经常代谢转换处于动态平衡状态，其数量、亲和力及效应力经常受到各种生理及药理因素的影响。连续用药后药效递减是常见的现象，一般分为耐受性、不应性、快速耐受性等。由于受体原因而产生的耐受性称为受体脱敏。β 肾上腺素（β-Adr）受体脱敏时不能激活腺苷酸环化酶（AC），是因为受体与 G 蛋白亲和力降低，或由于 cAMP 上升后引起磷酸二酯酶负反馈增加所致。具有酪氨酸激酶活性的受体可被细胞内吞而数目减少。这一现象称为受体数目的向下调节。受体与不可逆拮抗药结合后，其后果等于失去一部分受体，如被银环蛇咬伤中毒时，N2-ACh 受体对激动药脱敏。与此相反，在连续应用拮抗药后，受体会向上调节，反应敏化。例如长期应用 β-Adr 受体拮抗药后，由于受体向上调节，突然停药时会出现反跳现象。

五、受体介导的信号转导途径

　　细胞内存在着多种信号转导方式和途径，各种方式和途径间又有多个层次的交叉调控，是一个十分复杂的网络系统，其最终目的是使机体在整体上对外界环境的变化发生最为适宜的反应。在物质代谢调节中，往往涉及神经 - 内分泌系统对代谢途径在整体水平上的调节，其实质就是机体内一部分细胞发出信号，另一部分细胞接收信号并将其转变为细胞功能上的变化的过程。所以，阐明细胞信号转导的机理就意味着认清细胞在整个生命过程中的增殖、分化、代谢及死亡等诸方面的表现和调控方式，进而理解机体生长、发育和代谢的调控机理。药物作用机体的本质是通过作用于细胞信号网络，影响细胞信号的传递，从而发挥其药物效应。了解信号转导的过程，有助于深入了解药物作用机制，从而指导临床用药及新药开发。细胞信号转导的途径大致可分为以下几种。

（一）跨膜信号转导

1. G 蛋白介导的信号转导途径

　　G 蛋白可与鸟嘌呤核苷酸可逆性结合。由 χ 和 γ 亚基组成的异三聚体在膜受体与效应器之间起中介作用。小 G 蛋白只具有 G 蛋白亚基的功能，参与细胞内信号转导。信息分子与受体结合后，激活不同 G 蛋白，有以下几种途径：①腺苷酸环化酶途径通过激活 G 蛋白不同亚型，增加或抑制腺苷酸环化酶（AC）活性，调节细胞内 cAMP 浓度，cAMP 可激活蛋白激酶 A（pKₐ），引起多种靶蛋白磷酸化，调节细胞功能。②磷脂酶途径激活细胞膜上磷脂酶 C（PLC），催化质膜磷脂酰肌醇二磷酸（PIP2）水解，生成三磷酸肌醇（IP3）和甘油二酯（DG），IP3 促进肌浆网或内质网储存的 Ca²⁺ 释放。Ca²⁺ 可作为第二信使启动多种细胞反应。Ca²⁺ 与钙调蛋白结合. 激活 Ca²⁺/钙调蛋白依赖性蛋白激酶或磷酸酯酶，产生多种生物学效应。DG 与 Ca²⁺ 能协调活化蛋白激酶 C（PKC）。

2. 受体酪氨酸蛋白激酶（RTPK）与信号非受体酪氨酸蛋白激酶转导途径

　　受体酪氨酸蛋白激酶超家族的共同特征是受体本身具有酪氨酸蛋白激酶（TPK）的活性，配体主要为生长因子。RTPK 途径与细胞增殖肥大和肿瘤的发生关系密切。配体与受体胞外区结合后，受体发生

二聚化，自身具备（TPK）活性并催化胞内区酪氨酸残基自身磷酸化。RTPK 的下游信号转导通过多种丝氨酸 / 苏氨酸蛋白激酶的级联激活：①激活丝裂原活化蛋白激酶（MAPK）。②激活蛋白激酶 C。③激活磷脂酰肌醇 3 激酶（PI3K），从而引发相应的生物学效应。非受体酪氨酸蛋白激酶途径的共同特征是受体本身不具有 TPK 活性，配体主要是激素和细胞因子，其调节机制差别很大。如配体与受体结合使受体二聚化后，可通过 G 蛋白介导激活 PLC-β 或与胞质内磷酸化的 TPK 结合激活 PLC-γ，进而引发细胞信号转导级联反应。

（二）核受体信号转导途径

细胞内受体分布于胞质或核内，本质上都是配体调控的转录因子，均在核内启动信号转导并影响基因转录，统称核受体。核受体按其结构和功能，分为类固醇激素受体家族和甲状腺素受体家族。类固醇激素受体（雌激素受体除外）位于胞质，与热休克蛋白（HSP）结合存在，处于非活化状态。配体与受体的结合使 HSP 与受体解离，暴露 DNA 结合区。激活的受体二聚化并移入核内，与 DNA 上的激素反应元件（HRE）结合或其他转录因子相互作用，增强或抑制基因的转录。甲状腺素类受体位于核内，不与 HSP 结合，配体与受体结合后，激活受体并以 HRE 调节基因转录。

（三）细胞凋亡

细胞凋亡是一个主动的信号依赖过程，可由许多因素（如放射线照射、缺血缺氧、病毒感染、药物及毒素等）诱导。这些因素大多可通过激活死亡受体而触发细胞凋亡机制。死亡受体存在于细胞表面。属于肿瘤坏死因子的受体超家族，它们与相应的配体或受体结合而活化后，其胞质区即可与一些信号转导蛋白结合，其中重要的是含有死亡结构域的胞质蛋白。它们通过死亡结构域一方面与死亡受体相连．另一方面与下游的 capase 蛋白酶结合，使细胞膜表面的死亡信号传递到细胞内。

capase 蛋白酶家族作为细胞凋亡的执行者，它们活化后进一步剪切底物。如多聚（ADP- 核糖）聚合酶（PARP），该酶与 DNA 修复及基因完整性监护有关。PARP 被剪切后，失去正常的功能，使受其抑制的核酸内切酶活性增强，裂解核小体间的 DNA，最终引起细胞凋亡。这个过程可概括为：死亡受体含有死亡结构域的胞质蛋白 -capase 蛋白酶家族 – 底物 PARP- 染色体断裂 – 细胞凋亡。不同种类的细胞在接受不同的细胞外刺激后，引起凋亡的形态学改变是高度保守的，但是它们并不是遵循同一种固定的或有规律的模式进行，而是通过各自的信号转导途径来传递的胞膜上的死亡。

六、药物 – 受体相互作用

药物在机体内发挥作用的关键在于其在作用部位的浓度及其与生物靶点的相互作用（激动或拮抗）的能力。药物的结构决定了其理化性质，而理化性质决定了其与相应靶点的结合能力，进而直接决定了药物效应。药物通过作用于相应受体影响整个细胞信号通路，发挥对机体的作用效应，如何控制药物与相应受体的结合，是目前靶向给药研究的热点和难点。

（一）受体与药物的相互作用学说

1. 占领学说

占领学说（occupation theory）是由 Clark 于 1926 年，Gaddum 于 1937 年分别提出的。占领学说认为，受体必须与配体结合才能被激活并产生效应。效应的强度与被占领的受体数量成正比，全部受体被占领时，则产生药物的最大效应。1954 年 Ariens 修正了占领学说，提出了内在活性（intrinsic activity）概念，即药物与受体结合时产生效应的能力，其大小用 α 值表示。完全激动剂 α 值为 1，完全拮抗剂 Q 值为 0，部分激动剂的 α 值则为 0 ~ 1。占领学说认为，药物与受体结合不仅需要亲和力，而且需要有内在活性才能激动受体产生效应。只有亲和力而没有内在活性的药物，虽然可以与受体结合，但不能激动受体产生效应。

2. 速率学说

Paton，于 1961 年提出速率学说（rate theory），认为药物与受体间作用最重要的因素是药物分子与受体结合与解离的速率，即单位时间内药物分子与受体碰撞的频率。完全激动剂解离速率大，部分激动剂解离速率小，拮抗剂的解离速率最小。效应的产生是一个药物分子和受体碰撞时，产生一定量的刺激经传递而导致的，与其占有受体的数量无关。

3. 二态模型学说

此学说认为受体蛋白大分子存在两种类型构象状态，即有活性的活性态 R' 和静息态 R，两者处于动态平衡且可相互转化。药物作用后均可与 R' 和 R 两态受体结合，其选择性决定于药物与两态间的亲和力大小。激动药与 R' 状态的受体亲和力大，结合后可产生效应，并且促进静息态转入活性态；而拮抗药与 R 状态的受体亲和力大，结合后不产生效应，并且促进活性态转入静息态。当激动药与拮抗药同时进入机体后，两者发生竞争性抑制，其作用效应取决于 R'－激动药复合物与 R－拮抗药复合物的比例。若后者浓度较高，则激动药的作用被减弱甚至阻断。由于部分激动药对 R' 与 R 均有不同程度的亲和力，因而它既能引起较弱的激动效应，也能阻断激动药的部分药理效应。

（二）作用于受体的药物分类

根据药物与受体结合后产生的不同效应，将作用于受体的药物分为激动药和拮抗药（阻断药）两类。

1. 激动药

药物与受体相互作用的首要条件是必须具有受体亲和力，而要产生药理活性则需有内在活性。激动药（agonist）是指既有受体亲和力也有内在活性的药物，能与受体特异性结合产生效应。按照内在活性大小，可将激动药分为完全激动药（full agonsit，$\alpha = 1$）和部分激动药（partial agonist，$0 < \alpha < 1$）。前者具有较强的亲和力和内在活性，而后者有较强的亲和力但只有较弱的内在活性。部分激动药和 R 结合的亲和力不小，但内在活性有限（$\alpha < 1$），量效曲线高度（Emax）较低。与激动药同时存在，当其浓度尚未达到 Emax 时，其效应与激动药协同；超过此限时，则因与激动药竞争 R 而呈拮抗关系，此时激动药必须增大浓度方可达到其最大效能。可见部分激动药具有激动药与拮抗药双重特性。

激动药分子与受体亲和力的大小可以用 pD2 定量表示，在数值上是激动药解离常数的负对数。pD2 越大，表明激动药时受体的亲和力越强。

2. 拮抗药

拮抗药（antagonist）是指能与受体结合，具有较强亲和力而无内在活性（$\alpha = 0$）的药物，本身不产生作用，因占据受体而拮抗激动药的效应。根据拮抗药与受体结合是否可逆，可分为竞争性拮抗药和非竞争性拮抗药。竞争性拮抗药能与激动药竞争相同受体，这种结合是可逆的。因此无论拮抗药浓度或剂量多大，通过逐渐增加激动药的浓度或剂量与拮抗药竞争相同受体，最终可以夺回被拮抗药占领的受体而达到原激动药的最大效能（效应）。此时，量效曲线将逐渐平行右移，但激动药的最大效能（效应）不变。竞争性拮抗药和受体的亲和力可用 pA2 定量表示。当加入一定量的竞争性拮抗药，使加倍的激动药所产生的效能（效应）刚好等于未加入拮抗药时，激动药所产生的效能（效应），则取所加入拮抗药物质的量浓度的负对数为拮抗参数 pA2。pA2 越大，表明拮抗作用越强，与受体的亲和力也越大。

pA2 还能判断激动药的性质。若两种激动药被一种拮抗药拮抗且两者 pA2 相近，说明这两种激动药作用于同一受体。

非竞争性拮抗药与受体的结合相对是不可逆的。它能引起受体构型的改变或难逆性的化学键、共价键的结合，从而使受体反应性下降，即使逐渐增加激动药的浓度或剂量也不能竞争性地与被占领受体结合。随着此类拮抗药浓度或剂量的增加，激动药量效曲线的最大效能达到原来未加入非竞争性拮抗药时的水平，使量效曲线逐渐下移，药物的效能（效应）逐渐减小。图 3-7 显示了激动药和拮抗药的量效曲线。图 3-8 是竞争性和非竞争性拮抗作用的比较。

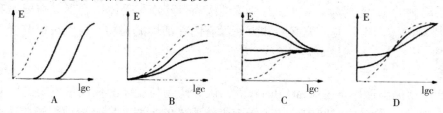

图 3-7　竞争性拮抗药（A）、非竞争性拮抗药（B）、部分激动药（D）对激动药（虚线）量效的影响及激动药（C）对部分激动药（虚线）量效曲线的影响

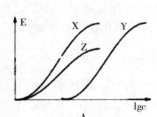
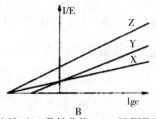

图 3-8　竞争性拮抗作用与非竞争性拮抗作用比较（A. 量效曲线；B. 双倒数曲线）

X 单用激动药；Y 竞争性拮抗药对激动药的拮抗作用；Z 非竞争性拮抗药对激动药的拮抗作用。

第三节　药效动力学研究方法及新动向

药效动力学主要研究药物效应及动力过程，其目的一是为了确认药物的治疗效果，二是为了保证用药安全，为新药研发及临床用药提供科学依据。根据实验目的不同，可将药效动力学研究大致分为体外研究和体内研究两大部分，从细胞水平、器官水平、整体动物水平以及目前热门的分子基因水平等多方面多层次、全面地考察药物效应。

一、细胞水平研究

在新药研发初期，从细胞水平出发，利用细胞培养技术对先导化合物进行初步筛选，可获得快速、高通量、稳定的结果，为后续研发工作奠定良好的基础，在抗肿瘤药物、抗生素药物及免疫药理等多方面均有应用，是十分经典、可信度高的方法。以下为细胞水平药理研究代表性的研究方法。

（一）MTT 法

MTT 法又称 MTT 比色法，是一种检测细胞存活和生长的方法。其检测原理为活细胞线粒体中的琥珀酸脱氢酶能使外源性溴化 3（4，5- 二甲基噻唑 -2）-2，5- 二苯基四氮唑（MTT）还原为水不溶性的监紫包结晶甲瓒（Formazan）并沉积在细胞中，而死细胞无此功能。二甲基亚砜（DMSO）能溶解细胞中的甲瓒，用酶联免疫检测仪在 490 nm 波长处测定其光吸收值，可间接反映活细胞数量。在一定细胞数范围内，MTT 结晶形成的量与细胞数成正比。该方法已广泛用于一些生物活性因子的活性检测、大规模的抗肿瘤药物筛选、细胞毒性试验以及肿瘤放射敏感性测定等。它的特点是灵敏度高、经济。采用染色法区别活细胞还有 XTT 法、台盼蓝染色法、SRB 法等。

（二）克隆形成法

克隆原细胞质具有持续增殖能力的细胞。当单个细胞能连续分裂 6 代以上时，其后代所组成的群体（集落）便含 50 个以上的细胞，通过对集落计数可对克隆原细胞进行定量分析。由于集落反映了单个细胞的增殖潜力，故能灵敏地测定抗癌药物对肿瘤细胞的抑制能力，目前被认为是一种较为理想的方法。常用的克隆形成法可分为贴壁法与半固体法。

（三）Caco-2 细胞模型

Caco-2 细胞模型是最近十几年来国外广泛采用的一种研究药物小肠吸收的体外模型，帮助了解药物的吸收机制，预测体内吸收和药物相互作用，研究药物的小肠代谢情况，从而促进新药研发，具有相对简单、重复性较好、应用范围较广的特点。Caco-2 细胞来源于人的直肠癌，结构和功能类似于人小肠上皮细胞，并含有与小肠刷状缘上皮相关的酶系。在细胞培养条件下，生长在多孔的可渗透聚碳酸酯膜上的细胞可融合并分化为肠上皮细胞，形成连续的单层，这与正常的成熟小肠上皮细胞在体外培育过程中出现反分化的情况不同。细胞亚显微结构研究表明，Caco-2 细胞与人小肠上皮细胞在形态学上相似，具有相同的细胞极性和紧密连接。胞饮功能的检测也表明，Caco-2 细胞与人小肠上皮细胞类似，这些性质可以恒定维持约 20 天，因此可以在这段时间进行药物的跨膜转运实验。另外，存在于正常小肠上皮中的各种转运系统、代谢酶等在 Caco-2 细胞中大都也有相同的表达，如细胞色素 P450 同工酶、谷氨酰胺转肽酶、碱性磷酸酶、蔗糖酶、葡萄糖醛酸酶及糖、氨基酸、二肽、维生素 B_{12} 等多种主动转运系统在

Caco-2 细胞中都有与小肠上皮细胞类似的表达。由于其含有各种胃肠道代谢酶，因此更接近药物在人体内吸收的实际环境，从而对药物在体内的作用给出较为准确的模拟情况，药物效应也更为可信可靠。

二、器官组织水平研究

随着药物效应研究手段的提高，与细胞水平研究相比较而言，器官水平研究药理作用更能直接反映药物的分布及药理作用。离体器官实验常用的离体器官有心脏、血管、肠段、子宫及神经肌肉标本，用离体标本可更为直观地观测药物的作用，检测药物在机体靶向器官发挥的药理效应。不同的动物标本用于测定不同类的药物作用。

（一）心血管类器官

离体蛙心和兔心是观测药物对心脏活动（包括心率、输出量、收缩力等）的影响最常用的标本。猫、兔、豚鼠和狗乳头肌标本的制备比较简单，在适宜条件下，可较长时间保持良好的实验状态，是观测药物对心肌基本生理特性（如收缩性、兴奋性、自律性）的影响较好的实验标本。兔主动脉条对 α 受体兴奋药十分敏感，是测定作用于 α 受体药作用的一个理想标本，已被广泛用来鉴定和分析拟交感药和其对耐药的作用。

（二）胃肠道类器官

豚鼠回肠自发活动较少，描记时有稳定的基线，可用来测定拟胆碱药的剂量反应曲线；而兔空肠具有规则律收缩活动，可观测拟肾上腺素药和抗肾上腺素药、拟胆碱药和胆碱药对活动的影响。

（三）其他类器官

未孕兔子宫对 α 受体兴奋药十分敏感，可用于鉴定 α 受体兴奋药或阻断药。豚鼠离体气管片主要含 β 受体，广泛用于鉴定和分析作用于 β 受体的药物作用。蛙坐骨神经腓肠肌标本、小鸡颈半棘肌、大白鼠膈神经标本常用来评价作用于骨骼肌的药物。而用离体脂肪组织研究作用于 β 受体的药物（脂肪组织存在 β 受体），如果药物对 β 受体有兴奋作用，则引起游离脂肪酸释放增加。预先加入 β 受体阻断剂，可使游离脂肪酸释放量明显减少，甚至完全阻断。因此通过测定游离脂肪酸含量，可评价作用于 β 受体的药物。

在离体器官研究中，不同动物的不同器官都要求最适宜的营养环境，对渗透压、离子强度、酸碱度等要求较高，因此各种动物的人工生理溶液成分和配制都有区别，应特别引起重视。

三、分子细胞生物水平研究

药效动力学研究目前已从细胞和器官水平深入到受体和分子水平，分子生物学研究理论及手段日新月异的发展，也为药物效应研究带来了新思路及新技术。生物大分子，特别是蛋白质和核酸结构功能的研究，是分子生物学的基础。现代化学和物理学理论、技术和方法的应用推动了生物大分子结构功能的研究，从分子水平和基因表达的角度阐释药物作用及其机制，使药效学研究更有针对性，能更科学地研究药物 – 机体之间的作用。

（一）受体及离子通道

受体是一种能够识别和选择性结合某种配体（信号分子）的大分子物质，多为糖蛋白，一般至少包括两个功能区域，与配体结合的区域和产生效应的区域。受体与配体结合后，构象改变而产生活性，启动一系列过程，最终表现为生物学效应。根据靶细胞上受体存在的部位，可将受体分为细胞内受体和细胞表面受体。细胞内受体介导亲脂性信号分子的信息传递，如胞内的甾体类激素受体；细胞表面受体介导亲水性信号分子的信息传递，可分为离子通道型受体、G 蛋白偶联型受体和酶偶联型受体。离子通道由细胞产生的特殊蛋白质构成，它们聚集起来并镶嵌在细胞膜上，中间形成水分子占据的孔隙，这些孔隙就是水溶性物质快速进出细胞的通道。离子通道的活性，就是细胞通过离子通道的开放和关闭调节相应物质进出细胞速度的能力，对实现细胞各种功能具有重要的意义。药物对机体细胞的作用需通过这样的生物大分子来实现。目前此类研究多集中在采用生物物理及生物化学手段，如光镜、电镜、激光共聚焦、膜片钳等，观察药物对其的作用以及引发的一系列生化反应等，从而说明其药理效应。

（二）信号转导及药物靶点

高等生物所处的环境无时无刻不在变化，机体功能上的协调统一要求有一个完善的细胞间相互识别、相互反应和相互作用的机制，这一机制可以称作细胞通信。在这一系统中，细胞或者识别与之相接触的细胞，或者识别周围环境中存在的各种信号（来自于周围或远距离的细胞），并将其转变为细胞内各种分子功能上的变化，从而改变细胞内的某些代谢过程，影响细胞的生长速度，甚至诱导细胞的死亡。这种针对外源性信号所发生的各种分子活性的变化，以及将这种变化依次传递至效应分子，以改变细胞功能的过程称为信号转导，其最终目的是使机体在整体上对外界环境的变化发生最适宜的反应。药物对机体作用后，其作用靶点及作用机制需要从信号转导的途径来解释，从而阐明药物如何对细胞在整个生命过程中的增殖、分化、代谢及死亡等诸方面进行调控，进而理解药物对机体病情病况的调控机理。如抗癌药物研究中，药物对凋亡调控基因 caspase 家族，Bcl-2 家族等级联反应、蛋白表达等作用，直接关系到药物对肿瘤的抑制效果。

（三）基因组学及蛋白质组学

基因组学（Genomics）出现于 20 世纪 80 年代是研究生物基因组的组成，组内各基因的精确结构、相互关系及表达调控的学科，同时也是研究生物基因组和如何利用基因的一门学问。该学科提供基因组信息以及相关数据系统利用，研究基因以及在遗传中的功能，试图解决生物、医学和工业领域的重大问题。1990 年随着几个物种基因组计划的启动，基因组学取得了长足的发展。2001 年，人类基因组计划公布了人类基因组草图，为基因组学研究揭开新的一页。随着人类基因组草图的完成，现在许多学者开始探索基因与蛋白质如何通过相互作用来形成其他蛋白质，从而出现了蛋白质组学（Proteomics）。蛋白质组学是对蛋白质特别是其结构和功能的大规模研究，一个生命体在其整个生命周期中所拥有的蛋白质的全体或者在更小的规模上，特定类型的细胞在经历特定类型刺激时所拥有的蛋白质的全体。分别被称为这个生命体或细胞类型的蛋白质组。蛋白质组学比基因组学要复杂得多——基因组是相当稳定的实体，而蛋白质组通过与基因组的相互作用而不断发生改变。一个生命体在其机体的不同部分以及生命周期的不同阶段，其蛋白表达可能存在巨大的差异。鉴于药物在机体作用前后，基因及蛋白水平会发生一定变化，人们设计了一系列检测方法，尝试解释这种差异，从分子组学的角度说明药物效应。如近几年兴起的核酸探针、微阵列检测及高通量的基因芯片、蛋白芯片等，均从不同角度阐释了药物的作用及机制。

（四）整体动物水平研究

整体动物实验一般应用小鼠、大鼠、兔、狗、猴、猪等，根据实验目的及要求，在实验控制条件下，在动物身上制造出类似人体的毒理、药理、清理、生理过程，构建最大限度模拟病理过程及现象的模型，与正常动物及给药动物组比照，观察药物对动物生理及行为活动的影响，亦即药理效应、机制和规律。动物选择是否得当，直接关系实验的成功和质量高低。一般应选择某一功能高度发达或敏感性较强的动物，如鸽、狗、猫的呕吐反应敏感，常用来评价引起催吐和镇吐的药物的作用，而鼠类和兔模型则反应不明显；家兔对冷损伤易发生，狗则不能发生损伤；豚鼠对铜离子及汞离子的急性毒性很敏感，而大鼠、小鼠则较耐受。因此有人说，在评价动物选择是否得当时，主要看是否用"专家"式动物。一般来说，小动物模型多用于筛选实验，大动物模型多用于实验治疗和中毒机理的研究。

1. 小动物模型

新药研发中，常采用小鼠、大鼠、豚鼠、兔、猫、鸡等小型动物，进行动物水平筛选测试。抗肿瘤药物研究中，采用动物移植肿瘤，如 Lewis 肺癌小鼠、乳腺癌骨转移小鼠等用于评价研究抗肿瘤药，是目前肿瘤药物研发使用最广泛的途径。研究抗精神病药常用去水吗啡造成大白鼠舔、嗅、咬等定向行为，从而观测新药的安定作用。研究镇痛药物常用热刺激法，如小白鼠热板法、电刺激小白鼠尾部法以及化学刺激法，用酒石酸锑钾腹腔注射造成扭体反应，从而观测镇痛药的作用。在抗炎药物研究中，用定量的致炎剂如鸡蛋清、右旋糖酐、弗氏佐剂等注入大白鼠踝部皮下，造成关节肿胀，测定用药前后的肿胀程度，从而观测抗炎药物的作用。研究抗心律失常药物，用氯仿、肾上腺素、乌头碱等诱发小白鼠或大白鼠心律失常，或将电析直接连在心房或心室诱发房颤或室颤，是评价抗心律失常药的常用新方法。对抗溃疡药物的研究和评价，常采用大白鼠或豚鼠制备实验性溃疡模型，常用应激性刺激法（如将大白鼠浸于20℃水中）、组织胺法、幽门结扎法等诱发溃疡，其中以应激法较优，成功率达100%，更为常用。

2. 大动物模型

大型动物研究成本较高，多用于实验治疗及中毒机理的研究。如1934年，Goldblatt等采用线结扎狗肾动脉，造成肾性高血压，开创了实验性高血压研究的新时代。也是研究抗高血压药物的经典模型。利用铜圈置入健康Beagle犬心脏中，制备急性心肌缺血动物模型，其机理可能在于铜圈作为异物被置入冠脉内，会诱发冠脉内血栓形成，堵塞冠脉而发生急性心肌缺血，是研究心肌缺血药物的模型。镇咳药研究中，猫静脉注射致咳物二甲苯基哌嗪，引起咳嗽；咳嗽次数在一定范围内与致咳物剂量呈线性关系，是研究评价镇咳药的好方法。研究抗糖尿病药，给狗、猫、猴、羊静脉注射四氧嘧啶，选择性地损伤胰腺口细胞。引起实验动物糖尿病，是经典的研究抗糖尿病的方法。目前，采用与人类最接近的恒河猴制造了多种模型，对许多疾病及药物的研发做出了重大贡献。

3. 转基因动物及基因敲除动物

近年来，随着人类对生命认识的深入，利用分子生物学技术使传统药理研究发展到分子甚至更微观的水平，可采用基因敲除、转基因技术等制作更符合疾病病理病情的动物模型。转基因动物就是用实验室方法将人们需要的目的基因导入其基因组，使外源基因与动物本身的基因整合在一起，并随细胞的分裂而增殖，在动物体内得到表达，并能稳定地遗传给后代的动物。整合到动物基因组上的外来结构基因称为转基因，由转基因编码的蛋白质称为转基因产品，通过转基因产品影响动物性状。如果转基因能够遗传给子代，就会形成转基因动物系或群体。转基因哺乳动物自20世纪80年代诞生以来，一直是生命科学研究和讨论的热点。随着研究的不断深入和实验技术的不断完善，转基因技术得到了更广泛的应用，如目前用于研究老年痴呆症，又称阿尔茨海默症（Alzhimer's disease）的APP/PS1/PS2多重转基因小鼠，能较好地表现神经纤维缠结及斑块沉积的重要病理特征，同时一定程度体现了发病机制，被公认为模拟老年痴呆的最佳模型。基因敲除动物模型是通过运用基因工程技术的方法，将动物体内的某些特定基因在染色体水平剔除或使之失活，使得与该基因相关的蛋白质表达减少或不表达。从而使动物体内与该蛋白相关的功能丧失。这一技术为探讨基因在体内的功能和疾病的发病机制提供了一种很好的研究工具，这与早期生理学研究中常用的"切除部分观察整体推测功能"的三部曲思想相似。目前国内研究中，已有研究机构制作出肝脏葡萄糖激酶基因条件敲除的2型糖尿病小鼠模型，可作为2型糖尿病的动物模型，正式进入产业化应用阶段。这将有助于推动2型糖尿病的发病与治疗的研究，诠释筛选抗糖尿病药物的作用机制，并推进抗糖尿病药物的研发。

微信扫码
◆ 临床科研
◆ 医学前沿
◆ 临床资讯
◆ 临床笔记

第四章 药物相互作用

药物治疗是各种疾病治疗的主要方法之一。临床用药较少存在一次只用一种药物的情况，由于多种药物合并使用可产生意想不到的相互作用。药物相互作用是指两种或两种以上的药物同时或先后用药引起的其中一个或几个药物的作用程度、作用时间甚至作用性质的改变，这种作用可能使药效增强或减弱，作用时间延长或缩短，起效时间缩短或延长，也可能增强或减轻不良反应，甚至可出现一些不良反应，危害用药者。根据对治疗的影响，药物相互作用可分为有益的、有害的和尚有一些属争议性的三种。联合用药时，若得到治疗作用适度增强或不良反应减轻的效果，则此种相互作用是有益的。如甲氧苄啶使磺胺药增效；多巴脱羧酶抑制剂（如卡比多巴或苄丝肼）可抑制左旋多巴在外周的脱羧，两者合用可增加药物进入中枢而提高疗效，并减少外周部位的不良反应。有害的药物相互作用分为：①药物治疗作用的减弱，可导致治疗失败。②不良反应或毒性增强，可引起不良反应。③治疗作用的过度增强，如果超出了机体所能耐受的能力，也可引起不良反应，乃至危害患者等。因此，必须重视药物相互作用问题。许多慢性疾病患者需要同时服用多种药物，这些药物之间可能会相互作用导致药效的增强或减弱。有时候可以利用药物相互作用在合并治疗时达到期望的效果，但大多数情况下，希望避免药物相互作用。因为在临床用药中，有相当一部分的药物不良反应是由于药物相互作用引起的。药物相互作用主要是指药物和药物之间的相互作用，同时也包括与烟、酒和食物之间的相互作用。

药物相互作用可按不同的机理分成三种：①药动学的相互作用，即影响药物的吸收、分布、代谢和排泄。②药效学的相互作用，如改变受体的敏感性等。③体外的药物相互作用，即制剂之间可以发生物理化学反应。

第一节 药动学的相互作用

药动学方面的相互作用是指同时或先后使用一种药物致使另一种药物在体内吸收、分布、代谢或排泄等过程发生变化，由此改变药物在体内作用部位的浓度，从而改变药物的作用强度，但药理效应的类型不改变。这种改变可以根据每个药物药动学特点或血浆药物浓度的监测或通过对患者的临床体征加以预测。药动学方面的相互作用包括以下几个环节。

一、药物在胃肠道吸收的改变

药物在胃肠道吸收是一个非常复杂的过程，与药物的理化性质及机体的生理状态有关，如药物的脂溶性、分子大小、解离度及与其他物质的络合与吸附；胃肠道的 pH、胃肠道蠕动、血液循环、食物等都影响药物的吸收。

（一）pH 的影响

多数药物是以被动扩散的方式通过胃肠道黏膜吸收的，吸收的快慢与药物的脂溶性密切相关，脂溶性大、解离度小的药物吸收快。大部分药物为弱酸或弱碱，其解离程度取决于环境的 pH 及药物本身的解离常数（pK_a）。酸性药物在酸性环境或碱性药物在碱性环境下解离程度低，脂溶性大，容易扩散通过膜吸收；反之，酸性药物在碱性环境或碱性药物在酸性环境下解离程度高，脂溶性小，不容易扩散通过膜吸收，如抗酸药使弱酸类药物（如水杨酸类、巴比妥、磺胺类等）的解离度增大，吸收下降。另外，药物的溶解度也会影响药物的吸收，如酮康唑口服应用后需要在酸性环境下才适宜溶解，因而不宜与抗酸药、抗胆碱药、H_2 受体阻断药或酸（质子）泵抑制药（奥美拉唑）等合用。如果需要并用，这些药物至少在酮康唑应用 2 小时后给予。胃内 pH 升高可使喹诺酮类等在碱性环境中溶解性差的药物吸收减少，也可能使一些缓控释制剂受到破坏而使药物溶出增多，如氢氧化铝与肠溶片同用，可使肠溶衣加快溶解，对胃十二指肠产生刺激作用。研究显示，非甾体抗炎药布洛芬与抗酸剂氢氧化镁合用对胃黏膜的损伤反而比单用布洛芬大，原因之一可能为抗酸剂通过改变胃内的 pH，使胃黏液层的黏性发生变化，从而增加弱酸性药物布洛芬在胃黏膜的扩散。

（二）离子与药物的相互作用

含二价或三价金属离子（如镁、钙、锌、铁）化合物在胃肠道内可与某些药物发生相互作用，形成难溶解的络合物。如四环素类药物在胃肠道内能与金属离子（如钙、镁、铝、铁）形成难吸收的络合物，因此某些食物（如牛奶）或药物（如抗酸药、含铝和钙盐的制品、铁制剂）能显著减少四环素的吸收。多西环素和米诺环素受牛奶和其他食物的影响较小，但是含铝的抗酸药同样会减少这类四环素的吸收。抗酸药也能显著减少氟喹诺酮类（如环丙沙星）药物的吸收，可能是由于金属离子与该药形成复合物的结果，因此服用抗酸药和氟喹诺酮药物之间的间隔时间应尽可能长，至少间隔 2 小时或更长时间。胃黏膜保护剂硫糖铝和抗酸药氢氧化铝、铝碳酸镁等均含高价阳离子（Al^{3+}、Mg^{2+}、Ca^{2+}），可与喹诺酮类等药物发生络合反应，妨碍其吸收。硫糖铝可与喹诺酮类、地高辛等药物形成胃内螯合物而降低后者的吸收，临床合用时应先服用喹诺酮类等其他药物（如西咪替丁、环丙沙星、地高辛、诺氟沙星、氧氟沙星和雷尼替丁等），2 小时后再服硫糖铝。对于一些治疗窗窄的药物（如地高辛），尽量单独服用，并注意监护，另外，抗癫痫药与抗酸药或硫糖铝在胃内可发生沉淀反应，合用时应注意治疗药物的监测。铁剂（含 Fe^{2+}）可与喹诺酮类药物络合，减少后者的吸收。铁离子通常使喹诺酮类生物利用度降低 50%。若在喹诺酮类药物治疗期间补充铁剂，应至少间隔 2 小时服用。

离子交换树脂临床用于降低血中胆固醇，如考来烯胺和考来替泊除了能与胆酸结合，阻止胆酸再吸收外，还能与胃肠道中其他药物特别是酸性药物（如华法林、保泰松、地高辛、甲状腺素、阿司匹林、洋地黄毒苷等）结合。因此，服用考来烯胺或考来替泊和这些药物之间的时间应尽可能延长。考来烯胺与洋地黄毒苷并用，可减少洋地黄毒苷的吸收，降低其血浓度与作用。洋地黄毒苷有较大比例的肠肝循环，考来烯胺与经过肠肝循环进入小肠的洋地黄毒苷结合，使其不能再吸收。因此，在洋地黄毒苷中毒时，可以利用考来烯胺解毒。某些止泻药（如白陶土）可以吸附其他药物如林可霉素，引起林可霉素吸收减少，服用这些制剂和其他被吸附的药物之间间隔时间应当尽可能延长。

（三）胃肠运动的影响

改变胃排空或肠蠕动的速度的药物能影响其他口服药物的吸收。甲氧氯普胺、西沙必利或泻药通过增加胃肠道运动而加速其他药物通过胃肠道，由此引起其他药物吸收减少，特别是对那些需要与吸收表面长期接触的药物以及仅在胃肠道特殊部位被吸收的药物影响更大。增加胃肠运动也可减少控释制剂和肠溶制剂的吸收。抑制肠推进的药物则作用相反。如地高辛缓释制剂在肠道内溶解度较低，与抗胆碱能药丙胺太林合用，地高辛的血浓度可提高 30% 左右；相反，如与胃肠道促动力药甲氧氯普胺合用减少其吸收。此外，阿托品、地芬诺酯可通过延长合用药物在胃肠内的停留时间，增加某些药物的吸收，如地芬诺酯与呋喃妥因合用，使后者的吸收增加 1 倍。氢氧化铝有延迟胃排空效应，可影响主要在小肠吸收药物的吸收速率，从而延缓药物的起效速度。

（四）食物的影响

食物对药物吸收的影响包括以下两个因素：①食物的组分与药物相互作用的发生密切相关，如高脂饮食能提高脂溶性药物的生物利用度和溶解度（如阿苯达唑），促进胆汁分泌，增加药物（如灰黄霉素）吸收，而高纤维素饮食中的纤维素与药物结合（或吸附作用）可降低地高辛等药物的生物利用度。

②食物中的矿物质和药物可能发生化学反应（如螯合作用）而影响药物吸收，如多价金属离子容易和部分抗菌药物（如四环素类、喹诺酮类等）发生螯合，影响药物吸收和疗效。

二、分布的改变

药物被吸收后，可迅速由血液运送到机体各个部位。药物血浆蛋白结合率、组织血流量、药物的组织亲和力、各种屏障等因素可影响药物分布。

（一）竞争蛋白结合部位

药物进入血液中，一部分与血浆白蛋白发生可逆性结合称为结合型，另一部分未结合称为游离型。结合型药物和非结合型药物存在平衡关系。当非结合药物被代谢或排泄时，结合的药物逐渐释放以维持平衡和药理效应。同时给予两种能与蛋白结合，特别是能与蛋白分子中相同位点结合的药物时，可以发生药物从蛋白结合位点释出的取代作用（竞争性取代），与蛋白质亲和力较大的药物，可将另一亲和力较小的药物自结合状态置换出来，这样就可使后一药物的游离浓度相对增高，到达作用部位的药物浓度也就相应增多，药物作用增强。如保泰松及水杨酸盐类药物可从血浆蛋白中置换磺胺类药物，从而增强后者的抗菌作用。

丙戊酸可把苯妥英从蛋白结合位点取代出来，还可抑制苯妥英的代谢。某些患者服用这两种药物，即使总苯妥英血清浓度在通常的治疗范围之内，由于非结合苯妥英浓度显著增高，可以引起更多的不良反应。同时也要注意，苯妥英可降低丙戊酸的血清浓度。并用这两种药物治疗时应当密切加以监测，根据需要调整剂量。

由蛋白取代而发生相互作用危险较大的主要是那些蛋白结合率高（大于90%）而表观分布容积小的药物，这种相互作用在合并治疗的最初几天容易发生。

（二）影响组织的血流量

一些药物作用在心血管系统改变组织的血流量，从而改变肝血流量，影响经肝脏代谢的药动学。如去甲肾上腺素减少肝血流量，减少利多卡因在肝脏的分布及代谢，增加了利多卡因在血中的浓度。相反，注射异丙肾上腺素，再注射利多卡因，因肝脏的血流量增加，因而增加了利多卡因在肝脏的分布及代谢，降低其在血中的浓度。

三、代谢作用的改变

药物相互作用影响药物代谢是最常见的药物相互作用方式，约占全部药物相互作用的10%，最具有临床意义。肝脏是药物代谢的主要器官，肝脏进行生物转化依赖于肝微粒体中的多种酶系，其中最重要的是细胞色素P450混合功能氧化酶系（简称CYP450s）。由于该酶系广泛分布于肝、肾、脑、皮肤、肺、胃肠道及胎盘等组织器官。因此，由CYP450s催化的氧化还原反应可发生在体内许多部位，但仍然以肝脏为主。现已经确定18个细胞色素P450家族，用阿拉伯数字表示，如CYP1、CYP2、CYP3。根据氨基酸的序列的相似性，每个家族又分为若干亚族，用大写的英文字母表示，如CYP1A、CYP2B。每个亚族的单个酶按照先后顺序用阿拉伯数字编序，如CYP1A2、CYP286。目前已经发现了数百种细胞色素同工酶，其中有7种同工酶特别重要，分别是CYP1A2、CYP286、CYP2C9、CYP2C19、CYP2D6、CYP2E1和CYP3A4。体内以CYP3A4的含量最多，约占人体肝脏CYP总量的30%，底物最广泛（约50%的药物经其催化代谢），因此在药物代谢中具有相当重要的地位。

CYP450s可受遗传、年龄、机体状态、营养、疾病、吸烟、饮酒等各种因素影响，尤其是药物，能够显著影响药酶的活性。诱导药酶活性增强（称酶促作用）使其他药物（称底物）或本身代谢加速，导致药效减弱（但可使前体药物更快发生药效）的药物称为药酶诱导剂；抑制或减弱药酶活性（称酶抑作用）减慢其他药物（底物）代谢，导致药效增强的药物称为药酶抑制剂。一般而言，酶抑作用所致的代谢性相互作用的临床意义远大于酶促作用，约占该酶系统全部相互作用的70%。有关药酶的底物、诱导剂和抑制剂的详细情况可参照（表4-1）。

表 4-1　CYP450 s 主要药酶的底物、诱导剂、抑制剂。

药酶	存在部位	底物	诱导剂	抑制剂
CYP1A2	肝脏	丙咪嗪，氯氮平、氟哌啶醇、阿米替林、泰普生、美西律、利多卡因、非那西丁、普罗帕酮、维拉帕米、R-华法林、茶碱、雄二醇，普萘洛尔、他克林、他莫昔芬、对乙酰氨基酚、地西泮、咖啡因	利福平、苯巴比妥、苯妥英钠、扑米酮、吸烟（多环芬烃）、灰黄霉素、奥美拉唑	异烟肼、红霉素、西咪替丁、氟伏沙明、诺氟沙星、环丙沙星、伊诺沙星
CYP2C9	肝脏	氟西汀、苯妥英钠、双氯芬酸、替尼酸吡、罗昔康、替诺昔康、S-华法林、布洛芬、甲苯磺丁脲、格列吡嗪、吲哚美辛、氯沙坦、舒洛芬、特比萘酚	利福平、苯妥英乙醇、卡马西平	磺胺甲噁唑、胺碘酮、西咪替丁、酮康唑、氯霉素、酮洛芬、奥美拉唑
CYP2C19	肝脏	地西泮、普萘洛尔、S-美芬安英、苯妥英、丙咪嗪、丙戊酸、兰索拉唑、奥美拉唑、环己巴比妥、普萘洛尔、维A酸	利福平	酮康唑、氟乙烯醚、去甲舍曲林、氟西汀、氟伏沙明
CYP2D6	肝脏	奋乃静、可待因、右美沙芬、氟哌啶醇、美托洛尔、去甲替林、阿米替林、噻吗洛尔、卡托普利、桂利嗪、氟卡尼、丙咪嗪、氯氮平、帕罗西汀、可待因、恩卡尼、美西律、普萘洛尔、比索洛尔、卡维地洛、昂丹司琼、司巴丁、派克昔林、曲匹隆、利培隆、吲哚拉明、氟replaced丁、喷他唑辛	苯巴比妥、利福平、地塞米松	奎尼丁、育享宾、苯海拉明、氟西汀、美沙酮、氯喹、普罗帕酮、阿霉素
CYP2E1	肝脏	茶碱、四氯化碳、氯唑沙宗、对乙酰氨基酸酚、咖啡因、安氟醚、异氟醚、氨苯砜、丙酮、异烟肼、甲氧氟烷、氟烷、乙醇	乙醇、异烟肼	双硫仑、利托那韦
CYP3A4	肝脏	对乙酰氨基酚、地西泮、卡马西平、阿司咪唑、环磷酰胺、异环磷酰胺、布地萘茶德、替尼泊苷、氨苯砜、环孢素、雌二醇、茶碱、华法林、可待因、可卡因、利多卡因、丙咪嗪、特非那定、胺碘酮、奎尼丁、尼卡地平、他莫昔芬、洛伐他汀、硝苯地平、昂丹司琼、硫喷妥钠、奥美拉唑、长春碱、紫杉醇、雌激素、雄激素、可的松、利托那韦、阿霉素、氯雷他定、利多卡因、阿伐他汀	苯巴比妥、卡马西平、利福平、苯妥英钠、泼尼松、地塞米松	三乙酰竹桃霉素、氟西汀、葡萄柚汁、维拉帕米、伊曲康唑、西咪替丁、帕罗西汀、克拉霉素、红霉素、沙奎那韦、奎宁

（一）酶诱导

酶诱导是代谢的增强，一种药物可以增加肝药酶的活性（酶诱导），增加其他药物的代谢。已发现 200 种以上化合物具有药酶诱导作用，如巴比妥类特别是苯巴比妥、水合氯醛、格鲁米特（导眠能）、甲丙氨酯（眠尔通）、苯妥英钠、扑米酮、卡马西平、保泰松、尼可刹米、灰黄霉素、利福平、螺内酯、酒精等。酶诱导的结果将使受影响药物的作用减弱或缩短，这可解释连续应用这些药物产生耐受性、交叉耐受性或停药敏化现象。例如，苯巴比妥增加华法林的代谢速率，导致华法林抗凝作用的减弱。华法林的剂量必须增加以补偿这种效应，但如果患者停用苯巴比妥，那么华法林剂量必须减少，以避免潜在的危险毒性。苯巴比妥也增加其他药物如甾体激素的代谢。酶诱导作用也可由其他巴比妥类药物和诸如苯妥英、仁马西平、保泰松、水合氯醛等药物以及利福平所引起。某些药物（如氯丙嗪、地西泮和茶碱）的效能在那些重度吸烟者身上有所减弱，这是因为烟草的烟雾中含有多环烃。通过酶诱导作用增加肝药酶活性，从而加快了这些药物的代谢的缘故。癫痫患儿长期服用苯巴比妥和苯妥英钠易出现佝偻病；服用泼尼松控制哮喘发作的患者在服用苯巴比妥后哮喘发作次数增加；器官移植患者应用环孢菌素和泼尼松的同时应用利福平仍可出现排斥反应；利福平使口服避孕药的人避孕失败；进行美沙酮维持疗法的药物滥用者合用苯妥英钠将促进戒断症状出现；合用卡马西平加重异烟肼的肝毒性；长期嗜酒者即使服用低剂量的对乙酰氨基酚也会产生肝毒性。这些都是合用肝药酶诱导剂产生的有害不良反应。

（二）酶抑制

酶抑制（enzyme inhibition）是代谢的减弱，一种药物可以通过抑制肝药酶活性而降低另一种药物的代谢，从而使其活性延长或加强。临床上由于肝药酶的抑制而引起的药物相互作用远比由于酶诱导引起的常见，后果也更为严重，但是长期以来却未引起足够重视。如氯霉素、西咪替丁、异烟肼、三环类抗抑郁药、吩噻嗪类药物、保泰松、胺碘酮、红霉素、甲硝唑、咪康唑、哌醋甲酯、磺吡酮、别嘌呤醇、奎尼丁等药物均有酶抑制作用，由此引起的临床不良反应事件日益增多，甚至引起致残或致命的严重后果。例如，口服甲苯磺丁脲的患者在同服氯霉素后，抑制甲苯磺丁脲的代谢发生低血糖休克；氯霉素与双香豆素合用，明显加强双香豆素的抗凝血作用。

西咪替丁抑制肝药酶氧化性代谢途径，能增加经由这种途径而代谢的药物的作用（如卡马西平、苯妥英、茶碱、华法林以及包括地西泮在内的大多数苯二氮䓬类）。苯二氮䓬类中的劳拉西泮、奥沙西泮和替马西泮经由葡糖醛酸结合作用而代谢，它们的作用不受西咪替丁的影响。雷尼替丁对肝脏氧化性酶的亲和力比西咪替丁小得多，因此，雷尼替丁不大可能发生上述临床上的相互作用。法莫替丁和尼扎替丁不抑制氧化性代谢途径，因而不与经由此途径代谢的药物发生相互作用。

氨茶碱主要经肝脏代谢，仅 10% 以原型从尿中排出，异烟肼抑制肝微粒体酶活性，与茶碱联合应用时使茶碱在体内代谢减慢，长期合用使茶碱血浓度升高，甚至出现中毒症状。因此两药合用时，需监测氨茶碱血药浓度，保证用药安全有效。此外，氯霉素能抑制肝药酶的活性而干扰茶碱的代谢转化，使茶碱的血药浓度升高，半衰期延长，两药不宜合用，尤其长期合用。

利托那韦为某些肝脏细胞色素 P450 酶的强抑制药，可以显著增加经这些酶代谢的药物（如抗心律失常药、阿司咪唑、大多数苯二氮䓬类）的血清浓度。这些药物一定不能与利托那韦同时应用。利托那韦也能与许多其他药物发生相互作用，合并应用时必须密切加以监护，根据需要调整剂量。

在酶诱导和酶抑制作用中，肝脏 CYP3A4 酶的诱导和抑制最为常见，因为相当数量的临床常用药物都是通过肝 CYP3A4 酶代谢的。因此两种经过 CYP4503A4 酶代谢的药物合用时也应当注意药效和毒副作用增加的问题。

（三）尿排泄作用的改变

肾脏是药物排泄的主要器官，药物大多经肾脏排泄，如果两种或多种药物影响肾小球滤过、肾小管分泌和重吸收过程，都可影响血药浓度。药物的排泄与尿液的 pH 有关。尿的 pH 影响弱酸类和弱碱类药物的解离作用，从而影响它们的再吸收和排泄。非解离型药物更易从肾小管滤液中通过肾小管细胞弥散进入血液。酸性药物在酸性尿中比在碱性尿中存在更多的非解离型药物，而在碱性尿中主要以解离型形式存在。因此，在酸性尿时，有更多的酸性药物（如水杨酸盐、保泰松、磺胺类）会从酸性尿液中重吸收返回血液，从而延长、加强药物的活性。如酸性尿使保泰松、磺胺类及水杨酸类药物的排泄减少，碱性尿则使之增加。

如果两药竞争同一主动转运系统，一种药物可抑制另一种药物的主动转运，减少其排泄，延长其作用时间。如丙磺舒提高青霉素衍生物的血清浓度并延长其活性，其作用主要是阻断这些药物的肾小管分泌。这种有利作用曾经在治疗上被应用过。

第二节　药效学的相互作用

药效学的相互作用主要是指一种药物增强或减弱另一种药物的生理活性或药物效应，而这种作用与药物的血药浓度无关。

一、生理活性方面的相互作用

药物合用对药效可产生相加、增强或拮抗作用。相加是指两药或几种药物合用时所产生的药效等于各药单用时的药效。增强是指两药合用时所产生的药效比各药单用时的药理效应强，如磺胺甲基异噁唑与甲氧苄基嘧啶合用，由于两药分别作用于微生物叶酸代谢的不同环节，因而可起到双重阻断作用，使抗菌作用增强很多倍。再如左旋多巴治疗帕金森病，它可通过血脑屏障，在中枢部位被多巴胺脱羧酶脱去羧基变为多巴胺而起作用，由于外周组织中也有大量多巴胺脱羧酶，使一部分左旋多巴在外周组织中被脱羧变成多巴胺，多巴胺不能通过血脑屏障，故不能发挥其抗震颤麻痹作用。因此，左旋多巴合用多巴胺脱羧酶卡比多巴，可显著增加疗效。

拮抗作用的例子在各类药物中均有，如抗胆碱药与抗胆碱酯酶药，抗胆碱酯酶药可抑制胆碱酯酶水解乙酰胆碱的作用。左旋多巴治疗帕金森病，由于多巴胺脱羧酶以维生素 B_6 作为辅酶，维生素 B_6 可拮抗左旋多巴的抗震颤麻痹作用，因此左旋多巴不宜与维生素 B_6 合用。

药效学不良反应的例子很多，如氨基糖苷类抗生素与阿司匹林，两者均有一定的毒性，各自单独应用可能毒性不显著，联合应用则毒性增强，易致耳鸣、听觉减弱等。氨基糖苷类和多黏菌素等对神经肌肉传递有弱抑制作用，如与肌松剂合用，可引起肌肉麻痹和呼吸暂停。

二、受体部位的相互作用

许多药物在受体部位发生协同与拮抗。如氟烷麻醉后若使用肾上腺素，易引起心律失常，原因是氟烷可使 β 受体对肾上腺素增敏。

β 受体阻滞剂与肾上腺素合用，可导致严重高血压危象；许多抗组胺药（如吩噻嗪类及三环抗抑郁药）都有抗 M 胆碱的作用，若与阿托品类药物合用，可引起精神错乱、记忆紊乱等不良反应。三环类抗抑郁药可抑制儿茶酚胺的再摄取，增加肾上腺素及其拟似药（如酪胺）的升压反应，而抑制可乐定和甲基多巴的中枢神经降压作用。又如氯丙嗪与肾上腺素，氯丙嗪有 α 受体阻断作用，可改变肾上腺素的升压作用，使用氯丙嗪过量而致血压过低的患者，若误用肾上腺素升压，则导致血压剧降。

第三节　中西药之间的相互作用

随着我国医药卫生事业的迅速发展，中西药物联合使用防治疾病的情况日趋增多，中西药联合用药的结果与西药之间联合用药是相同的，有的能增强疗效或减低毒副作用；有的减低疗效或增加毒副作用，引起药源性疾病，甚至会引起致命后果。因此，熟悉中西药物的相互作用，对于临床具有重要意义。中西药的药物相互作用也可按不同的机理分成三种：①药动学的相互作用，即影响药物的吸收、分布、代谢和排泄。②药效学的相互作用，如改变受体的敏感性等。③体外的药物相互作用，即制剂之间可以发生物理化学反应。本节将主要就前两个方面进行阐述。

一、中西药物在药动学方面的相互作用

（一）相互作用影响药物吸收

大多数中成药中含有部分的重金属及金属离子，当与一些还原性的西药配伍使用时，易产生有毒化合物或络合形成不溶性的络合物，造成药物吸收的降低。如含皂苷成分的常用中药（人参、三七、远志、桔梗等）与含金属盐类的药物（如硫酸亚铁、枸橼酸铋钾）合用，可形成沉淀，使两种药物的吸收减少。四环素族的抗生素与含金属离子的中药如石膏（含 Ca^{2+}）、海螵蛸（含 Ca^{2+}）、赤石脂（含 Fe^{3+}、Al^{3+}、Mg^{2+}）、滑石（含 Mg^{2+}）、明矾（含 Al^{3+}）等同服时，能与上述金属离子发生螯合反应，形成金属络合物，从而降低四环素的胃肠道吸收。丹参中的丹参酮可与抗酸药中的金属离子形成螯合物，从而降低丹参的生物利用度。洋金花、曼陀罗、莨菪等一些含生物碱的中药可抑制胃蠕动及排空，延长红霉素在胃内的滞留时间，使其被胃酸破坏而降低疗效。

（二）相互作用影响药物分布

一些中西药合用后的相互作用是使主要药效成分在体内的分布情况发生改变，有时会造成难以预料的毒副作用或疗效降低。如抗癌中药黄药子与西药阿霉素之间存在药动学的相互作用，黄药子影响阿霉素的组织分布，使阿霉素的血浆药物浓度增加，心脏毒性增加。中药当归的有效成分中含有香豆素，与血浆蛋白有很强的结合力，可以使磺胺类药物及保泰松被游离出来，药效增加。部分中成药含有的鞣质类化合物，在与磺胺类药物合用时，可导致磺胺类药物在血及肝脏的浓度增加，严重者可发生中毒性肝炎。

（三）相互作用影响药物代谢

中药对肝药酶的抑制或诱导作用是影响化学药物代谢的一个主要方面。如中药制剂的药酒剂中含一定浓度的乙醇，他能使肝药酶活性增强，在与苯巴比妥、苯妥英钠、降糖灵、胰岛素等合用时，使上述药物在体内代谢加速、半衰期缩短、药效下降。芸香科中药的陈皮、橘红、佛手中的黄酮类成分橙皮苷能够抑制 P4503A4 的活性，可对以 P4503A4 为代谢底物的药物代谢产生抑制。银杏、丹参等中药抑制香豆素的降解，与华法林合用可产生蓄积而引起多种出血反应。

（四）相互作用影响药物排泄

碱性较强的中药硼砂与阿司匹林等酸性药合用时，因碱化尿液可使阿司匹林等酸性药的排泄加快，疗效降低。含有机酸的中药（如乌梅、木瓜、山楂、陈皮等）可以酸化尿液，当与磺胺药合用时，因有机酸可酸化尿液，使磺胺的溶解度降低，导致尿中析出结晶，引起结晶尿或血尿。

二、中西药物在药效学方面的相互作用

中西药的合理配伍可导致协同作用，减轻毒副作用。如黄芩的提取物黄芩黄酮 A 可降低细胞端粒酶的活性，具有抗肿瘤活性，对顺铂、阿霉素、氟尿嘧啶等化疗药物有增效作用。人参皂苷对于庆大霉素所致的急性肾功衰竭有明显的治疗作用。牛黄解毒丸含有大黄、牛黄等成分，大黄具有较强的抗病毒作用，牛黄具有镇静、解热作用，能直接杀灭乙脑病毒，并具有消炎、解毒、抗菌及抗过敏作用，与强的松配伍，能产生协同作用，对感冒引起的呼吸道感染、咽喉肿痛、口舌生疮等疗效显著。

中西药的配伍不当，会使二者在疗效上发生拮抗作用，甚至产生严重的毒副作用。如含麻黄碱的中成药大活络丸、人参再造丸、止咳喘膏等具有拟肾上腺素作用，使降压药的作用降低，加重高血压的病情。甘草、鹿茸具有糖皮质激素样作用，可使血糖升高，从而减弱降糖药的疗效。留钾利尿药螺内酯、氨苯蝶啶与含钾的中药如昆布、旱莲草、益母草、五味子、牛膝、茵陈等合用，易诱发高血钾症。

综上所述，必须了解中西药物之间的相同或差异之处，才能扬长避短，合理配伍中西药物，避免不良的中西药物相互作用的发生。

第四节　体外药物的相互作用

体外药物的相互作用主要是指药物与药物，药物与溶剂、赋形剂之间发生物理化学反应。主要包括两种现象：①药物作用间发生作用，使药性发生变化，即发生药物配伍禁忌。②固体制剂成分中加入的赋形剂与药物发生作用，影响药物的生物利用度。

一、药物配伍禁忌

目前，药物治疗上广泛采用注射给药，而且常常多种注射液配伍在一起注射，多种因素的影响就可产生注射液的配伍变化。物理配伍变化一般属于外观上的变化，如出现浑浊、沉淀、结晶等现象。化学作用一般表现在沉淀产生、气体产生、爆炸或燃烧等现象上，但也有许多药物的分解、取代、聚合加减等化学反应难以从外观看出来。物理与化学因素的相互影响造成的结果也必然影响疗效。例如，注射用头孢曲松钠与葡萄糖酸钙注射液在 5% 葡萄糖、0.9% 氯化钠注射液中不稳定，会出现白色结晶沉淀，随着葡萄糖酸钙注射液浓度的增大，生成结晶速度增快；在葡萄糖酸钙的浓度相同的情况下，头孢曲松钠与 0.9% 氯化钠注射液生成结晶的速度要比 5% 葡萄糖注射液的生成速度快，白色晶体经红外光谱和电感耦合等离子体原子发射光谱仪检测证明是配伍后产生的一种新的钙盐，钙离子来源于葡萄糖酸钙，结合的比例是 1：1。鉴于这几种物质配伍的不稳定性，临床输液应避免这几种药物配伍使用。再如，第三代头孢菌素注射用头孢曲松钠，其静脉输液中加入红霉素、血管活性药物（间羟胺、去甲肾上腺素）、氯丙嗪、维生素 B 族、维生素 C 等将出现浑浊，所以应单独给药。肾上腺素和去甲肾上腺素在碱性溶液中被氧化而失效；青霉素的钾盐和钠盐的水溶液不稳定，易被酸、碱、醇、重金属离子及氧化剂等分解，抗菌活性迅速下降。

二、赋形剂与药物发生作用

药物在制造成各种剂型的过程中，需要加入赋形剂。有些赋形剂可能与药物发生作用，从而影响药物的疗效。即使同一品种和同一剂量的药物在不同赋形剂的情况下，也可能有不同的生物利用度。例如20世纪60年代，澳大利亚发现服用苯妥英钠片治疗癫痫的部分患者出现共济失调、复视及精神障碍等苯妥英钠中毒的症状。后来查明的原因是药厂改变了赋形剂，原来用硫酸钙，由于硫酸钙与苯妥英钠形成不溶性钙盐，使苯妥英钠吸收减少，后改用的乳糖与苯妥英钠不发生反应，造成药物吸收增加，引起苯妥英钠中毒。

第五节　常用药物配伍禁忌

所谓药物的配伍禁忌，是指药物因配合不当而对患者产生不利的种种变化。临床实践中使用的药物种类很多，每一种药物都有其物理、化学特性，不同的药物的药理作用也不尽相同，有时其药效截然相反。因此，合理配伍用药是治疗过程中的重要环节。

一、药物配伍禁忌的分类

（一）物理性配伍禁忌

某些药物相互配合在一起时，由于物理性质的改变而产生分离、沉淀、液化或潮解等变化，从而影响疗效。

（二）化学性配伍禁忌

某些药物配伍在一起时，能发生分解、中和、沉淀或生成毒物等化学变化。

（三）药理性配伍禁忌

药理性配伍禁忌亦称疗效性配伍禁忌，是指处方中某些成分的药理作用间存在着拮抗，从而降低治疗效果或产生严重的不良反应及毒性。青霉素与四环素类、磺胺类合并用药是药理性配伍禁忌的典型。

二、配伍禁忌的一般规律

1. 静注的非解离性药物（如葡萄糖等）较少与其他药物产生配伍禁忌，但应注意其溶液的pH值。

2. 无机离子中的 Ca^{2+} 和 Mg^{2+} 常易形成难溶性沉淀，所以不能与生物碱配伍。

3. 阴离子型的有机化合物（如生物碱类、拟肾上腺素类、盐基抗组胺药类、盐基抗生素类），其游离基溶解度较小，若与pH值高的溶液或具有大缓冲容量的弱碱性溶液配伍时可能产生沉淀。阴离子型有机化合物与阴离子型有机化合物的溶液配伍时，也可能出现沉淀。

4. 两种高分子化合物配伍可能形成不溶性化合物，如两种电荷相反的高分子化合物溶液相遇会产生沉淀。如抗生素类、水解蛋白、胰岛素、肝素等。

5. 使用某些抗生素（如青霉素类、红霉素类等），要注意溶媒的pH值。溶媒的pH值应与抗生素的稳定pH值相近，差距越大，分解失效越快。

三、抗菌药物的配伍禁忌

（一）青霉素类

青霉素类常用的有氨苄西林钠、阿莫西林、青霉素G等。

1. 四环素、两性霉素B不宜与青霉素钾盐联用。

2. 庆大霉素不宜与青霉素配伍静脉滴注，两药联用时应分别给药。

3. 维生素C不宜与青霉素或红霉素在同一个容器中静脉滴注。但也有报道认为，加入一定量的维生素C，在一定的时间内能使青霉素在10%葡萄糖液中的稳定性增加。红霉素、两性霉素B、苯妥英钠、间羟胺或维生素C，不能与青霉素或头孢菌素类加入同一容器中，易出现浑浊。

4. 口服避孕药与广谱青霉素联用能使避孕失败。

5. 复方新诺明为慢效抑菌剂，而青霉素类为繁殖期杀菌剂，两药联用影响青霉素的杀菌作用，普鲁卡因青霉素也可致复方新诺明降效。

6. 氨基酸营养液不可与青霉素 G 混合给药，因为两者混合可增强青霉素的抗原性。

7. 日本禁止抗癫痫药和碳青霉烯类抗生素联用。

8. 利巴韦林（三氮唑核苷）与青霉素溶液混合后抗微生物作用有所减弱，稳定性稍有降低，因而不宜联用。

9. 复方氨基比林与青霉素混合可引起过敏性休克及大脑弥漫性损害。

10. 清开灵注射液与青霉素联合静滴可致不良反应（高热、不安、抽搐、血压下降等）。

11. 青霉素静滴后与培氟沙星联用可致过敏性休克，应慎用。

12. 甲硝唑与氨苄西林混合配伍 30 分钟颜色开始变黄，配伍 4 小时 pH 值由 8.89 降至 8.59。氨苄西林浓度由 100% 降至 79.46%，故两药不宜配伍使用。甲硝唑与青霉素钠配伍后应间歇快速、高浓度输入为好。甲硝唑与哌拉西林（氧哌嗪青霉素）、头孢哌酮、小诺米星、柱晶白霉素或头孢拉定在室温下配伍稳定。甲硝唑与苯唑西林配伍 2 小时，外观颜色变为淡黄色，应于 2 小时内用完。

13. 青霉素可使 MTX 从肾脏排泄减少，引起 MTX 中毒。

14. 头孢噻肟钠与美洛西林一起滴注，头孢噻肟的清除率降低 40%。

15. 口服华法林的患者，应用氨苄西林时延长凝血酶原时间，静脉滴注青霉素 G 2 400 万 U，发生低凝血酶原血症。其作用机制可能是抗凝血酶原Ⅲ活性改变，血小板和纤维蛋白原向纤维蛋白转换的改变等。

16. 氯喹可减少口服青霉素类的吸收。

（二）头孢菌素类

头孢菌素类常用的有头孢噻吩、头孢氨苄、头孢唑啉、头孢呋辛、头孢噻肟、头孢哌酮、头孢曲松等。

1. 头孢菌素与含钙和镁的药物在高浓度下配伍时易产生沉淀，应稀释后再配伍可得到澄清溶液。

2. 头孢菌素与氨基糖苷类抗生素可形成相互灭活，与该两类药物同时应用时应在不同部位给药，两类药物不能混入同一容器中。

3. 头孢菌素的最适宜酸碱度为 pH4 ～ 6，过低时可使药液出现结晶，过高又可使药物的分解速度加快，均不利于发挥最大的药效。

4. 头孢噻啶和庆大霉素联用，对肾脏的毒性增加。

5. 头孢噻吩与多黏菌素联用，可引起肾衰竭。

6. 头孢菌素类与乙醇不能同时使用，因头孢菌素可抑制乙醇氧化。

7. 头孢菌素类与强利尿剂（如呋塞米、甘露醇）同用时，有增加肾脏中毒的可能性，如合用时，抗生素应降低剂量。

8. 头孢噻吩与氨基苷类抗生素、髓襻利尿药、多黏霉素类、万古霉素、曲霉素和杆霉肽等多肽类抗生素以及卡氮芥等抗肿瘤药合用可增加肾毒性。

9. 头孢唑林与硫酸阿米卡星、硫酸卡那霉素、盐酸金霉素、盐酸土霉素、盐酸四环素、硫酸多黏霉素 B、戊巴比妥、葡萄糖酸钙等药物有配伍禁忌。

10. 注射用头孢拉定中含碳酸钠，因此与含钙溶液有配伍禁忌，且不宜与其他抗生素混合给药。

11. 同时应用考来烯胺（消胆胺）可使头孢氨苄的平均血药浓度降低。

12. 丙磺舒可使头孢氨苄的肾排泄延迟。

13. 头孢呋辛与强利尿剂联合应用可致肾毒性。

14. 头孢哌酮与非甾体镇痛药，特别是阿司匹林或其他水杨酸制剂、血小板凝聚抑制剂、硫氧唑酮等合用时可由于对血小板的累加抑制作用而增加出血的危险。

15. 亚胺培南与乳酸盐溶液存在配伍禁忌。

16. 有报道更昔洛韦与头孢菌素类合用易导致癫痫发作。

（三）氨基糖苷类

氨基糖苷类主要有庆大霉素、卡那霉素、新霉素、妥布霉素、阿米卡星等。

1. 氨基糖苷类遇碱性药物可使氨基糖苷类药物作用增强，故碱性药物又可引发氨基糖苷类药物中毒反应。必须联用时，氨基糖苷类药物应减量。

2. 氨基糖苷类抗生素互相之间都可能增加毒性，引起积累性中毒，所以氨基糖苷类抗生素之间不宜合用。

3. 双氢链霉素本身有较强的耳神经毒作用，与卡那霉素或强利尿药物合用更加重对耳内听神经等的毒性。

4. 庆大霉素和克林霉素联用，则可导致肾衰竭。

5. 链霉素、卡那霉素与肌松药（如琥珀胆碱）合用能加重神经肌肉的麻痹和抑制呼吸的毒性作用。

6. 硫酸庆大霉素不可与两性霉素 B、肝素钠、邻氯青霉素等配伍合用，均可引起本品溶液沉淀。

7. 阿米卡星与环丙沙星配伍后，会有沉淀和变色。

8. 氨基糖苷类抗生素与头孢菌素类联用时，均可导致患者的肾损害。

9. 氨基糖苷类抗生素不宜与万古霉素联用，因两药的肾毒性和耳毒性均明显增加，其中庆大霉素和氯霉素合用，不但毒性大增，而且可导致呼吸衰竭。

10. 氨基糖苷类药物与强利尿药物不能合用，即使间隔用药也不安全，因为这两类药物均可引起听力损害和耳毒性，两药合用，毒性更大。

11. 链霉素、卡那霉素、庆大霉素、妥布霉素、阿米卡星、奈替米星与其他氨基糖苷类不可同用或先后连续局部或全身应用，以免增加耳毒性、肾毒性以及神经肌肉阻滞作用。

12. 链霉素与神经肌肉阻滞剂合用，可加重神经肌肉阻滞作用，导致肌肉软弱、呼吸抑制或呼吸暂停。

13. 链霉素与卷曲霉素、顺铂、依他尼酸、万古霉素等合用，或先后连续局部或全身应用，可能增加耳毒性与肾毒性，听力损害可能发生。

14. 链霉素与头孢噻吩或头孢唑啉同时应用或全身应用，可能增加肾毒性。

15. 链霉素与多黏霉素类合用，或先后连续局部或全身应用，可能增加肾毒性和神经肌肉阻滞作用。

（四）四环素类

四环素类主要有四环素、盐酸米诺环素等。

1. 四环素类抗生素忌与红霉素和利福平配伍应用，若配伍后应用时，药物对肝脏毒性大大增加。

2. 四环素类抗生素与含二价、三价阳离子口服药，如含铝、钙、镁、铋、铁等制剂合用时，由于螯合作用在肠道内可形成难溶解的或难以吸收的络合物，可影响四环素类吸收。

3. 四环素类能抑制肠道细菌合成维生素 K，与口服抗凝药合用可增加抗凝作用导致出血。

4. 多西霉素、米诺环素与苯妥英钠、卡马西平、苯巴比妥合用时，可增加肝脏诱导酶作用，缩短药物的消除半衰期。

5. 与苯巴比妥合用可引起中枢神经系统抑制。

6. 与全麻药甲氧氟烷同用时，增加其毒性。

7. 与强利尿剂，如呋塞米等合用可加重肾损害。

8. 与抗酸药如碳酸氢钠同用时，因胃内 pH 值增高，可使四环素类药物的吸收减少，抗菌作用减弱，故服药后 1～3 小时内不宜服抗酸药。

（五）大环内酯类

此类药物有红霉素、罗红霉素、阿奇霉素、克拉霉素、琥乙红霉素等。

1. 红霉素与青霉素、氨苄青霉素、四环素等配伍后，溶液可出现沉淀及变色。

2. 注射用红霉素也不可与生理盐水或复方氯化钠注射液配伍，否则发生凝固现象。

3. 红霉素与麦迪霉素呈拮抗作用。

4. 红霉素与西咪替丁合用时因西咪替丁可抑制人体内的微粒体 P450 酶，引起红霉素瞬间增高，造成一过性耳聋。

5. 红霉素应避免与 β-内酰胺类等繁殖期杀菌剂合用，不宜与作用部位相近的氯霉素或林可霉素合用。

6. 静脉应用时，与下列药物有配伍禁忌：复方维生素 B、维生素 C、多黏菌素及苯妥英钠。

（六）氯霉素类

氯霉素类包括氯霉素、甲砜霉素等。

1. 氯霉素和氢化可的松混合使用时因溶解度的改变会产生浑浊或沉淀，出现物理性配伍禁忌。氯霉素具有拮抗诺氟沙星（氟哌酸）和林可霉素的作用。

2. 氯霉素可抑制肝微粒体代谢酶，使苯妥英钠、甲苯磺丁脲、氯磺丙脲和双香豆素等药物在肝内的代谢延缓、血浓度增高、半衰期延长而出现毒性反应。

3. 利福平、苯巴比妥、苯妥英钠则有促酶作用，可加速氯霉素在肝内的代谢，使氯霉素血浓度下降而影响疗效。

4. 与抗肿瘤药、秋水仙碱、保泰松及青霉胺等合用可增加其对造血系统的毒性。

（七）林可霉素类

林可霉素类包括林可霉素、克林霉素等。

1. 与甲硝唑、庆大霉素、新霉素合用可以使疗效增强。但克林霉素不宜加入组分复杂的输液中，以免发生配伍禁忌。与红霉素有拮抗作用。

2. 林可霉素有神经肌肉接头阻滞作用，与其他神经肌肉阻滞剂合用时，可增加其应用，引起呼吸抑制。

（八）多肽类抗生素

多肽类抗生素常用的有万古霉素、去甲万古霉素、替考拉宁等。

1. 万古霉素与髓袢利尿药和其他肾毒性或耳毒性药物合用可加重耳毒性和肾毒性。

2. 与抗组胺药、吩噻嗪类合用时，可能掩盖耳鸣、头昏、眩晕等耳毒性症状。

3. 与碱性溶液有配伍禁忌，遇重金属离子可发生沉淀。

4. 多黏菌素类不宜与肌肉松弛剂、麻醉药合用，以免引起神经肌肉接头阻滞。

5. 不宜与肾毒性药物合用，以免加重肾毒性。

（九）喹诺酮类抗菌药

喹诺酮类抗菌药常用的有氧氟沙星、诺氟沙星、洛美沙星等。

1. 此类药物若与碱性药物（如碳酸氢钠）或与磺胺类药物同用，可增加对肾脏的损害。

2. 不能与含镁（如硫酸镁）、钙（如碳酸钙）、铁（如硫酸亚铁）、锌（如硫酸锌）等成分的药物联用，因此类药物可与镁、钙、铁、锌等多价阳离子发生螯合反应，影响喹诺酮类药物的吸收并降低其药效。

（十）抗真菌药

抗真菌药常用的有两性霉素 B、伊曲康唑、酮康唑和氟康唑类抗真菌药。

1. 禁止特非那定与酮康唑或伊曲康唑合用，因有出现节律位点改变的危险，尽管有大量的警告和产品标签的修订，但还是不断有两者合用的情况出现。

2. 当西沙必利与酮康唑或伊曲康唑合用时，可出现严重的心律失常，包括室性心动过速、室颤、节律位点改变和 Q-T 间期延长。

3. 两性霉素 B 与肾上腺皮质激素合用可加重低血钾症。

4. 与洋地黄类药合用时低血钾症可增加洋地黄类对心脏的毒性反应。

5. 与具有潜在肾毒性的药物，如氨基糖苷类、万古霉素、多黏菌素等合用时，可加重其肾毒性。

第五章　心血管系统药物

根据我国流行病学调查，近50年来不论在农村或城市，心脑血管疾病的发病率和病死率均呈上升趋势。我国因心脑血管疾病死亡者占总死亡人口的百分比已接近50%。推测到2020年，人类疾病死因排列顺序将有重大变化，但冠心病和脑卒中仍将是人类死因的第一位和第二位。尽管近年来介入治疗和外科手术治疗取得了很大的发展，但药物治疗仍然为心血管疾病治疗的基石。本章重点介绍几种常见心血管疾病，包括冠心病、高血压、高脂血症、心力衰竭和心律失常的药物治疗。

第一节　抗冠心病药

冠心病是指冠状动脉粥样硬化和（或）痉挛，使血管腔狭窄或阻塞，导致心肌缺血缺氧或坏死而引起的心脏病，统称冠状动脉性心脏病，简称冠心病，亦称缺血性心脏病。临床主要表现为心绞痛、心律失常、心力衰竭，严重时发生急性心肌梗死或猝死。冠心病的治疗主要包括药物治疗、介入治疗及外科手术治疗三种方式。但由于冠心病的形成是个相当漫长的过程，其病变甚至可以从幼儿期开始，故消除冠心病的危险因素是防止冠心病发生的重要措施。

本节主要介绍心绞痛与心肌梗死的药物治疗。

一、药物治疗原则

1. 通过减轻心脏前、后负荷，减慢心率，减轻心肌收缩力，以降低心肌耗氧量。
2. 扩张冠状动脉，增加心肌血流量，增加血氧供应。
3. 稳定斑块、预防血栓形成。

治疗的最终目的有两个一是预防心肌梗死和猝死的发生，改善预后，延长患者的生存期；二是减少缺血发作，缓解症状，提高生活质量。

二、治疗药物的选用

（一）药物的分类、作用及特点

1. 抗心绞痛和抗心肌缺血治疗药物

（1）硝酸酯类：可扩张冠状动脉，增加冠脉血流量；扩张全身血管，减轻心脏前后负荷，降低心脏的耗氧量，从而缓解心绞痛。如硝酸甘油、硝酸异山梨酯、单硝酸异山梨酯。

（2）β受体拮抗药：可拮抗或干扰肾上腺素和去甲肾上腺素对心脏的作用。能降低静息时的心率，能限制运动时心率增加，因而可降低心肌耗氧量。常用药物有美托洛尔、普萘洛尔、阿替洛尔。

（3）钙通道阻滞药（CCB）：可防止血管的收缩并能解除冠状动脉痉挛。有些钙通道阻滞药如地尔硫草和维拉帕米，还能减慢心率。与β受体拮抗药合用能防止心动过速发作。常用维拉帕米、硝苯地平、尼卡地平、非洛地平、氨氯地平、地尔硫草。

（4）代谢类药物：曲美他嗪通过抑制脂肪酸氧化、增加葡萄糖代谢而增加缺氧状态下ATP的合成，治疗心肌缺血，无血流动力学影响。

（5）其他药物：窦房结抑制药伊伐雷定、钾通道开放药尼可地尔等可作为补充治疗。

2. 预防心肌梗死和死亡的药物

（1）抗血小板及其他抗血栓药物：阿司匹林可与血小板不可逆结合，阻止血小板在动脉壁上积聚形成血栓。因此，阿司匹林能够降低冠状动脉疾病的死亡危险。对大多数的冠状动脉疾病患者推荐使用小儿剂量或半成人剂量或成人剂量阿司匹林。对阿司匹林过敏者，可选用其他替代品如噻氯匹定、氯吡格雷、替格雷诺等。链激酶和尿激酶等纤维蛋白溶解药，能促进纤溶酶原转变成纤溶酶，溶解血栓，可使急性心肌梗死面积缩小，恢复梗死区血液供应。肝素、华法林等抗凝血药，能降低血液凝同性，可用于防止血栓形成和梗死范围的扩大。

（2）降脂药物：胆固醇尤其是 LDL-C 的降低与冠心病病死率和总病死率的降低有明显关系。他汀类药物可以降低 LDL-C，改善内皮细胞功能，抑制炎症、稳定斑块、使部分动脉粥样硬化斑块消退，显著延缓病变进展。常用的他汀类药物有辛伐他汀、阿托伐他汀、瑞舒伐他汀等。

（3）血管紧张素转化酶抑制药（ACEI）：如卡托普利、依那普利等，通过抑制肾素 – 血管紧张素 – 醛固酮系统而扩张血管，改善心室重构及心功能，减少心绞痛的发作。

（二）治疗药物的选用

1. 治疗心绞痛的药物选择

（1）稳定型心绞痛：指反复发作劳累型心绞痛，且疼痛的性质、次数、部位等在 1 ~ 3 个月内无明显变化，疼痛时限相近，用硝酸甘油后缓解时间相近。①在心绞痛急性发作时，可使用作用较快的硝酸酯类：硝酸甘油 0.3 ~ 0.6 mg 舌下含化，能在 1 ~ 3 分钟内缓解心绞痛，作用持续约 30 分钟左右；硝酸异山梨酯 5 ~ 10 mg 舌下含化，2 ~ 3 分钟见效，作用维持 2 ~ 3 小时。②对慢性稳定型心绞痛患者的维持治疗可选择长效硝酸酯类、β 受体拮抗药和钙通道阻滞药，可单用、交替应用或联合应用。如硝酸异山梨酯 5 ~ 20 mg，3 次 / 日：5- 单硝酸异山梨酯 20 ~ 40 mg，2 次 / 日；戊四硝酯片口服半小时后起作用，持续 8 ~ 12 小时，可每 8 小时服用 1 次，每次 2.5 mg。患者应随身携带硝酸甘油片剂或喷雾剂，在进行可诱发心绞痛发作的活动前含服一片硝酸甘油有一定的预防作用。将 1% 的硝酸甘油油膏或贴剂涂或贴在胸前或上臂皮肤而缓慢吸收，适于预防夜间心绞痛的发作。β 受体拮抗药常选用美托洛尔 25 ~ 100 mg，2 次 / 日；阿替洛尔 12.5 ~ 25 mg，1 次 / 日。钙通道阻滞药常选用维拉帕米 80 mg，3 次 / 日；硝苯地平 5 ~ 10 mg，3 次 / 日；地尔硫䓬 30 ~ 90 mg，3 次 / 日。抗血小板药物常用阿司匹林 75 ~ 150 mg/d；氯吡格雷 50 ~ 75 mg/d。

（2）不稳定型心绞痛：这类患者常因动脉粥样硬化形成冠脉血栓栓塞，因此多数患者可选用肝素静脉注射或阿司匹林口服，抑制血栓形成。也可用 β 受体拮抗药和静脉使用硝酸甘油降低心脏的负荷。对病情顽固者也可加用钙通道阻滞药。

2. 治疗心肌梗死的药物选择

急性心肌梗死是由于供给某部分心肌的血管突然闭塞，使血流急剧减少或完全中断，导致心肌细胞发生缺血、缺氧而坏死。基本治疗原则是镇痛、减轻心脏负荷、降低心肌耗氧量、抗凝、溶栓。可选用哌替啶、吗啡镇痛，硝酸甘油静脉滴注降低心肌耗氧量。ST 段抬高性心梗，在发病 1 ~ 2 小时内溶栓，可降低病死率 50%，发病 6 小时内可以溶栓，6 ~ 12 小时可以视情况进行溶栓，12 小时以上溶栓效果较差。但下述情况不宜药物溶栓：①发病 12 小时，尤其 24 小时以上。②存在禁忌证：脑出血或者未控制的出血；6 个月内颅内病变；未得到控制的高血压（血压≥ 180/110 mmHg）；10 天内做过手术或有严重创伤；活动性胃肠道出血等。③不稳定型心绞痛和非 Q 波型急性心肌梗死亦不推荐溶栓疗法。溶栓疗法根据用药途径可分为冠状动脉内溶栓及静脉内溶栓两种。冠状动脉内溶栓是先用导管经动脉插入冠状动脉再注射尿激酶或链激酶，使冠状动脉内的血栓溶解，其成功率为 68% ~ 89%。静脉内溶栓治疗不需插管，而且可在一般医院内进行，因此使用更为广泛。一般在 30 分钟内将 50 万 ~ 150 万 U 链激酶或尿激酶 150 万 U（少数患者为 200 万 U）由静脉滴入；或重组组织型纤溶酶原激活剂（rt-PA）先静脉注射 15 mg，再在 30 分钟内静脉滴注 50 mg，余 35 mg 在 60 分钟内滴完；有效率为 50% ~ 90%。所有患者于溶栓药静脉滴注之前嚼服阿司匹林 0.3 g，以后 100 mg/d。溶栓疗法的主要缺点是剂量掌握不准可造成出血，此外可能会出现冠状动脉再通后的心律失常，但这种心律失常发生时间较短，只要及时处理，不会危及生命。

三、药物不良反应及防治

1. 硝酸酯类

由于血管扩张，可引起头痛、眩晕、晕厥、面颈潮红，严重时可出现恶心、呕吐、心动过速、视力模糊、皮疹等。过量时可出现口唇指甲青紫、气短、头胀、脉速而弱、发热、虚脱、抽搐。防治：减量或停药观察，重者应及时入院治疗。初次用药可先含半片以避免或减轻副作用。

2. β 受体拮抗药

①停药反应：患者长期服药后突然终止服药后会加剧心绞痛的发作，甚至引起心肌梗死或突然死亡；②血脂增高；③大剂量易引起中枢神经系统反应，如失眠、噩梦和疲劳感；④急性左心衰、窦房或房室传导阻滞；⑤支气管痉挛；⑥掩盖糖尿病的低血糖反应；⑦末梢循环障碍、阳痿和皮疹。防治：头痛、头晕等不良反应，症状持续 1 ~ 3 周后可自行缓解，一般不必停药。久用停药时，应逐渐减量，以防止停药反应出现。用药过程中应监测血脂、心电图等，如出现异常应更换其他药物。当出现支气管痉挛时应停止服用该类药物，并及时给予 β 受体激动药进行治疗。糖尿病患者服用 β 受体拮抗药时应注意维持血糖浓度，以防低血糖反应出现。

3. 钙通道阻滞药

二氢吡啶类可引起眩晕、头痛、外周水肿（主要是踝水肿，女性更易发生）、潮红、心悸、皮疹和齿龈增生。非二氢吡啶类可出现眩晕、头痛、水肿（较二氢吡啶类少见）、房室传导阻滞、心动过缓、心力衰竭和便秘（维拉帕米更易发生），地尔硫草还可引起狼疮样综合征。另外，钙通道阻滞药用于糖尿病患者时比 ACEI 更易发生心肌梗死。防治：水肿一旦发生，可减少剂量、停用药物或联合应用其他药物，若与 ACEI 或与利尿药联合应用，不仅可减轻水肿，还能增强降压效果。β 受体拮抗药可防止二氢吡啶类引起的心动过速。

4. 抗血小板药

阿司匹林常见的不良反应主要有恶心、呕吐等胃肠道反应，甚至可引起消化道出血。特异体质者服用阿司匹林可引起荨麻疹、血管神经性水肿、哮喘等过敏反应。阿司匹林还可影响尿酸代谢，而引发痛风。有出血性疾病和胃肠疾病（胃、十二指肠溃疡等）、哮喘病患者，应慎用或禁用阿司匹林。防治：餐后服药、服用阿司匹林肠溶片，如用西咪替丁或抗酸药可能减少胃肠道反应。

四、药物相互作用

1. 硝酸酯类

①与普萘洛尔合用，有协同作用，并互相抵消各自的缺点，但剂量不可过大；②与抗高血压药或扩血管药合用时，加重直立性低血压。

2. β 受体拮抗药

①与口服降血糖药同时服用时可增加降血糖作用，低血糖征象容易被 β 受体拮抗药掩盖；②普萘洛尔与维拉帕米同时应用可导致心脏骤停；③与噻嗪类利尿剂合用可增强降压作用；④与强心苷合用可发生房室传导阻滞、心动过缓。

3. 钙通道阻滞药

①维拉帕米与阿司匹林合用，出血时间较单独使用阿司匹林时延长；②与 β 受体拮抗药合用，可增强对房室传导的抑制作用；③长期服用维拉帕米，使地高辛血药浓度增加 50% ~ 75%，因此服用维拉帕米时，须减少地高辛和洋地黄的剂量；④与血管扩张药、血管紧张素转换酶抑制药、利尿药等抗高血压药合用时，降压作用叠加，应适当监测联合降压治疗的患者；⑤与胺碘酮合用可能增加心脏毒性。

4. 阿司匹林

与其他抗凝药（如双香豆素）联合使用时易诱发出血；与肾上腺皮质激素联合使用时更易诱发溃疡及出血；与磺酰脲类口服降糖药合用易引起低血糖反应。

第二节　抗高血压药

高血压是最常见的心血管疾病之一，是以血压升高［≥ 140 和（或）/90 mmHg］为主要临床表现伴有或不伴有多种心血管危险因素的综合征。动脉压持续升高可导致靶器官如心脏、肾脏、脑和血管等器官的功能性或器质性病变，不仅严重影响患者的生活质量，还直接威胁着患者的生命。高血压分为原发性高血压（即高血压病）和继发性高血压（症状性高血压）两大类，前者占高血压的 95% 以上，后者占高血压不到 5%。原发性高血压早期多无症状，多在体检时偶然发现，有些人可有头痛、头晕、眼花、耳鸣、失眠、乏力，有时还伴有心悸、心前区不适、手脚麻木、鼻出血等表现。

高血压的最终治疗目的是减少高血压患者心脑血管和肾脏疾病的发生率和病死率。其治疗原则包括改善生活行为（限制钠盐摄入、减轻体重和进行适度的体育运动、生物行为疗法和饮食疗法等）、抗高血压药物治疗、多重心血管危险因素协同控制。

一、药物治疗原则

降压药物应用基本原则：强效平稳降压、选择对靶器官保护作用的药物、单药或联合用药和优先选择长效制剂。

1. 应根据年龄、病程、血压水平、心血管病危险因素、靶器官损害程度、血流动力学状态及并发症等制定个体化用药方案。

2. 降压应逐步进行，除非是血压较高或高血压急症，抗高血压药物应从小剂量开始，使血压逐渐下降。如有效但不满意，可逐步增加剂量以获得最佳疗效。

3. 药物治疗时，一般从一线药物、单种药物开始，部分血压高者也可以起始即联合用药。低剂量单药治疗疗效不满意时，可采用两种或多种抗高血压药联合治疗。降压药选择长效优于短效，对靶器官保护作用的药，根据有无并发症选择用药。

4. 药物治疗需长期坚持，甚至终身治疗。

5. 目前一般主张血压控制目标值至少 < 140/90 mmHg。糖尿病或慢性肾脏病合并高血压患者，血压控制目标值应 < 130/80 mmHg。高龄老年患者也可视情况降至 150/90 mmHg。

1. 药物的分类、作用及特点

抗高血压药一般分为六类，①利尿降压药；②血管紧张素转化酶抑制药；③血管紧张素 II 受体拮抗药；④钙通道阻滞药；⑤ β 受体拮抗药；⑥ α₁ 受体拮抗药。

2. 治疗药物的选用

抗高血压药的选用应根据患者的个体状况，药物的作用、代谢、不良反应和药物相互作用，并参考下列因素做出决定：①是否有心血管危险因素；②是否有靶器官损害、心血管疾病、肾病、糖尿病；③是否有受抗高血压药影响的其他疾病；④与治疗其他并存疾病的药物之间有无相互作用；⑤选用的药物是否有减少心血管病发病率和病死率的证据及其力度；⑥药物的价格及患者的经济能力。

（1）无并发症患者的抗高血压药物选择：可以单独或者联合使用噻嗪类利尿药、β 受体拮抗药、CCB、ACEI 和 ARB，治疗应从小剂量开始，逐步递增。当足量的单药治疗不能使血压达标时，须加用另外一种降压药。现在认为，2 级高血压（≥ 160/100 mmHg）患者在开始时就可以采用两种抗高血压药物联合治疗。联合治疗有利于血压在相对较短时期内达到目标值，也有利于减少不良反应。联合治疗应采取不同降压机制的药物，常用方案：利尿药与 β 受体拮抗药、利尿药与 ACEI 或 ARB、CCB 与利尿药或 ACEI 或 ARB。三种抗高血压药联合的方案必须包含利尿药。

（2）有并发症患者的抗高血压药物选择：①心力衰竭：心力衰竭表现为心室收缩或舒张功能不全，

主要由收缩性高血压和缺血性心脏病引起。严格控制血压和胆固醇是高危心衰患者的主要预防措施。心室功能不全而无症状的患者，推荐使用 ACEI 和 β 受体拮抗药，有症状的心功能不全患者或终末期心脏病患者推荐使用 ACEI、β 受体拮抗药、ARB 以及醛固酮拮抗药并合用高效能利尿药。②糖尿病高血压：通常需联合应用两种或以上药物以达到 < 130/80 mmHg 的目标血压。噻嗪类利尿药、β 受体拮抗药、ACEI、ARB、CCB 有利于降低糖尿病患者冠心病和脑卒中的发生率。ACEI、ARB 治疗能延缓糖尿病肾病的进展，减少蛋白尿，ARB 还能延缓大量白蛋白尿的产生。③慢性肾脏疾病：应严格控制血压，且通常需用三种或更多的药物来达到血压 < 130/80 mmHg 的目标。已证实 ACEI、ARB 有利于控制糖尿病和非糖尿病性肾病的进展。使用 ACEI 或 ARB 仅可使血肌酐水平较基线值升高 35%，但除非有高钾血症出现，否则不是停药的指征。伴有严重肾病时须增加高效能利尿药的剂量并联合应用其他类药物。④脑血管病：在急性脑卒中时，迅速降压的风险和益处尚不清楚。在患者情况稳定或好转前，应把血压控制在中间水平（大约 160/100 mmHg）。ACEI 和噻嗪类利尿药联合应用可降低脑卒中复发率。⑤高血压急症：高血压急症首先应使血压迅速降低，同时也应对靶器官的损害及相应的功能障碍进行处理。但是过急的降压会造成失明及心、脑、肾等重要脏器梗死或严重缺血。可供选择的给药方案有：开始以硝普钠 10 ~ 25 μg/min 静脉滴注，然后可根据需要每隔 5 ~ 15 分钟增加剂量。硝普钠起效迅速，作用强，维持时间短，故可通过调整滴速，使血压控制在满意的水平。硝酸甘油开始时可 5 ~ 10 μg/min 静脉滴注，以后逐渐增加剂量，停药后数分钟作用消失。硝酸甘油可扩张冠状动脉，扩张全身动静脉血管，减轻心脏前、后负荷，故特别适合伴有急性左心衰、急性冠脉功能不全及术后高血压患者。硝苯地平可口服或舌下给药 10 ~ 20 mg。⑥高血压伴左心室肥厚：最有效的药物为 ACEI，其次为 CCB 和 β 受体拮抗药。⑦对胰岛素抵抗者，宜选用 ACEI。⑧对伴有冠心病者，宜选用具有抗心绞痛作用的 β 受体拮抗药和 CCB。

三、药物不良反应及防治

1. 血管紧张素转化酶抑制药

常见不良反应有持续性干咳（妇女和老年人更易发生）、低血压（特别是使用利尿药者）、皮疹等，出现时停药即可自行缓解；另外患有双侧肾动脉狭窄者易发生急性肾衰竭、血管神经性水肿；同时服用含钾补充剂或留钾利尿药则易发生高钾血症，故应避免二者同时使用；味觉异常、肝毒性、胰腺炎和锂的清除减少等不良反应也有报道。对服药后咳嗽者可换用血管紧张素 II 受体拮抗药。

2. 血管紧张素 II 受体拮抗药

不良反应与 ACEI 相似，但不发生咳嗽并很少引起血管神经性水肿、味觉异常和肝功能损害；可发生高钾血症、肾损害和低血压。

3. β 受体拮抗药

见第一节"冠心病"。

4. 利尿药

噻嗪类利尿药和高效能利尿药可引起血钾、血钠降低，血尿酸升高，长期应用者应适量补钾（1 ~ 3 g/d），鼓励多吃富含钾的水果、绿色蔬菜及其他食物。伴糖尿病或糖耐量降低、痛风或高尿酸血症以及肾功能不全者不宜使用利尿药，伴高血脂者应慎用。

5. 钙通道阻滞药

见第一节"冠心病"。

6. α₁ 受体拮抗药

主要不良反应是首剂现象，表现为严重的直立性低血压、眩晕、晕厥、心悸等，多见于首次给药后 30 ~ 90 分钟。防治方法是首剂量减半，临睡前服用，服用后平卧或半卧休息 60 ~ 90 分钟，并在给药前至少一天停用利尿药。其他不良反应有头痛、嗜睡、口干、心悸、困倦、性功能障碍等，在连续用药过程中自行减轻或缓解。

四、药物相互作用

1. 血管紧张素转化酶抑制药

①老年患者常有肾功能损害并因伴随关节炎而服用非甾体抗炎药，若与 ACEI 合用可发生高钾血症加剧肾衰竭；②与保钾利尿药合用，可产生高钾血症；③与他汀类降血脂药（洛伐他汀、辛伐他汀）合用，可产生严重的高钾血症；④与二甲双胍及磺酰脲类降糖药（格列齐特、格列喹酮、格列吡嗪）合用，可致低血糖症状；⑤与利尿降压药吲达帕胺、氢氯噻嗪合用时，较单独使用更易导致肾衰竭；⑥与钙通道阻滞药、利尿药、β 受体拮抗药合用，降压效果增强。

2. 血管紧张素 II 受体拮抗药

与留钾利尿药、钾制剂合用可致血钾升高。

3. 利尿药

①排钾利尿药与洋地黄类合用易发生洋地黄中毒，其原因是排钾利尿药易致低钾血症；②氢氯噻嗪能直接抑制胰岛 B 细胞的功能，使血浆胰岛素水平降低，血糖升高。依他尼酸能使葡萄糖耐量降低，与降血糖药合用可产生药理性拮抗作用。

4. α_1 受体拮抗药

①与胍乙啶合用，易发生直立性低血压；②可拮抗左旋去甲肾上腺素引起的体温升高作用，也能拮抗利血平引起的体温降低；③与二氮嗪合用，可拮抗后者抑制胰岛素释放的作用。

第三节　抗高脂血症病

高脂血症是一类较常见的疾病，是指血清总胆固醇（TC）升高、低密度脂蛋白 – 胆固醇（LDL–C）升高、甘油三酯（TG）升高，其实质是血清脂蛋白水平升高，故也称为高脂蛋白血症。同时，现已认定血清高密度脂蛋白—胆固醇（HDL–C）低下也是一种血脂代谢异常，因此在临床上有人建议采用"脂质异常血症"，但是由于高脂血症使用时间长且简明通俗，所以仍然广泛沿用。

高脂血症按发病原因可分成原发性与继发性，后者是继发于其他疾病如糖尿病、肾病综合征、甲状腺功能低下、慢性阻塞性肝病、肥胖症、酒精中毒、胰腺炎及痛风等。轻及中度血脂异常多是由于环境因素所致，最常见的原因是高饱和脂肪及高胆固醇饮食；明显的血脂异常多数是遗传因素所致。

高脂血症的治疗原则以饮食治疗为基础，根据病情、危险因素、血脂水平决定是否或何时开始药物治疗。高脂血症治疗用于冠心病的预防时，若对象为临床上未发现冠心病或其他部位动脉粥样硬化性疾病患者，属于一级预防，重点是改善生活方式，减少饱和脂肪酸和胆固醇的摄入，增加体力活动，控制体重。对象为已发生冠心病或其他部位动脉粥样硬化性疾病者属于二级预防，应将 LDL–C 降至 2.6 mmol/L，并根据血脂测定值指导是否开始药物降脂及调整药物治疗方案。

一、药物治疗原则

血脂异常治疗的最主要目的是为了防治冠心病，所以应根据是否已有冠心病或冠心病等危症以及有无心血管危险因素，结合血脂水平，进行全面评价，以决定治疗措施及血脂的目标水平。

无论是否进行药物调脂治疗都必须坚持控制饮食和改善生活方式。根据血脂异常的类型及其治疗需要达到共同的，选择合适的调脂药物。需要定期地进行调脂疗效和药物不良反应的监测。

在决定采用药物进行调脂治疗时，需要全面了解患者患冠心病及伴随的危险因素情况。在进行调脂治疗时，应将降低 LDL–C 作为首要目标。分析冠心病的主要危险因素将有助判断罹患冠心病的危险程度，由此决定降低 LDL–C 的目标值。不同的危险人群，开始药物治疗的 LDL–C 水平以及需达到的 LDL–C 目标值有很大的不同，冠心病等高危患者，LDL–C < 100 mg/L，中危患者 LDL–C < 130 mg/L，低危患者 LDL–C < 160 mg/L。

血清 TG 的理想水平是 < 1.70 mmol/L（150 mg/dl），HDL–C ≥ 1.04 mmol/L（40 mg/dl）。对于特殊

的血脂异常类型，如轻中度 TG 水平升高 [2.26 ~ 5.64 mmol/L（200 ~ 499 mg/dl）]，LDL-C 水平达标仍为主要目标；而重度高甘油三酯血症 [≥ 5.65 mmol/（500 mg/dl）]，为防止急性胰腺炎的发生，首先应积极降低 TG 水平。

二、治疗药物的选用

1. 药物的分类、作用及特点

（1）羟甲基戊二酰辅酶 A（HMG-CoA）还原酶抑制药（他汀类）：主要降低血浆 TC 和 LDL-C，也在一定程度上降低 TG 和极低密度脂蛋白（VLDL），轻度升高 HDL-C 水平。临床常用药物有洛伐他汀、辛伐他汀、普伐他汀、氟伐他汀、阿托伐他汀及主要成分为洛伐他汀的血脂康。

（2）苯氧芳酸类（贝特类）：主要降低 TG 浆 TG、VLDL-C，也可在一定程度上降低 TC 和 LDL-C，升高 HDL-C。主要药物有非诺贝特、苯扎贝特、氯贝丁酯（已少用）。

（3）烟酸类：属 B 族维生素，其用量超过作为维生素作用的剂量时，有调脂作用并能使血浆 TG、VLDL-C、TC 和 LDL-C 降低，HDL-C 轻度升高。主要药物有烟酸、阿昔莫司。

（4）胆汁酸螯合剂：能降低 TC 和 LDL-C。主要药物有考来烯胺、考来替泊。

（5）多烯脂肪酸类：多烯脂肪酸（PUFAs）种类很多，分为 n-3 型及 n-6 型，其中 n-3PUFAs 二十碳五烯酸（EPA）和二十二碳六烯酸（DHA）等，是海鱼油的主要成分，可降低 TG 和轻度升高 HDL-C。n-6PUFAs 主要来源于植物油，能降低血浆 TC，对防治心脑血管病有一定的作用。

（6）其他：如弹性酶、普罗布考、泛硫乙胺等。

2. 治疗药物的选择

对于具体的患者，应根据其血脂异常的类型及其冠心病危险性的高低而选择合适的调血脂药物。目前尚没有确定合适调血脂药物的公认标准，从冠心病防治的角度来说，一般认为合适的调血脂药物应具备以下特点：①降血脂效果尤其降胆固醇效果确切，应用常规剂量 4 ~ 6 周内能使 TC 降低 20%（LDL-C 降低 25%）以上，并具有降低 TG 和升高 HDL-C 的作用；②患者耐受性好，不良反应少，不产生严重的毒副作用；③已被证实能明显地降低心血管病死率和致残率，不增加非心血管病病死率；④具有良好的成本效益比。现有的大量临床证据表明，为了防治冠心病，应首选他汀类调血脂药。

血脂异常的治疗一般需要长期坚持，方可获得明显的临床益处。服药期间应定期随诊，在开始药物治疗后 4 ~ 6 周内，应复查血浆胆固醇、TG 和 HDL-C，根据血脂改变而调整用药。如果血脂未能达标，则应增加药物的剂量或改用其他调血脂药物，也可考虑联合用药。若经治疗后血脂已降至正常或已达到目标值，则继续按原剂量用药，除非血脂已降至很低时，一般不要减少药物的剂量。长期连续用药时，应每 3 ~ 6 个月复查血脂，并同时复查肝肾功能和检测肌酸磷酸激酶（CPK）。

（1）单纯性高胆固醇血症：可选用胆汁酸螯合剂、HMG-CoA 还原酶抑制药、普罗布考、弹性酶和烟酸，其中以 HMG-CoA 还原酶抑制药为最佳选择，如洛伐他汀 10 ~ 80 mg/d，睡前顿服；辛伐他汀 5 ~ 40 mg/d；普伐他汀 5 ~ 40 mg/d。

（2）单纯性高甘油三酯血症：轻度不必进行药物治疗，中度以上可选用鱼油制剂和苯氧芳酸类调脂药物，如吉非贝齐 300 mg，3 次/日或 600 mg，2 次/日或 900 mg，1 次/日（缓释片）；非诺贝特 300 mg/d 或 200 mg/d（微粒型）；苯扎贝特 200 mg，3 次/日或 400 mg，1 次/日（缓释片）。

（3）混合型高脂血症：分为两种亚型：以胆固醇升高为主或是以甘油三酯升高为主。若以胆固醇升高为主，则首选 HMG-CoA 还原酶抑制药；如果以甘油三酯升高为主，可先试用苯氧芳酸类。烟酸类对于这种类型血脂异常也较为适合，如烟酸可从 100 mg，3 次/日，逐渐增至 1 ~ 3 g/d。

（4）严重高脂血症：单用一种调血脂药可能难以达到理想的调脂效果，这时可考虑采用联合用药。简单说来，只要不是同一类调脂药物，均可考虑联合用药。临床上常采用的联合用药方案是：①对于严重高胆固醇血症，可采用 HMG-CoA 还原酶抑制药 + 胆汁酸螯合剂或 + 烟酸或 + 苯氧芳酸类；②对于重度高甘油三酯血症，可采用鱼油 + 苯氧芳酸类。

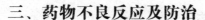

三、药物不良反应及防治

1. 他汀类

①一般不良反应为消化系统和神经系统症状；②肌肉毒性：肌病、横纹肌溶解症、肌红蛋白尿、急性肾衰竭、肌酸磷酸激酶升高；③肝毒性：转氨酶升高；④其他：阳痿。

2. 贝特类

不良反应发生率不高，胃肠道反应最常见，还可发生胆结石、皮疹、肌痛、脱发等。这些不良反应通常能被患者耐受而无须停药，肝功能不全、妊娠、哺乳期妇女禁用。

3. 烟酸类

常见面部及上半身皮肤潮红和瘙痒，可刺激胃肠道引起恶心、呕吐、腹泻甚至溃疡，大剂量可出现黄疸、血清转氨酶升高、血中尿酸增加、血糖升高和糖耐量降低，诱发痛风、关节炎等。糖尿病、痛风、肝功能不全及消化性溃疡患者禁用。

4. 胆汁酸螯合剂

主要有胃肠道反应，如恶心、上腹部不适、腹胀、腹痛、便秘，继续用药常可逐渐消失，但便秘不易消失，偶可出现肠梗阻，故便秘过久应停药。亦可出现暂时性轻度血清碱性磷酸酶及转氨酶增高。长期服用可出现高氯酸血症。

5. 鱼油类

一般无不良反应，有时出现血小板暂时性减少，出血时间延长，但不严重。

6. 普罗布考

常见的不良反应为胃肠道反应，如恶心、呕吐、消化不良、腹胀、腹痛、稀便，还可引起头晕、头痛、血管神经性水肿等，发生率达 10%，有 3%～8% 患者因不能耐受而停药。可使心电图 Q-T 间期延长但尚无严重心律失常报道。对低脂肪饮食、Q-T 间期延长、心肌梗死和服用 I 类、Ⅳ类抗心律失常药、三环类抗抑郁药、苯骈噻嗪类药的患者禁用，儿童、孕妇忌用。

四、药物相互作用

1. 他汀类

与胆汁酸螯合剂调血脂药合用，可产生良好的协同作用而提高降血脂疗效；与免疫抑制药如环孢素、咪唑类抗真菌药如酮康唑、大环内酯类抗生素如红霉素或克拉霉素、调血脂药如贝特类或烟酸类合用较易出现肌痛、肌乏力、横纹肌溶解症，因此不宜与上述各类药物合用；与抗凝血药香豆素类合用可使凝血酶原时间延长，甚至引起出血，应注意检测凝血酶原时间，及时调整抗凝血药用量。

2. 贝特类

由于在体内水解生成相应的游离酸，对血浆蛋白的结合力强，能将香豆素类抗凝血药、甲苯磺丁脲、苯妥英钠、呋塞米等药物从蛋白结合部位置换下来，提高游离型药物的血药浓度，从而增强这些药物的作用及毒性，合用时上述药物应适当减量。

3. 胆汁酸螯合剂

可与各类阴离子药物结合，能减少苯巴比妥、保泰松、对乙酰氨基酚等酸性药物、甲状腺素、洋地黄毒苷、口服抗凝血药、普萘洛尔、四环素、呋塞米、噻嗪类利尿药及调血脂药苯氧芳酸类、普罗布考、他汀类药物的吸收，应尽量避免合用，必要时应延长与这些药物同时服用的时间间隔，一般在服本类药 1 小时前或 4 小时后服用上述药物。大剂量应用可影响脂溶性维生素 A、D、E、K 及叶酸、钙、铁的吸收，需及时补充；由于影响维生素 K 的吸收，可出现出血倾向，若合用抗凝血药则出血加剧。

4. 烟酸类

烟酸与胆汁酸螯合剂合用，降 LDL-C 作用增强。

第四节　抗心力衰竭药

心力衰竭是由不同病因引起的心脏舒缩功能障碍，发展到使心排血量在循环血量与血管舒缩功能正常时不能满足全身代谢对血流的需要，从而导致具有血流动力异常和神经激素系统激活两方面特征的临床综合征，临床上也称为充血性心力衰竭。

心力衰竭的临床表现与心室或心房受累有密切关系。左心衰竭的临床特点主要是由于左心房和（或）左心室衰竭引起肺瘀血、肺水肿以及体循环供血不足所导致的相应临床症状；而右心衰竭的临床特点是由于右心房和（或）右心室衰竭引起体循环静脉瘀血和水钠潴留。在发生左心衰竭后，右心也常相继发生功能损害，最终导致全心衰竭。出现右心衰竭时，左心衰竭症状可有所减轻。

心力衰竭的治疗目的是缓解症状，防止或逆转心肌肥厚，提高生活质量，延长寿命，降低病死率。包括一般治疗和药物治疗。一般治疗原则主要是合理休息、控制水钠摄入量、积极防治心力衰竭的诱因和改善营养。

一、药物治疗原则

心力衰竭的药物治疗目的主要有两个：一是改善血流动力学的治疗，以改善心衰症状，包括利尿药、血管扩张药、强心药等；二是延缓心室重构的治疗，以改善远期预后，包括 ACEI、β 受体拮抗药、醛固酮受体拮抗剂、ARB、窦房结抑制剂等。有些患者还需要抗凝和抗血小板治疗。目前《心力衰竭治疗指南》，将 ACEI 类药物提升至首选药物，其次为 β 受体拮抗药、醛固酮受体拮抗剂、ARB 类药物，特别将窦房结抑制剂伊伐雷定单独列为心力衰竭推荐用药，上述 5 类药物均可改善心力衰竭预后，而地高辛和利尿剂作为能够改善心力衰竭症状的药物则推荐强度整体较前下降。要加强引起心衰的基础病因的药物治疗。

二、治疗药物的选用

1. 常用药物的分类、作用及特点

（1）利尿药：可使体内潴留过多的液体排出，减轻全身各组织和器官的水肿，使过多的血容量减少，减轻心脏的前负荷。包括：①中效能利尿药：常用噻嗪类如氢氯噻嗪，也可用非噻嗪类如氯噻酮；②高效能利尿药：呋塞米、依他尼酸、布美他尼；③保钾利尿药：螺内酯、氨苯蝶啶、阿米洛利。

（2）血管扩张药：根据其主要作用机制可分为：①静脉扩张药：如硝酸甘油、硝酸异山梨酯等硝酸酯类，能直接作用于血管平滑肌，扩张外周静脉、肺小动脉及冠状动脉，对外周小动脉的扩张作用较弱；②小动脉扩张药：如硝苯地平等钙通道阻滞药、肼屈嗪等；③小动脉和静脉扩张药：如硝普钠、酚妥拉明、哌唑嗪、卡托普利、贝那普利、氯沙坦、坎地沙坦、缬沙坦等。ACEI 和 ARB 均可同时抑制肾素 - 血管紧张素 - 醛固酮系统（RAAS）和交感 - 肾上腺素能系统（SAS），抑制醛固酮生成，促进水钠排出和利尿，减轻心脏负荷，抑制心脏的 RAAS，逆转心室肥厚，防止和延缓心室重构。

（3）强心药：通过正性肌力作用，增加心排血量。①强心苷：如地高辛、洋地黄毒苷、去乙酰毛花苷、毒毛花苷 K 等；②非苷类正性肌力药：如 β 受体激动药多巴胺、多巴酚丁胺，磷酸二酯酶抑制药氨力农、米力农，钙离子增敏剂左西孟旦等。

（4）β 受体拮抗药：可减轻儿茶酚胺对心肌的毒性作用，使 β 受体上调，增加心肌收缩反应性，改善舒张功能；减少心肌细胞 Ca^{2+} 内流，减少心肌耗氧量；减慢心率和控制心律失常；防止和减缓心肌细胞重塑和内源性心肌细胞收缩功能的异常。常用美托洛尔、比索洛尔、卡维地洛。

（5）醛固酮受体拮抗剂：醛固酮在心肌细胞外基质重塑中起重要作用，特别是对心衰心脏中心室醛固酮生成及活性增加，且与心衰严重程度成正比。目前国内只有螺内酯，依普利酮尚未在国内应用。

（6）窦房结抑制剂：临床试验证实单纯减慢心率也可以改善心衰预后，如伊伐雷定。

2. 治疗药物的选择

（1）利尿药的选择：轻度心力衰竭首选噻嗪类利尿药，常可获满意疗效。中度一般多需加用保钾利尿药，无效时应用高效能利尿药；重度心力衰竭选用高效能利尿药与留钾利尿药合用，效果不佳时加用噻嗪类，或间断给予呋塞米肌内或静脉注射，或布美他尼口服；顽固性水肿可用大量呋塞米，或噻嗪类和 ACEI 联合应用。常用利尿药的用法为：氢氯噻嗪 25 ~ 50 mg，3 次 / 日；氯噻酮 100 ~ 200 mg，隔日服一次；呋塞米 20 ~ 40 mg，口服，2 ~ 3 次 / 日，肌内或静脉注射，1 ~ 2 次 / 日；依他尼酸 25 ~ 50 mg，静脉注射，1 次 / 日；布美他尼作用部位与副作用同呋塞米，对呋塞米有耐受性者可用，每次 1 mg，2 次 / 日，口服；螺内酯 20 ~ 40 mg，3 ~ 4 次 / 日，口服；氨苯蝶啶 50 mg，3 次 / 日，口服。

（2）血管扩张药的选择：对于心力衰竭已不主张常规用肼屈嗪和硝酸异山梨酯，更不能用以替代 ACEI。而 ACEI 除了发挥扩血管作用改善心衰时的血流动力学、减轻瘀血症状外，更重要的是降低心衰患者代偿性神经 - 体液的不利影响，限制心肌、小血管的重塑，以达到维护心肌功能、推迟心力衰竭的进展、降低远期病死率的目的。用法：卡托普利 12.5 ~ 25 mg，口服，2 次 / 日；贝那普利 5 ~ 10 mg，口服，1 次 / 日。当心衰患者出现干咳不能耐受时可改用 ARB，如氯沙坦、坎地沙坦、缬沙坦等。

（3）强心药的选择：①强心苷：速效类适用于慢性心力衰竭急性加重，常用去乙酰毛花苷 0.2 ~ 0.4 mg，稀释后静脉注射，如病情需要 24 小时总量可达 0.8 ~ 1.2 mg，维持量 0.2 ~ 0.4 mg/d；毒毛花苷 K 0.125 ~ 0.25 mg，稀释后静脉注射，如病情需要 24 小时总量可达 0.5 mg，维持量 0.125 ~ 0.25 mg/d。中效类和慢效类适用于中度心力衰竭或维持治疗，最常用地高辛 0.125 ~ 0.25 mg/d。②非苷类正性肌力药：多巴胺开始以每分钟 2 ~ 5 μg/kg 滴注为宜，以后根据病情调整。如剂量过大可使心率增快、周围血管收缩而增加心脏负荷。多巴酚丁胺开始以每分钟 2.5 μg/kg，逐渐增量 10 μg/kg 静脉滴注，正性肌力作用较强，副作用少，可与强心苷或血管扩张药合用。氨力农主要用于其他药物治疗效果不佳的难治性心力衰竭。③其他强心苷类药物：黄夹苷（强心灵）为夹竹桃制剂，片剂与地高辛作用相似，口服有效治疗量为 0.5 ~ 1.5 mg，维持量为 0.125 ~ 0.75 mg/d。

（4）β 受体拮抗药的选择：比索洛尔起始剂量为 2.5 mg，1 次 / 日，目标剂量为 10 mg，1 次 / 日；酒石酸美托洛尔 6.25 mg，2 ~ 3 次 / 日，目标剂量 50 mg，2 ~ 3 次 / 日；缓释琥珀酸美托洛尔 12.5 ~ 25 mg，1 次 / 日，目标剂量 200 mg，1 次 / 日。

三、药物不良反应及防治

1. 强心苷

强心苷用量的个体差异很大，且治疗量与中毒量较接近，出现中毒时已为致死量的 40% ~ 50%，故用药期间需密切观察，根据具体情况用药。

（1）胃肠道反应：恶心、呕吐、厌食等。

（2）中枢神经系统反应：头痛、眩晕及视觉障碍（黄视、绿视、视觉模糊）。

（3）心脏反应：是最严重的毒性反应，是强心苷中毒致死的主要原因。可表现为各种心律失常或再现原有心力衰竭的症状。

防治：在心肌情况不佳（心肌炎、肺心病、急性心肌梗死）、肾功能不全、低血钾、低血镁、贫血、甲状腺功能减退等情况下，患者对强心苷较敏感而易中毒，此时用药要特别谨慎，一般可选用速效类制剂，用量宜偏小。一旦发生不良反应，应立即处理：①停用强心苷和排钾利尿药；②补充钾盐及镁盐；③快速型心律失常可选用利多卡因或苯妥英钠。利多卡因 50 ~ 100 mg 溶于葡萄糖盐水 20 mL 中，每 5 ~ 10 分钟静脉缓慢静脉注射 1 次，总量不超过 300 mg，然后以 1 ~ 4 mg/min 速度静脉滴注维持。

2. 利尿药的不良反应

请见本章第二节。

四、药物相互作用

1. 地高辛与维拉帕米、普罗帕酮、胺碘酮、奎尼丁合用时，地高辛血药浓度增高，中毒危险性增加，应减少地高辛剂量。

2. 强心苷与拟交感药、利血平、胍乙啶合用，可增加心律失常的发生率。

3. 考来烯胺可与肠肝循环中的洋地黄毒苷结合使之排出体外而降低其血药浓度，氢氧化铝、氧化镁、三硅酸镁、果胶等可影响洋地黄的吸收而降低其血药浓度。

4. 强心苷与钙剂合用可导致迟后除极性的心律失常，如室性期前收缩，甚至心室颤动。

5. 地高辛和 β 受体拮抗药常在心衰患者中合用，使用时需监测心率，避免严重心动过缓。

第五节　抗心律失常药

心律失常是指心脏激动起源部位、激动的频率和节律、激动传导的速度与顺序中任何一项的异常。一般心律失常患者会有心悸，当心律失常影响到心脏血流动力学时，患者可能会伴有胸痛、气促或头晕、头痛和晕厥。心律失常的类型较多，须根据心电图及相关心脏电生理检查明确诊断。临床上按心动频率将其分为快速型和缓慢型两大类。快速型心律失常常见的有窦性心动过速、阵发性心动过速（室上性、室性）、期前收缩、快速心房颤动等，缓慢型心律失常常见的有窦性心动过缓、房室传导阻滞等。

心律失常的治疗原则包括去除病因、恢复正常心律、预防发作。常用方法有药物治疗和非药物治疗，后者包括机械方法兴奋迷走神经、心脏起搏器、电复律、电除颤、消融术以及手术治疗。

一、药物治疗原则

1. 明确用药目的预防和逆转心律失常引起的不良后果。

2. 针对心律失常性质选药要先分清心律失常的类型，根据其发生机制选择针对性较强的药物治疗。

3. 重视消除病因和诱因在使用抗心律失常药物前，应首先除去心律失常的诱因和病因。

4. 正确掌握用药的剂量由于该类药具有二重性，既能抗心律失常，又可诱发心律失常，如强心苷过量会引发心律失常，普萘洛尔过量也可引起心动过缓。因此，要充分考虑每位患者的具体情况，给予适当的治疗药物量。

5. 联合用药须谨慎联合用药时应考虑药物间的协同与拮抗作用，以便增强疗效，避免毒副作用的加剧。

二、治疗药物的选用

1. 药物的分类及作用

常用抗心律失常药物有四类，见（表5-1）。

表5-1　常用抗心律失常药物的分类及作用

	药物分类	作用机制	常用药物
I 类	钠通道阻滞药		
	I a 类	适度阻滞钠通道，降低动作电位 0 相上升速率，不同程度抑制心肌细胞膜 K^+、Ca^{2+} 通透性，延长复极过程，且以延长有效不应期更为显著	奎尼丁、普鲁卡因胺、丙吡胺
	I b 类	轻度阻滞钠通道，轻度降低动作电位 0 相，上升速率，降低自律性，促进 K^+ 外流，缩短或不影响动作电位时程，相对延长有效不应期	利多卡因、苯妥英钠、美西律
	I c 类	明显阻滞钠通道，显著降低动作电位 0 相上升速率和幅度，减慢传导性的作用最为明显	普罗帕酮、氟卡尼
II 类	β 受体拮抗药	拮抗去甲肾上腺素能神经对心肌 β 受体的效应，表现为减慢 4 相舒张期除极速率而降低自律性，降低动作电位 0 相上升速率而减慢传导性	普萘洛尔、美托洛尔、阿替洛尔
III 类	钾通道阻滞药	抑制多种钾电流，延长动作电位时程和有效不应期，对动作电位幅度和去极化速率影响很小	胺碘酮、索他洛尔
IV 类	钙通道阻滞药	阻滞钙通道，降低窦房结自律性，减慢房室结传导性	维拉帕米、地尔硫䓬

2. 治疗药物的选择

抗心律失常药物本身可能引起心律失常和其他不良反应，所以应该严格把握心律失常的药物治疗适应证。只有出现不能耐受的症状或可能存在危险的心律失常时，才给予适当心律失常的药物治疗。应注意，没有一种药物能治疗所有的心律失常，有时为了获得满意疗效需试用多种药物。以下主要讨论几种常见心律失常的药物治疗。

（1）窦性心动过速：窦性心动过速是一种十分常见的心律失常，一般不必药物治疗。必要时可选用β受体拮抗药，如美托洛尔 25 mg，2 次 / 日，口服。

（2）窦性心动过缓：一般选用增强心肌自律性和（或）加速传导的药物，如拟交感神经药异丙肾上腺素等、迷走神经抑制药阿托品 0.3 ～ 0.6 mg，3 次 / 日，口服。

（3）心房纤颤：对快速房颤首先应使心室率降低，使之安静时保持在 60 ～ 80 次 / 分。可首选强心苷，如去乙酰毛花苷 0.2 ～ 0.4 mg 稀释后静脉注射，可以再追加 0.2 ～ 0.4 mg，24 小时内不应超过 1.2 mg；或地高辛 0.125 ～ 0.25 mg，1 次 / 日，口服，用于控制房颤患者的心室率。多数患者经上述药物治疗后可在 24 小时内自行恢复。对仍未恢复窦性心律者，可应用药物或电击复律。Ⅰa 类（奎尼丁）、Ⅰc 类（普罗帕酮）或Ⅲ类（胺碘酮）抗心律失常药物均可转复房颤。奎尼丁虽有效，但可诱发致命性心律失常，因此目前已少用。胺碘酮导致心律失常的发生率最低，故常选用。用法：口服 200 mg，2 ～ 3 次 / 日，维持量 100 ～ 200 mg/d；静脉应用 2.5 ～ 5 mg/kg，稀释后缓慢静脉注射（5 分钟以上），有效后 0.5 ～ 1.0 mg/min 静脉滴注维持。药物复律无效时改用电复律或射频消融术。

（4）室性期前收缩：几乎所有的抗心律失常药对室性期前收缩都有效。其药物治疗目的不是为消除期前收缩，而在于减轻症状，改善血流动力学障碍；对有猝死危险性者应长期用药以预防猝死。因此是否选用药物治疗室性期前收缩应根据有无器质性心脏病，心功能状态，心律失常的类型，心律失常所产生的症状，血流动力学变化等因素考虑。同时在用药前慎重考虑药物本身对患者可能产生的危害，只有当药效明显大于可能发生的危害时才能进行治疗。对无器质性心脏病、无明显症状者，不必药物治疗。症状明显者可选用β受体拮抗药以消除症状。对有急性心肌缺血的室性期前收缩患者可静脉注射利多卡因 50 ～ 100 mg，无效时可加用 50 ～ 100 mg，负荷量 < 300 mg，有效后 1 ～ 4 mg/min 静脉维持。低剂量胺碘酮 0.2 g/d 对心肌梗死后合并心力衰竭，伴有室性期前收缩的患者，能有效降低病死率。

（5）房性期前收缩：房性期前收缩如不及时处理，容易发展为室上性心动过速，甚至并发心房颤动。故频发房性期前收缩的患者，应在医生的指导下，合理选用下列药物治疗。

维拉帕米：适用于心率偏快、血压偏高、心功能良好的频发房性期前收缩患者。口服 40 mg，3 次 / 日；或服缓释片 120 ～ 240 mg，1 次 / 日。服药期间要注意心率和血压，如心率慢于 55 次 / 分则停用。

美托洛尔：适用于交感神经张力亢进、血压偏高、心率偏快的频发房性期前收缩患者，且心功能良好者。口服 12.5 mg，2 次 / 日。

普罗帕酮：适用于心率偏快的频发房性期前收缩患者。口服 150 mg，3 次 / 日，有效后改为 100 mg，3 次 / 日维持。

胺碘酮：适用于心率偏快、心功能较差的频发房性期前收缩患者。口服 0.2 g，3 次 / 日，1 周后改为 0.2 g，2 次 / 日，以后再改为 0.2 g，1 次 / 日维持，最后可以 0.1 g，1 次 / 日维持。

地高辛加维拉帕米：适用于较难治、心率较快的频发房性期前收缩患者。口服地高辛 0.125 mg，1 次 / 日。合用维拉帕米 40 mg，3 次 / 日或口服缓释维拉帕米 120 ～ 240 mg，1 次 / 日。服药期间如心率小于 55 次 / 分则停用。

（6）房室传导阻滞：对第一度及第二度房室传导阻滞如心室率在 50 次 / 分以上，义无症状，一般不需针对心率进行特殊治疗；第二度和第三度房室传导阻滞心室率明显减慢，伴有血流动力学障碍患者，应给予适当治疗，可用异丙肾上腺素 1 ～ 4 μg/min，静脉滴注，或阿托品 0.5 ～ 2 mg，静脉注射。对药物治疗无效或不能维持者，应安装心脏起搏器。

（7）室性心动过速：首先应中止室速发作，可首先静脉注射利多卡因 100 mg，5 分钟后如未能纠正，再静脉注射 50 ～ 100 mg，负荷量 < 300 mg，以 1 ～ 4 mg/min 维持。胺碘酮 150 ～ 300 mg 静脉注射，再以 1 mg/min 维持 6 小时，以后再以 0.5 mg/min 维持 24 ～ 48 小时。预防复发因用药时间长，故应

选择疗效好、毒性反应较少的药物，如 β 受体拮抗药、胺碘酮，

（8）阵发性室上性心动过速：①腺苷和钙通道阻滞药：腺苷为首选药物（6 ～ 12 mg 静脉注射），起效快，半衰期短（< 6 秒）；维拉帕米 5 mg 静脉注射，无效时间隔 10 分钟再注射 5 mg。上述药物疗效可达 90% 以上。②强心苷和 β 受体拮抗药：去乙酰毛花苷 0.2 ～ 0.4 mg 稀释后静脉注射，可以再追加 0.2 ～ 0.4 mg，24 小时内不应超过 1 ～ 2 mg；短效 β 受体拮抗药如艾司洛尔 50 ～ 200 μg/（kg·min）。③普罗帕酮 1 ～ 2 mg/kg 静脉注射。

三、药物不良反应及防治

1. 药源性心律失常

Ⅰ类抗心律失常药如奎尼丁、普鲁卡因胺、普罗帕酮等在使用过程中均可引起或加重心律失常，出现室性、室上性心律失常、房室传导阻滞、窦性心动过缓等。Ⅱ类和Ⅲ类药则较少引起，但胺碘酮大剂量时可引起心血管抑制、室性心动过速、室性期前收缩。因此，用药期间应严格监测心电、血压变化，一旦发生，均需停药，并对症处理。

2. 消化道反应

部分抗心律失常药可出现恶心、呕吐等消化道反应，如胺碘酮、奎尼丁、普鲁卡因胺、普罗帕酮、普萘洛尔、维拉帕米等。

3. 特殊不良反应

奎尼丁晕厥多发生在奎尼丁治疗后的 1 ～ 5 天，表现为 Q-T 间期延长、室性心律失常、晕厥和猝死，需立即抢救；奎尼丁还可引起金鸡纳反应，表现为头痛、头晕、耳鸣、精神失常等症状。长期使用普鲁卡因胺可引起白细胞减少和狼疮样综合征。胺碘酮可少量沉积在角膜及皮下，出现角膜褐色微粒沉着，偶尔会影响视力，但不造成永久性损害，皮肤呈灰色或蓝色；因含碘，可出现甲状腺功能异常，对碘过敏者禁用；少数有肝功能损害；极少数患者可出现肺纤维化。

四、药物相互作用

1. 奎尼丁

奎尼丁与其他抗心律失常药合用时可致作用相加，维拉帕米、胺碘酮可使奎尼丁血药浓度上升，故联合用药时应减少奎尼丁的剂量，以防中毒和心动过速；奎尼丁可使地高辛血药浓度增高以致达中毒水平，也可使洋地黄毒苷血药浓度升高，故应监测血药浓度及调整剂量，在洋地黄过量时本品可加重心律失常；与抗高血压药、扩血管药及 β 受体拮抗药合用，可加剧降压及扩血管作用；与 β 受体拮抗药合用时还可加重对窦房结及房室结的抑制作用。

2. 普鲁卡因胺

胺碘酮可使普鲁卡因胺血药浓度升高，一般避免两药联合。两药用于治疗顽固性室性心动过速时，应减少普鲁卡因胺用量，以防中毒。

3. 普罗帕酮

地尔硫草可使普罗帕酮在肝脏的代谢受到抑制，两药联合也影响地尔硫草的体内吸收和处置，故应监测血药浓度，以免发生不良反应；普罗帕酮与奎尼丁合用可减慢代谢过程，使普罗帕酮血药浓度升高 2 倍，两药联用时普罗帕酮可减量 50%。

4. 胺碘酮

胺碘酮与利多卡因、普萘洛尔、维拉帕米联合应用时易发生心律失常；可增加苯妥英钠的血药浓度，易发生中毒，故应减量。

第六章　呼吸系统药物

第一节　镇咳药

一、可待因（Codeine）

（一）剂型规格

片剂：15 mg，30 mg。注射液：1 mL ：15 mg，1 mL ：30 mg。糖浆剂：0.5%。

（二）适应证

用于各种原因引起的剧烈干咳和刺激性咳嗽，尤适用于伴有胸痛的剧烈干咳。其镇痛作用可用于中等度疼痛。

（三）用法用量

成人：口服或皮下注射，一次 15 ~ 30 mg，一日 30 ~ 90 mg。极量一次 100 mg，一日 250 mg。儿童：镇痛，口服，每次 0.5 ~ 1.0 mg/kg，一日 3 次；镇咳，为镇痛剂量的 1/3 ~ 1/2。

（四）注意事项

1. 交叉过敏

对其他阿片衍生物类药物过敏者，对本药也可能过敏。

2. 慎用

①支气管哮喘者。②诊断未明确的急腹症患者。③胆结石患者。④原因不明的腹泻患者。⑤颅脑外伤或颅内病变者。⑥前列腺肥大患者。⑦癫痫患者。⑧慢性阻塞性肺疾病患者。⑨严重肝、肾功能不全者。⑩甲状腺功能减退者。⑪肾上腺皮质功能减退者。⑫新生儿、婴儿。⑬低血容量者。

3. 药物对妊娠的影响

本药可透过胎盘屏障，使胎儿成瘾，引起新生儿的戒断症状（如过度啼哭、打喷嚏、打呵欠、腹泻、呕吐等）。分娩期应用本药还可引起新生儿呼吸抑制。

4. 药物对哺乳的影响

本药可经乳汁分泌，有导致新生儿肌力减退和呼吸抑制的危险，哺乳妇女应慎用。

（五）不良反应

1. 较多见的不良反应

①心理变态或幻想。②呼吸微弱、缓慢或不规则。③心律失常。

2. 少见的不良反应

①惊厥、耳鸣、震颤或不能自控的肌肉运动等。②瘙痒、皮疹或颜面肿胀等变态反应。③精神抑郁和肌肉强直等。

3. 长期应用可引起药物依赖性

常用量引起的药物依赖性倾向比其他吗啡类药弱，典型的戒断症状为：食欲减退、腹泻、牙痛、恶心、呕吐、流涕、寒战、睡眠障碍、胃痉挛、多汗、衰弱无力、心率增加、情绪激动或原因不明的发热等。

（六）禁忌证

多痰患者禁用，以防因抑制咳嗽反射，使大量痰液阻塞呼吸道，继发感染而加重病情。

（七）药物相互作用

①与肌松药合用，呼吸抑制更显著。②与甲喹酮合用，可增强本药镇咳及镇痛作用，对疼痛引起的失眠也有协同疗效。③与解热镇痛药合用有协同镇痛作用，可增强止痛效果。④与抗胆碱药合用，可加重便秘或尿潴留等不良反应。⑤与美沙酮或其他吗啡类药合用，可加重中枢性呼吸抑制作用。⑥在服用本药的 14 日内，若同时给予单胺氧化酶抑制药，可导致不可预见的、严重的不良反应。⑦与其他巴比妥类药物合用，可加重中枢抑制作用。⑧与西咪替丁合用，能诱发精神错乱、定向力障碍和呼吸急促。⑨与阿片受体激动药合用，可出现戒断综合征。

（八）药物过量

一次口服剂量超过 60 mg 时，一些患者可出现兴奋及烦躁不安。药物过量的表现：用药过量后可出现头晕、嗜睡、精神错乱、瞳孔缩小如针尖、癫痫、低血压、心率过缓、呼吸微弱、神志不清等症状。药物过量的处理：①对呼吸困难者应给予吸氧；对呼吸停止者应给予人工呼吸。②经诱导呕吐或洗胃，使胃内药物排出。③给予阿片拮抗药。④给予静脉补液和（或）血管升压药。

二、复方福尔可定（Compound Pholcodine）

（一）剂型规格

口服溶液：60 mL、75 mL、120 mL、150 mL。

（二）适应证

本品与磷酸可待因相似具有中枢性镇咳作用，也有镇静和镇痛作用，但成瘾性较磷酸可待因弱。用于剧烈干咳和中等度疼痛。

（三）用法用量

成人口服给药：一次 10 mL，一日 3～4 次。儿童口服给药；① 2.5 岁以下儿童：一次 2.5 mL，一日 3～4 次。② 5～6 岁儿童：一次 5 mL，一日 3～4 次。③ 6 岁以上儿童：同成人。

（四）注意事项

①慎用：严重肝、肾功能损害者。②新生儿和儿童易于耐受此药，不致引起便秘和消化紊乱。

（五）不良反应

偶见恶心、嗜睡等不良反应。便秘和消化紊乱，可致依赖性。

（六）禁忌证

①对本药有耐受性者。②严重高血压患者。③冠心病患者。

（七）药物相互作用

①与单胺氧化酶抑制剂合用，可致血压升高，两药禁止合用。②避免将本药与其他拟交感神经药（如食欲抑制药、苯丙胺、抗高血压药及其他抗组胺药）合用。

（八）药物过量

药物过量可导致神经紧张、头晕或失眠；可采取洗胃、服用地西泮及对症治疗等措施。

三、枸橼酸喷托维林（Pentoxyverine Citrate）

（一）剂型规格

片剂：25 mg。滴丸：25 mg。冲剂：10 g。糖浆：0.145%、0.2%、0.25%。

（二）适应证

适用于多种原因（如急、慢性支气管炎等）引起的无痰干咳，也可用于百日咳。

（三）用法用量

口服，成人，每次 25 mg，一日 3～4 次；小儿，5 岁以上每次口服 6.25～12.5 mg，一日 2～3 次。

（四）注意事项

慎用：①青光眼患者。②心功能不全伴肺瘀血的患者。③痰量多者。④大咯血者。

（五）不良反应

偶有轻度头晕、口干、恶心、腹胀、便秘等不良反应，乃其阿托品样作用所致。

（六）禁忌证

①呼吸功能不全者及心力衰竭患者。②因尿道疾患而导致尿潴留的患者。③孕妇和哺乳期妇女。

（七）药物相互作用

马来酸醋奋乃静、阿伐斯汀、阿吡坦、异戊巴比妥、安他唑啉、阿普比妥、阿扎他定、巴氯芬、溴哌利多、溴苯那敏、布克力嗪、丁苯诺啡、丁螺环酮、水合氯醛可增加本药的中枢神经系统和呼吸系统抑制作用。

（八）药物过量

药物过量可出现阿托品中毒样反应，如烦躁不安、癫痫样发作、精神错乱等，还可见面部及皮肤潮红、瞳孔散大、对光反射消失、腱反射亢进等症状。

四、氯哌斯汀（Cloperastine）

（一）剂型规格

片剂：5 mg；10 mg。

（二）适应证

用于急性上呼吸道炎症、慢性支气管炎和结核病所致的频繁咳嗽。

（三）用法用量

口服，成人：每次 10 ~ 30 mg，一日 3 次。儿童：每次 0.5 ~ 1.0 mg/kg，一日 3 次。

（四）注意事项

1. 驾驶机、车、船，从事高空作业及机械作业者工作期间不能使用本药。

2. 本药虽为非依赖性镇咳药，但仍不可滥用，仅作为症状性治疗用于下列情况：①咳嗽剧烈而频繁，痰量很少或无痰。②咳嗽使患者原有的严重疾患病情加剧或带来难以忍受的痛苦。

（五）不良反应

偶有轻度口干、嗜睡等。

（六）禁忌证

①对本药过敏者。②孕妇及哺乳期妇女。

（七）药物相互作用

与中枢镇静药合用，可增强嗜睡作用。

五、磷酸苯丙哌林（Benproperine Phosphate）

（一）剂型规格

片剂：20 mg。分散片：20 mg。泡腾片：10 mg。缓释片：40 mg。胶囊：20 mg。颗粒：20 mg。口服液：10 mL∶10 mg；10 mL∶20 mg。

（二）适应证

用于治疗急性支气管炎及各种原因引起的咳嗽，对刺激性干咳效佳。

（三）用法用量

成人口服，每次 20 ~ 40 mg，一日 60 ~ 120 mg。也可根据病情决定。

（四）注意事项

1. 服用时需整片吞服，切勿嚼碎，以免引起口腔麻木。

2. 慎用：①严重肺功能不全患者。②痰液过多且黏稠的患者。③大咯血者。④孕妇及哺乳期妇女。

（五）不良反应

偶见口干、胃部烧灼感、食欲不振、乏力、头晕和药疹等不良反应。

（六）禁忌证

对本品过敏者禁用。

（七）药物相互作用

尚不明确。

六、二氧丙嗪（Dioxopromethazine）

微信扫码
◆ 临床科研
◆ 医学前沿
◆ 临床资讯
◆ 临床笔记

（一）剂型规格

片剂：5 mg。

（二）适应证

用于慢性支气管炎，镇咳疗效显著尚可用于过敏性哮喘、荨麻疹、皮肤瘙痒症等。

（三）用法用量

口服，每次 5 mg，一日 2～3 次。极量：一次 10 mg，一日 30 mg。

（四）注意事项

①治疗量与中毒量接近，不得超过极量。②癫痫、肝功能不全者慎用。

（五）不良反应

常见的有困倦、乏力等。

（六）禁忌证

高空作业及驾驶车辆、操纵机器者禁用。

第二节　祛痰药

能使痰液稀释易于排出的药物称祛痰药。痰是呼吸道炎症的产物，气道上的痰液刺激气管黏膜而引起咳嗽，黏痰积于小气道内可使气道狭窄而致喘息。祛痰药可稀释痰液或液化黏痰，使之易于咯出，起到镇咳、平喘作用。祛痰药按其作用方式分为三类：①恶心性祛痰药和刺激性祛痰药，如氯化铵、桔梗等；②黏液溶解剂，如乙酰半胱氨酸可分解痰液的黏性成分如黏多糖和黏蛋白，使痰液液化，黏滞性降低而易于咯出；③黏液调节剂，如溴己新和羧甲半胱氨酸主要作用于气管、支气管的黏液细胞，促其分泌黏滞性低的分泌物，使呼吸道分泌的流变性恢复正常，痰液变稀而易于咯出。

一、氯化铵（ammonium chloride）

（一）作用

氯化铵口服后对胃黏膜的迷走神经末梢产生局部刺激作用，反射性地引起呼吸道腺体的分泌，使痰液变稀，易于咳出。氯化铵偏酸性，可酸化体液和尿液，并能增加肾小管氯离子浓度，增加钠和水的排出，具有利尿作用。

（二）临床应用

1. 祛痰

本品很少单独应用，常与其他药物配伍制成复方。多用于急、慢性呼吸道炎症而痰多不易咳出的患者。

2. 用于酸化尿液及某些碱血症

氯化铵吸收后可使体液及尿呈酸性。

（三）用药注意

溃疡病与肝、肾功能不全者慎用。过量或长期服用易致高氯酸血症，代谢性酸血症患者忌用。

二、乙酰半胱氨酸（acetylcysteine，痰易净）

（一）作用

乙酰半胱氨酸分子中所含的巯基（–SH），能使黏痰中连接黏蛋白肽链的二硫键（–S–S–）断裂，变成小分子的肽链，从而降低痰的黏滞性，使痰液液化。本品还能使脓性痰中的 DNA 纤维断裂，故不仅能溶解白色黏痰而且也能溶解脓性痰。

（二）临床应用

雾化吸入适用于治疗黏稠痰阻塞气道，咳嗽困难者，如手术后咳痰困难、急慢性支气管炎、支气管扩张、肺结核、肺炎、肺气肿等引起的痰液黏稠、咯痰困难、痰阻气管等。病情紧急时气管内滴入，可迅速使痰变稀，便于吸引排痰。

（三）不良反应和注意事项

1. 有特殊臭味，可引起恶心、呕吐。
2. 对呼吸道有刺激性，可致支气管痉挛，加用异丙肾上腺素可以避免。支气管哮喘患者慎用。
3. 滴入气管可产生大量分泌液，故应及时吸引排痰。
4. 雾化吸入不宜与铁、铜、橡胶和氧化剂接触，应以玻璃或塑料制品作喷雾器。
5. 不宜与青霉素、头孢菌素、四环素混合，以免降低抗生素活性。

三、溴己新（bromhexine，必嗽平）

（一）作用及临床应用

溴己新的黏痰溶解作用较弱，主要作用于气管、支气管黏膜腺体的黏液细胞，裂解黏痰中的黏多糖，并抑制其合成，使痰液变稀。本品的祛痰作用尚与其促进黏膜的纤毛运动及具有恶心性祛痰作用有关。主要适用于慢性支气管炎、哮喘及支气管扩张等疾病引起的痰液黏稠不易咳出患者。脓性痰患者需加用抗生素控制感染。

（二）不良反应和注意事项

少数患者可感胃部不适，偶见转氨酶升高。消化性溃疡、肝功不全者慎用。

四、羧甲半胱氨酸（Carbocisteine，羧甲司坦）

羧甲半胱氨酸为黏液调节剂，主要在细胞水平影响支气管腺体的分泌，使低黏度的唾液黏蛋白分泌增加，降低痰液的黏滞性，易于痰的咯出。本品口服有效，起效快，服后4小时即可见明显疗效。用于慢性支气管炎、支气管哮喘等疾病引起的痰液黏稠、咳痰困难和痰阻气道等。亦可用于防治手术后咳痰困难和肺炎并发症。用于小儿非化脓性中耳炎，有预防耳聋效果。

五、常用药物制剂与用法

（一）沙丁胺醇

片剂：2～4 mg/次，3次/日。长效喘乐宁片（缓释）：8 mg/次，早、晚各一次。喘特宁片（控释）：8 mg/次，早、晚各一次。气雾剂（0.2%）：100～200 μg/次，1次/4～6小时。

（二）特布他林

片剂：2.5 mg/次，2～3次/日。注射剂：0.25 mg/次，皮下注射，15～30 min无效，可重复注射一次。气雾口吸入：500 μg/次，2～3次/日。

（三）克伦特罗

片剂：20～40 μg/次，3次/日。气雾剂：吸入10～20 g/次，3～4次/日。

（四）氨茶碱

片剂：0.1～0.2 g/次，3次/日。氨茶碱控释片：0.3 g/12小时或0.4 g/24小时。注射剂：0.25～0.5 g，以25%～50%葡萄糖溶液稀释后缓慢静脉推注。

（五）色甘酸二钠

粉雾剂：吸入20 mg/次，4次/日。气雾剂：吸入2～4 mg/次，4次/日。软膏（5%～10%）。滴眼剂（2%）外用。

（六）氯化铵

片剂：0.3 g。一次0.3～0.6 g，3次/日。

（七）乙酰半胱氨酸

粉剂：0.5 g 或 1 g，喷雾用，以 10％溶液喷雾吸入，1 ~ 3 mL/ 次，2 ~ 3 次 / 日。

第三节　平喘药

哮喘是一种以呼吸道慢性炎症和呼吸道高反应性为特征的疾病，主要是由于免疫和非免疫性刺激后，引起组胺、5-HT、白三烯（LTC4、LTD4）、血栓素 A_2（TXA_2）、血小板活化因子（PAF）、各种白介素（IL）等炎性介质释放，引起上皮细胞损伤，血管渗出增多，分泌物增多，黏膜水肿等炎症反应，同时伴有支气管痉挛，气道阻力增高而致阻塞性呼吸困难。

支气管平滑肌细胞内 cAMP/cGMP 的比值决定支气管的功能状态，当 cAMP/cGMP 的比值升高可使支气管平滑肌松弛、肥大细胞膜稳定、过敏介质释放减少而发挥平喘作用；反之，则引起哮喘。茶碱类则抑制磷酸二酯酶，使 cAMP 分解减少；β 受体激动药可激活腺苷酸环化酶，使 cAMP 生成增多；M 胆碱受体阻断药可抑制鸟苷酸环化酶，使 cGMP 生成减少，这些均可使 cAMP/cGMP 的比值升高，支气管平滑肌扩张，有利于哮喘的缓解。

常用的平喘药分为五类：β 受体激动药、茶碱类、M 受体阻断药、抗过敏药、糖皮质激素类。

一、β 受体激动药

本类药物通过激动支气管平滑肌细胞膜上的 $β_2$ 受体，从而活化腺苷酸环化酶，使 cAMP 生成增多，激活 cAMP 依赖蛋白激酶而松弛支气管平滑肌。本类药物分为非选择性 β 受体激动药和选择性 $β_2$ 受体激动药。

（一）非选择性 β 受体激动药

本类常用药物有肾上腺素、异丙肾上腺素、麻黄碱等。本类药对 $β_1$ 受体和 $β_2$ 受体选择性低，在兴奋支气管平滑肌 $β_2$ 受体的同时，也兴奋心脏 $β_1$ 受体，具有引起心悸、增加心肌耗氧量、诱发心律失常等缺点。其作用特点是松弛支气管平滑肌作用迅速强大而短暂，不良反应多，多数不能口服，常采用吸入给药。长期应用易产生耐受性，故本类药物现已少用。

（二）选择性 $β_2$ 受体激动药

本类常用药物有沙丁胺醇（Salbutamol，舒喘灵）、克仑特罗（Clenbuterol，氨哮素）、特布他林（Terbutaline，间羟舒喘宁）、福莫特罗（Formoterol）、丙卡特罗（Procaterol，美喘清）、沙美特罗（Salmeterol）、非诺特罗（Fenoterol，酚丙喘宁）、妥布特罗（Pirbuterol，吡丁醇）、妥洛特罗（Tulbobuterol，喘舒）等。本类药物选择性激动支气管平滑肌细胞膜上的 $β_1$ 受体引起支气管扩张，平喘作用与异丙肾上腺素相似，但对心脏 $β_1$ 受体的激动作用弱。由于选择性高、起效快、维持时间久、给药方便、较少发生心血管系统不良反应、可多途径给药等优点，本类药物已基本取代了非选择性 β 受体激动药，成为哮喘对症治疗的首选药。

1. 药理作用

（1）平喘作用：对气道内不同细胞的 $β_2$ 受体选择性激动，活化细胞膜上的腺苷酸环化酶，使细胞内 cAMP 合成增加，再通过细胞内信号转导，产生多种药理效应：①激动支气管平滑肌 $β_2$ 受体，使之松弛，解除支气管痉挛。②激动纤毛上皮细胞 $β_2$ 受体，增强气道清除功能。③激动肺组织肥大细胞膜 $β_2$ 受体，抑制组胺等过敏介质的释放。④激动肺泡细胞膜上的 $β_2$ 受体，促进表面活性物质的合成与分泌。其中，松弛支气管平滑肌是治疗哮喘最重要的作用。

（2）其他作用：特布他林、妥洛特罗等能激动子宫平滑肌上的 $β_2$ 受体，松弛子宫平滑肌，丙卡特罗、妥洛特罗有一定的抗过敏和镇咳作用。

2. 临床应用

$β_2$ 受体激动药是哮喘发作的首选药，主要用于支气管哮喘和喘息性支气管炎，控制哮喘的急性发作，也可用于肺气肿、慢性阻塞性肺病及其他呼吸系统疾病所致的支气管痉挛，长效 $β_2$ 受体激动药以及沙丁胺醇的缓释、控释制剂可用于夜间的哮喘发作。

3. 不良反应

用药早期可出现手指震颤，原因是激动了骨骼肌慢收缩纤维上的 $β_2$ 受体，继续用药可逐渐减轻或消失。大剂量时，由于激动 $β_1$ 受体，可出现心悸、头痛、恶心、头晕等。长期或反复用药，可产生耐受性或气道反应性增高，使哮喘发作加重、死亡率增加。为减少不良反应，宜小剂量吸入给药、短期应用。高血压、甲状腺功能亢进、心功能不全患者慎用。

二、茶碱类

茶碱类药物是甲基黄嘌呤类衍生物，除了具有支气管解痉作用外，还有强心、利尿、兴奋中枢及促进胃酸分泌、抗炎及免疫调节等作用。目前临床常用的茶碱类药物包括氨茶碱、胆茶碱、二羟丙茶碱等，其共同特点是可以口服，维持作用时间短。

（一）氨茶碱

1. 药理作用

（1）扩张支气管：氨茶碱（Aminophylline）有明的支气管平滑肌松弛作用，作用机制可能是：①抑制磷酸二酯酶，使 cAMP 分解减少；②阻断腺苷受体，预防腺苷所致哮喘的气道收缩作用；③降低细胞内钙浓度；④增加儿茶酚胺释放。

（2）抗炎及免疫调节作用：氨茶碱能抑制气道炎症，缓解哮喘急性期的症状，减轻慢性哮喘的症状。氨茶碱还能抑制哮喘反应的诱发因素，降低气管高反应性，改善慢性哮喘患者的预后。

（3）其他作用：本药还具有①强心作用：可增强心肌收缩力，增加心排出量。②利尿作用：增加肾血流量和肾小球滤过率，抑制肾小球对钠、水的重吸收。③利胆作用：舒张胆管平滑肌，解除胆管痉挛。

2. 临床应用

（1）支气管哮喘及喘息型慢性支气管炎：治疗时多用氨茶碱的缓释制剂或控释制剂。重症哮喘或哮喘持续状态，可静脉滴注或静脉注射给药。

（2）心源性哮喘：用于急性心功能不全和心力衰竭所致心源性哮喘的辅助治疗。

（3）胆绞痛：常与哌替啶等镇痛药合用。

3. 不良反应

（1）中枢兴奋：少数人可出现失眠、烦躁不安等不良反应，剂量过大可致谵妄、惊厥等，可用镇静催眠药对抗。

（2）局部刺激：本药碱性较强，局部刺激明显，口服可致呕吐、恶心、胃痛等胃肠道反应，宜餐后服用，为减轻刺激，可与氢氧化铝同服或服用其肠溶片。

（3）中毒反应：氨茶碱的安全范围较窄，剂量过大或给药速度过快，易引起严重的心脏毒性反应，表现为严重的血压骤降、心律失常，甚至猝死。使用安全剂量稀释后缓慢静脉注射是预防氨茶碱中毒的关键。有条件者，也可进行血药浓度监测。

（二）胆茶碱

胆茶碱（Choline Theophylline）为茶碱和胆碱的缩合物，水溶性比氨茶碱大 5 倍。作用与氨茶碱相似，但较弱，口服吸收快，经 3 h 达最大效应，作用较久，对胃肠道刺激性小，耐受性好。

（三）二羟丙茶碱

二羟丙茶碱（Diprophylline，甘油茶碱）又名喘定，pH 值接近中性，对胃肠道刺激性小，肌内注射无疼痛。平喘作用不及氨茶碱，但兴奋心脏作用较弱，可大剂量应用，以提高疗效。主要用于伴有心动过速或不能耐受氨茶碱治疗的患者。缓释制剂及控释制剂的特点是口服后能稳定释放茶碱，吸收完全，有效血浆浓度可维持 12 ～ 24 h，只需 1 ～ 2 次／日给药，主要用于慢性哮喘，特别是夜间发作的患者。

三、糖皮质激素

糖皮质激素类药物通过抗炎及抗免疫作用而具有极强的抗哮喘作用，可迅速控制哮喘症状，能抑制或消除气道黏膜炎症病变，平喘效果显著，是当前治疗支气管哮喘的基本药物。除抗炎作用外，糖皮质激素还有抗微血管渗漏、松弛气道平滑肌和降低气道高反应性等作用，这些作用均有助于平喘。

本类药物包括全身用药和吸入用药，如氢化可的松、地塞米松、泼尼松、泼尼松龙和倍氯米松等。但由于糖皮质激素类药物不良反应多且严重。临床仅用于支气管扩张药不能有效控制病情的慢性哮喘患者，长期应用可以减少或中止发作，减轻病情。

倍氯米松（Beclomethasone，二丙酸氯地米松）为地塞米松的衍生物，具有较强的抗炎作用，是地塞米松作用强度的 600 倍。气雾吸入给药后，直接作用于呼吸道而发挥抗炎平喘作用。目前认为，本药可作为治疗哮喘发作间歇期及慢性哮喘的首选药。本药起效缓慢，不宜用于哮喘急性发作及哮喘持续状态的抢救治疗。

不良反应较轻，少数患者发生声音嘶哑和口腔、咽部白色念珠菌感染；喷药后及时漱口，可明显降低发生率。孕妇及婴儿慎用。

四、M 受体阻断药

异丙阿托品（Ipratropine，异丙托溴铵）为阿托品的衍生物，本药是季铵盐，口服难吸收，气雾剂吸入能在气道内形成较高的浓度，局部作用显著。本药能选择性阻断支气管平滑肌上的 M_1 受体，有明显的解除支气管痉挛作用，对呼吸道腺体及心血管作用弱。用于预防和治疗支气管哮喘，尤其适用于年龄较大、合并心血管疾病、对糖皮质激素类药物疗效差及不能耐受或禁用 β_2 受体激动药的患者。

本药不良反应少，大剂量应用可有口干、喉部不适、干咳及肌肉震颤等。青光眼及阿托品过敏的患者禁用。

五、抗过敏平喘药

抗过敏平喘药（过敏介质阻释剂）主要是阻止变态反应靶细胞释放过敏介质以及轻度的抗炎作用，从而发挥平喘作用。其平喘作用起效缓慢，不宜用于哮喘急性发作期的治疗，临床主要用于预防哮喘的发作。

（一）色甘酸钠

1. 作用及应用

色甘酸钠（Sodium Cromoglicate，咽泰）是一种抗过敏的平喘药，在接触抗原前用药，可预防 I 型变态反应，预防速发型和迟发型过敏性哮喘，预防运动和其他刺激诱发的哮喘。但无直接松弛支气管平滑肌的作用，对炎症介质无对抗作用，故对正在发作的哮喘无效。平喘主要机制与选择性稳定肺泡肥大细胞膜，阻止细胞外 Ca^{2+} 内流，抑制肥大细胞脱颗粒，减少组胺、白三烯等过敏介质的释放；抑制引起支气管痉挛的神经反射、降低气道反应性等因素有关。

主要用于预防各型支气管哮喘发作，此外，也可用于溃疡性结肠炎、过敏性鼻炎及胃肠过敏性疾病的预防。

2. 不良反应

不良反应极少，几乎无毒副反应，吸入时少数患者有咽喉刺激感、呛咳、气急、胸闷等，甚至诱发哮喘。同时吸入异丙肾上腺素，可避免其发生。

（二）酮替芬

酮替芬（Ketotifen，甲哌噻庚酮）为强效过敏介质阻释药，作用与色甘酸钠不尽相同，其兼有阻断 H_1 受体、抗 5-HT 及抑制磷酸二酯酶等作用，疗效优于色甘酸钠。口服有效，作用较持久。用于预防各型支气管哮喘的发作，对儿童效果最好，优于成人；对发作的急性哮喘无效。本药尚可用于过敏性鼻炎、慢性荨麻疹及食物性过敏等治疗，对糖皮质激素依赖型哮喘合用本药，可减少糖皮质激素的用量。有头晕、乏力、嗜睡、口干等不良反应，以成人多见，继续用药可自行缓解。儿童较少发生。

第七章　消化系统药物

第一节　助消化药

助消化药是促进食物消化吸收的药物。其化学成分多为消化液的有效成分，可使食物降解为小分子物质，以利于机体消化吸收，增强胃肠消化功能。临床用于消化不良的治疗。

一、稀盐酸（dilute hydrochloric acid）

稀盐酸为 10% 的盐酸溶液。口服后可提高胃内酸度，激活胃蛋白酶并维持其活性所需酸性；进入十二指肠后，能反射性地刺激胰液和胆汁的分泌；促进 Fe^{2+}、Ca^{2+}、PO_4^{3-} 等离子的吸收；有抑制细菌的作用。临床用于各种原因引起的胃酸缺乏症和消化不良等。

二、胃蛋白酶（pepsin）

胃蛋白酶能将蛋白质水解为䐋、胨及少量的多肽和氨基酸。胃蛋白酶在酸性环境中被激活且稳定性高，故常与盐酸合用。临床用于消化不良、长期患病所致消化功能减弱、慢性萎缩性胃炎、胃癌。不易与碱性药物配伍。

三、胰酶

胰酶是胰蛋白酶、胰脂肪酶和胰淀粉酶的混合物，能消化蛋白、脂肪和淀粉。此酶在中性或碱性环境中活性高，临床常用其肠溶制剂或与碳酸氢钠配伍使用，治疗胰酶分泌缺乏患者。口服不宜咬碎或与酸性药物配伍。

四、乳酶生（biofermin）

乳酶生又名表飞明，为活的乳酸杆菌，在肠内能分解糖类生成乳酸，提高肠内酸度，抑制腐败菌的生长繁殖，减少发酵和产气，改善胃肠蠕动，促进消化或止泻。用于消化不良和腹泻，特别是小儿消化不良引起的腹泻。不宜与抗菌药或吸附药合用。

第二节　促胃肠动力药

一、多潘立酮（Domperidone）

（一）剂型规格

片剂：10 mg。分散片：10 mg。栓剂：10 mg、30 mg、60 mg。注射液：2 mL：10 mg。滴剂：1 mL：10 mg。混悬液：1 mL：1 mg。

（二）适应证

①由胃排空延缓、胃－食管反流、慢性胃炎、食管炎引起的消化不良。②外科、妇科手术后的恶心、

呕吐。③抗帕金森综合征药物引起的胃肠道症状和多巴胺受体激动药所致的不良反应。④抗癌药引起的呕吐。但对氮芥等强效致吐药引起的呕吐疗效较差。⑤胃炎、肝炎、胰腺炎等引起的呕吐，及其他疾病，如偏头痛、痛经、颅脑外伤、尿毒症等、胃镜检查和血液透析、放射治疗引起的恶心、呕吐。⑥儿童各种原因（如感染等）引起的急性和持续性呕吐。

（三）用法用量

肌内注射：每次 10 mg，必要时可重复给药。口服：每次 10 ~ 20 mg，每日 3 次，饭前服。直肠给药：每次 60 mg，每日 2 ~ 3 次。

（四）注意事项

1 岁以下小儿慎用、哺乳期妇女慎用。

（五）不良反应

①偶见头痛、头晕、嗜睡、倦怠、神经过敏等。②如使用较大剂量可能引起非哺乳期泌乳，并且在一些更年期后妇女及男性患者中出现乳房胀痛现象；也可致月经失调。③消化系统偶有口干、便秘、腹泻、短时的腹部痉挛性疼痛现象。④皮肤偶见一过性皮疹或瘙痒症状。

（六）禁忌证

①对本药过敏者。②嗜铬细胞瘤。③乳腺癌。④机械性肠梗阻。⑤胃肠道出血。⑥孕妇。

（七）药物相互作用

①增加对乙酰氨基酚、氨苄西林、左旋多巴、四环素等药物的吸收速度。对服用对乙酰氨基酚的患者，不影响其血药浓度。②胃肠解痉药与本药合用，可能发生药理拮抗作用，减弱本药的治疗作用，两者不宜联用。③与 H_2 受体拮抗药合用，由于 H_2 受体拮抗药改变了胃内 pH，减少本药在胃肠道的吸收，故两者不宜合用。④维生素 B_6 可抑制催乳素的分泌，减轻本药泌乳反应。⑤制酸药可以降低本药的口服生物利用度，不宜合用。⑥口服含铝盐或铋盐的药物（如硫糖铝、胶体枸橼酸铋钾、复方碳酸铋等）后能与胃黏膜蛋白结合，形成络合物以保护胃壁，本药能增强胃部蠕动，促进胃内排空，缩短该类药物在胃内的作用时间，降低药物的疗效。

（八）药物过量

用药过量可出现困倦、嗜睡、心律失常、方向感丧失、锥体外系反应以及低血压等症状，但以上反应多数是自限性的，通常在 24 小时内消失。本药过量时无特殊的解药或特效药。应予对症支持治疗，并密切监测。给患者洗胃和（或）使用药用炭，可加速药物清除。使用抗胆碱药、抗帕金森病药以及具有抗副交感神经生理作用的抗组胺药，有助于控制与本药毒性有关的锥体外系反应。

二、西沙比利（Cisapride）

（一）剂型规格

片剂：5 mg、10 mg。胶囊：5 mg。干混悬剂：100 mg。

（二）适应证

本品可用于由神经损伤、神经性食欲缺乏、迷走神经切断术或部分胃切除引起的胃轻瘫。也用于 X 线、内镜检查呈阴性的上消化道不适；对胃食管反流和食管炎也有良好作用，其疗效与雷尼替丁相同，与后者合用时其疗效可能得到加强；还可用于假性肠梗阻导致的推进性蠕动不足和胃肠内容物滞留及慢性便秘；对于采取体位和饮食措施仍不能控制的幼儿慢性、过多性反胃及呕吐也可试用本品治疗。

（三）注意事项

①由于本品促进胃肠活动，可能发生瞬时性腹部痉挛、腹鸣或腹泻，此时可考虑酌减剂量。当幼儿或婴儿发生腹泻时应酌减剂量。本品对胃肠道功能增加的患者可能有害，必须使用时应注意观察。②本品可能引起心电图 QT、间期延长、昏厥和严重的心律失常。当过量服用或与酮康唑同服时可引起严重的尖端扭转型室性心动过速。③本品无胚胎毒性，也无致畸作用，但小于 34 周的早产儿应慎重用药。④对于老年人，由于半衰期延长，故治疗剂量应酌减。肝、肾功能不全患者开始剂量可减半，以后可根据治疗结果及可能发生的不良反应及时调整剂量。⑤本品虽不影响精神运动功能，不引起镇静和嗜睡，

但加速中枢抑制剂如巴比妥类和乙醇等的吸收，因此使用时应注意。

（四）不良反应

①曾有过敏、轻度短暂头痛或头晕的报道。②偶见可逆性肝功能异常，并可能伴有胆汁淤积。③罕见 惊厥性癫痫、锥体外系反应及尿频等。

（五）禁忌证

对本品过敏者禁用，哺乳期妇女勿用本品。

（六）药物相互作用

①由于本品系通过促进肠肌层节后神经释放乙酰胆碱而发挥胃肠动力作用，因此抗胆碱药可降低本品效应。②服用本品后，胃排空速率加快，如同服经胃吸收的药物，其吸收速率可能降低，而经小肠吸收的药物其吸收速率可能会增加（如苯二氮䓬类、抗凝剂、对乙酰氨基酚及 H_2 受体阻滞药等）。③对于个别与本品相关的药物需确定其剂量时，最好监测其血药浓度。

三、伊托必利（Itopride）

（一）剂型规格

片剂：50 mg。

（二）适应证

本品主要适用于功能性消化不良引起的各种症状，如：上腹部不适、餐后饱胀、早饱、食欲不振、恶心、呕吐等。

（三）用法用量

口服，成人每日 3 次，每次 1 片，饭前服用。可根据年龄、症状适当增减或遵医嘱。

（四）注意事项

①高龄患者用药时易出现不良反应，用时注意。②严重肝肾功能不全者、孕妇及哺乳期妇女慎用，儿童不宜使用。

（五）不良反应

主要不良反应有过敏症状，如皮疹、发热、瘙痒感等；消化道症状，如腹泻、腹痛、便秘、唾液增加等；神经系统症状，如头痛、刺痛感、睡眠障碍等；血液系统症状，如白细胞减少，当确认异常时应停药。偶见 BUN 或肌酐升高、胸背部疼痛、疲劳、手指发麻和手抖等。

（六）禁忌证

①对本药过敏者。②胃肠道出血穿孔、机械性梗阻、的患者禁用。

（七）药物相互作用

抗胆碱药可能会对抗伊托必利的作用，故两者不宜合用；本品可能增强乙酰胆碱的作用，使用时应注意。

（八）药物过量

药物过量表现为出现乙酰胆碱作用亢进症状，应采取对症治疗，可采用阿托品解救。

四、莫沙必利（Mosapride）

（一）剂型规格

片剂：5 mg。

（二）适应证

慢性胃炎或功能性消化不良引起的消化道症状，如上腹部胀满感、腹胀、上腹部疼痛；嗳气、恶心、呕吐、胃烧灼感等。

（三）用法用量

常用剂量每次 5 mg，每日 3 次，饭前或饭后服用。

（四）注意事项

服用本品 2 周后，如消化道症状无变化，应停止服用。孕妇和哺乳期妇女、儿童及青少年、有肝肾功能障碍的老年患者慎用。

（五）不良反应

不良反应的发生率约为 4%。主要表现为腹泻、腹痛、口干、皮疹、倦怠、头晕、不适、心悸等。另有约 3.8% 的患者出现检验指标异常变化，表现为嗜酸性粒细胞增多、三酰甘油升高、ALT 升高等。

（六）禁忌证

①对本药过敏者。②胃肠道出血者或肠梗阻患者。

（七）药物相互作用

与抗胆碱药物合用可能减弱本品的作用。

第三节　止吐药及催吐药

一、甲氧氯普胺（Metoclopramide）

（一）剂型规格

片剂：5 mg。注射液：1 mL ∶ 10 mg。

（二）适应证

①用于因脑部肿瘤手术、肿瘤的放疗及化疗、脑外伤后遗症、急性颅脑损伤以及药物所引起的呕吐。②对于胃胀气性消化不良、食欲不振、嗳气、恶心、呕吐有较好疗效。③也可用于海空作业引起的呕吐及晕车症状。④增加食管括约肌压力，从而减少全身麻醉时胃肠道反流所致吸入性肺炎的发生率；可减轻钡餐检查时的恶心、呕吐反应现象，促进钡剂通过；十二指肠插管前服用，有助于顺利插管。⑤对糖尿病性胃轻瘫、胃下垂等有一定疗效；也用于幽门梗阻及对常规治疗无效的十二指肠溃疡。⑥可减轻偏头痛引起的恶心，并可能由于提高胃通过率而促进麦角胺的吸收。⑦本品的催乳作用可试用于乳量严重不足的产妇。⑧可用于胆管疾病和慢性胰腺炎的辅助治疗。

（三）用法用量

①口服：一次 5 ~ 10 mg，一日 10 ~ 30 mg。饭前半小时服用。②肌内注射：一次 10 ~ 20 mg。每日剂量一般不宜超过 0.5 mg/kg，否则易引起锥体外系反应。

（四）注意事项

①注射给药可能引起直立位低血压。②本品大剂量或长期应用可能因阻断多巴胺受体，使胆碱能受体相对亢进而导致锥体外系反应（特别是年轻人）。主要表现为帕金森综合征，可出现肌震颤、头向后倾、斜颈、阵发性双眼向上注视、发声困难、共济失调等。可用苯海索等抗胆碱药治疗。③遇光变成黄色或黄棕色后，毒性增高。

（五）不良反应

主要为镇静作用，可有倦怠、嗜睡、头晕等。其他有便秘、腹泻、皮疹及溢乳、男子乳房发育等，但较为少见。

（六）禁忌证

①孕妇禁用。②禁用于嗜铬细胞瘤、癫痫、进行放射治疗或化疗的乳腺癌患者，也禁用于胃肠道活动增强可导致危险的病例。

（七）药物相互作用

①吩噻嗪类药物能增强本品的锥体外系不良反应，不宜合用。②抗胆碱药（阿托品、丙胺太林、颠茄等）能减弱本品增强胃肠运动功能的效应，两药合用时应予注意。③可降低西咪替丁的口服生物利用度，两药若必须合用，服药时间应至少间隔 1 小时。④能增加对乙酰氨基酚、氨苄西林、左旋多巴、四环素等的吸收速率，地高辛的吸收因合用本品而减少。

（八）药物过量

表现为：深昏睡状态，神志不清；肌肉痉挛，如颈部及背部肌肉痉挛、拖曳步态、头部及面部抽搐样动作，以及双手颤抖摆动等锥体外系症状。处理：用药过量时，使用抗胆碱药物（如盐酸苯海索）、治疗帕金森病药物或抗组胺药（如苯海拉明），可有助于锥体外系反应的制止。

二、盐酸昂丹司琼（Ondansetron Hydrochloride）

（一）剂型规格

片剂：4 mg、8 mg。胶囊：8 mg。注射剂：1 mL ∶ 4 mg；2 mL ∶ 4 mg；2 mL ∶ 8 mg。

（二）适应证

本品适用于治疗由化疗和放疗引起的恶心呕吐，也可用于预防和治疗手术后引起的恶心呕吐。

（三）用法用量

1. 治疗由化疗和放疗引起的恶心呕吐

（1）成人：给药途径和剂量应视患者情况因人而异。剂量一般为 8 ~ 32 mg；对可引起中度呕吐的化疗和放疗，应在患者接受治疗前，缓慢静脉注射 8 mg；或在治疗前 1 ~ 2 小时口服 8 mg，之后间隔 12 小时口服 8 mg。对可引起严重呕吐的化疗和放疗，可于治疗前缓慢静脉注射本品 8 mg，之后间隔 2 ~ 4 小时再缓慢静脉注射 8 mg，共 2 次；也可将本品加入 50 ~ 100 mL 生理盐水中于化疗前静脉滴注，滴注时间为 15 分钟。对可能引起严重呕吐的化疗，也可于治疗前将本品与 20 mg 地塞米松磷酸钠合用静脉滴注，以增强本品的疗效。对于上述疗法，为避免治疗后 24 小时出现恶心呕吐，均应持续让患者服药，每次 8 mg，每日 2 次，连服 5 天。

（2）儿童：化疗前按体表面积计算，每平方米静脉注射 5 mg，12 小时后再口服 4 mg，化疗后应持续给予患儿口服 4 mg，每日 2 次，连服 5 天。

（3）老年人：可依成年人给药法给药，一般不需调整。

2. 预防或治疗手术后呕吐

（1）成人：一般可于麻醉诱导同时静脉滴注 4 mg，或于麻醉前 1 小时口服 8 mg，之后每隔 8 小时口服 8 mg，共 2 次。已出现术后恶心呕吐时，可缓慢滴注 4 mg 进行治疗。

（2）肾衰竭患者：不需调整剂量、用药次数或用药途径。

（3）肝脏衰竭患者：由于本品主要自肝脏代谢，对中度或严重肝功能衰竭的患者每日用药剂量不应超过 8 mg。静脉滴注时，本品在下述溶液中是稳定的（在室温或冰箱中可保持稳定 1 周）：0.9% 氯化钠注射液、5% 葡萄糖注射液、复方氯化钠注射液和 10% 甘露醇注射液，但本品仍应于临用前配制。

（四）注意事项

怀孕期间（尤其妊娠早期）不宜使用本品。哺乳期妇女服用本品时应停止哺乳。

（五）不良反应

常见有头痛、头部和上腹部发热感、静坐不能、腹泻、皮疹、急性张力障碍性反应、便秘等；部分患者可有短暂性氨基转移酶升高；少见有支气管痉挛、心动过速、胸痛、低钾血症、心电图改变和癫痫大发作。

（六）禁忌证

①有过敏史或对本品过敏者不得使用。②胃肠道梗阻患者禁用。

（七）药物相互作用

与地塞米松或甲氧氯普胺合用，可以显著增强止吐效果。

（八）药物过量

过量可引起幻视、血压升高，此时适当给予对症和支持治疗。

三、托烷司琼（Tropisetron）

（一）剂型规格

注射剂：1 mL ∶ 5 mg。胶囊剂：5 mg。

（二）适应证

本品主要用于治疗癌症化疗引起的恶心呕吐。

（三）用法用量

每日 5 mg，总疗程 6 天。静脉给药，在化疗前将本品 5 mg 溶于 100 mL 生理盐水、林格氏液或 5% 葡萄糖注射液中静脉滴注或缓慢静脉推注。口服给药，每日 1 次，每次 1 粒胶囊（5 mg），于进食前至少 1 小时服用或于早上起床后立即用水送服。疗程 2 ~ 6 天，轻症者可适当缩短疗程。

（四）注意事项

①哺乳期妇女不宜应用，儿童暂不推荐使用。②本品可能对血压有一定影响，因此高血压未控制的患者每日剂量不宜超过 10 mg。

（五）不良反应

常规剂量下的不良反应多为一过性，常见有头痛、便秘、头晕、疲劳及胃肠功能紊乱，如腹痛和腹泻。

（六）禁忌证

对本品过敏者及妊娠妇女禁用。

（七）药物相互作用

①本品与食物同服可使吸收略延迟。②本品与利福平或其他肝酶诱导剂合用可使本品血浆浓度减低，因此代谢正常者需增加剂量。

四、阿扎司琼（Azasetron）

（一）剂型规格

注射剂：2 mL ：10 mg。片剂：10 mg。

（二）适应证

主要用于抗恶性肿瘤药引起的消化系统症状，如恶心、呕吐等。

（三）用法用量

成人一般用量为 10 mg，每日一次静脉注射。

（四）注意事项

①严重肝肾功能不全者慎用。②有引起过敏性休克的可能，所以需要注意观察，一旦出现异常时应马上停药并给予适当处理。

（五）不良反应

精神系统方面有时出现头痛、头重或烦躁感；消化系统方面出现口渴，ALT、AST 和总胆红素上升；循环系统有时出现颜面苍白、冷感或心悸；其他方面有时出现皮疹、全身瘙痒、发热、乏力、双腿痉挛、颜面潮红及血管痛等。

（六）禁忌证

①对本药及 5-HT$_3$ 受体阻滞药过敏者。②胃肠道梗阻患者禁用。

（七）药物相互作用

与碱性药物，如呋塞米、甲氨蝶呤、氟尿嘧啶、吡咯他尼或依托泊苷等配伍时，有可能出现混浊或析出结晶，也可能降低本品的含量，因此本品应先与生理盐水混合后方可配伍，配伍后应在 6 小时内使用。

五、阿扑吗啡（Apomorphine）

（一）剂型规格

注射剂：1 mL ：5 mg。

（二）适应证

用于抢救意外中毒及不能洗胃的患者。

（三）用法用量

皮下注射：一次 2 ~ 5 mg，一次最大剂量 5 mg。

（四）注意事项

儿童、老年人、过度疲劳者及有恶心呕吐的患者慎用。

（五）不良反应

可出现持续的呕吐、呼吸抑制、急促、急性循环衰竭等。

（六）禁忌证

①与吗啡及其衍生物有交叉过敏。②心力衰竭或有心衰先兆的患者、醉酒状态明显者、阿片及巴比妥类中枢神经抑制药所导致的麻痹状态患者。

（七）药物相互作用

如先期服用止吐药，可降低本药的催吐作用。

第四节　泻药及止泻药

一、硫酸镁（Magnesium Sulfate）

（一）剂型规格

注射液：10 mL：1 g；10 mL：2.5 g。溶液剂：50%；33%。

（二）适应证

本品用于便秘、肠内异常发酵，亦可与驱虫剂并用；与药用炭合用，可治疗食物或药物中毒。用于阻塞性黄疸及慢性胆囊炎。用于惊厥、子痫、尿毒症、破伤风、高血压脑病及急性肾性高血压危象等。也用于发作频繁而其他治疗效果不好的心绞痛患者，对伴有高血压的患者效果较好。外用热敷消炎去肿。

（三）用法用量

导泻，每次口服 5 ~ 20 g，清晨空腹服，同时饮 100 ~ 400 mL 水，也可用水溶解后服用。利胆，每次 2 ~ 5 g，一日 3 次，饭前或两餐间服；也可服用 33% 溶液，每次 10 mL。抗惊厥、降血压等，肌内注射一次 1 g，10% 溶液，每次 10 mL；静脉滴注，一次 1 ~ 2.5 g，将 25% 溶液 10 mL 用 5% 葡萄糖注射液稀释成 1% 浓度缓慢静脉滴注。

（四）注意事项

①导泻时如果服用大量浓度过高的溶液，可自组织中吸取大量水分而导致脱水。②因静脉注射较为危险，应由有经验的医生掌握使用，注射须缓慢，并注意患者的呼吸与血压。如有中毒现象可用 10% 葡萄糖酸钙注射液 10 mL 静脉注射解救。静脉滴注过快可引起血压降低及呼吸暂停。③中枢抑制药（如苯巴比妥）中毒患者不宜使用本品导泻排除毒物，以防加重中枢抑制。

（五）不良反应

尚不明确。

（六）禁忌证

肠道出血患者、急腹症患者以及孕妇、经期妇女禁用本品导泻。

二、比沙可啶（Bisacodyl）

（一）剂型规格

片剂：5 mg；10 mg。栓剂：5 mg；10 mg。泡腾散：5 mg。

（二）适应证

①适用于急慢性便秘和习惯性便秘者。②腹部 X 线检查或内镜检查前，清洁和排空肠道。③手术前清洁肠道。

（三）用法用量

成人口服给药一次 5 ~ 10 mg，一日 1 次。直肠给药一次 10 mg，一日 1 次。儿童口服给药 6 岁以上儿童剂量为成人的一半。直肠给药 6 ~ 12 岁儿童一次 5 mg，一日 1 次。

（四）注意事项

①儿童用药时应虑可能妨碍正常的排便反射功能。②孕妇及哺乳期妇女不宜使用。

（五）不良反应

①胃肠道可引起轻度腹痛，偶见明显的腹部绞痛，停药后即消失。也曾报道引起过度腹泻。直肠给药可产生里急后重、肛门轻度灼热感。反复应用对直肠有刺激性，可能引起直肠炎。长期用药可能引起结肠功能紊乱、电解质紊乱、对泻药的依赖性及结肠黑便病。②泌尿生殖系统可出现无临床症状性尿色异常，这可能与药物部分吸收，经肾脏排除有关。③代谢 / 内分泌系统可出现低血钾，这可能由严重腹泻所导致电解质紊乱所致。

（六）禁忌证

①对本药过敏者。②急腹症（如阑尾炎、胃肠炎、直肠出血、肠梗阻等）患者（尤其是粪块阻塞所致）。③炎性肠病患者。④严重水电解质紊乱者。⑤肛门破裂或痔疮溃疡患者。⑥孕妇。

（七）药物相互作用

①由于低血钾可诱发尖端扭转，故不宜与可产生尖端扭转药物合用，如抗心律失常药胺碘酮、溴苄铵、丙吡胺、奎尼丁类、索他洛尔等和非抗心律失常药阿司咪唑、苄普地尔、舒托必利、特非那定、长春胺等。②由于低血钾可诱发洋地黄类药物的毒性作用，故本药与洋地黄类药物合用时，应监测血钾。

三、硫酸钠（Sodium Sulfate）

（一）剂型规格

散剂：500 g。肠溶胶囊：1 g。注射剂：20 mL ： 2 g；10 mL ： 2.5 g；外用溶液：12% ~ 15%。

（二）适应证

导泻：①用于单纯性、继发性急性便秘。外科手术后结肠镜检查前排空肠内容物。②钡中毒解救。

（三）用法用量

成人口服给药。导泻：散剂：一次 5 ~ 20 g，加 250 mL 温水于清晨空腹服用，一日 10 ~ 30 g。肠溶胶囊：一次 5 g，一日 1 ~ 3 次，第 1 次服药后在 6 ~ 12 小时内排便，即可停药；如服药后 12 小时内未排便，追服 1 次 5 g；追服后 6 小时内仍未排便，可再追服 1 次 5 g。解除钡中毒：可用 2% ~ 5% 的硫酸钠洗胃，或口服 20 ~ 30 g 导泻。洗胃后将 10% 硫酸钠 150 ~ 300 mL 内服或注入胃内，1 小时后可重复 1 次。

（四）注意事项

严重心、脑、肺、肾疾病患者、全身重度衰竭者、年老体弱者及月经期妇女慎用。

（五）不良反应

严重钡中毒时静脉给予硫酸钠，在解除钡离子毒性作用的同时，可能会因形成大量硫酸钡沉淀而导致肾小管阻塞、坏死，以致发生肾衰竭。

（六）禁忌证

①孕妇。②因严重器质性病变引起近期排便困难者。③充血性心力衰竭者。④水肿患者。

四、复方地芬诺酯（Compound Diphenoxylate）

（一）剂型规格

片剂：含盐酸地芬诺酯 2.5 mg，硫酸阿托品 0.025 mg。

（二）适应证

适用于急慢性功能性腹泻及慢性肠炎等。大剂量（一次 40 ~ 60 mg）可产生欣快感，长期服用可致依赖性（但用常量与阿托品合用进行短期治疗，则产生依赖性的可能性很小）。

（三）用法用量

口服，一次 2.5 ~ 5 mg，一日 2 ~ 4 次。至腹泻被控制时，应即减少剂量。

（四）注意事项

①肝功能不全患者及正在服用成瘾性药物患者宜慎用。②正在服用成瘾性药物者慎用。③腹泻早期及腹胀患者。

（五）不良反应

偶见口干、腹部不适、恶心、呕吐、思睡、烦躁、失眠等，减量或停药后即消失。

（六）禁忌证

2 岁以下儿童、孕妇、严重溃疡性结肠炎患者及脱水者禁用。

（七）药物相互作用

可增强巴比妥类、阿片类及其他中枢抑制药的作用，故不宜合用。

五、盐酸洛哌丁胺（Loperamide Hydrochloride）

（一）剂型规格

颗粒剂：1 g；1 mg。胶囊剂：1 mg；2 mg。溶液剂：1 mL：0.2 mg。

（二）适应证

适用于急性腹泻以及各种病因引起的慢性腹泻，如溃疡性结肠炎、克罗恩病、非特异性结肠炎、肠易激综合征、短肠综合征等。对胃、肠部分切除术后和甲亢引起的腹泻也有较好疗效。本品尤其适用于临床上应用其他止泻药效果不显著的慢性功能性腹泻。

（三）用法用量

成人首次口服 4 mg，以后每腹泻一次再服 2 mg，直至腹泻停止或用量达 16 ~ 20 mg/d，连续 5 日，若无效则停服。儿童首次服 2 mg，以后每腹泻一次服 2 mg，至腹泻停止，最大用量为 8 ~ 12 mg/d。空腹或饭前半小时服药可提高疗效。慢性腹泻待显效后每日给予 4 ~ 8 mg（成人），长期维持。

（四）注意事项

①严重中毒性或感染性腹泻患者慎用，以免止泻后加重中毒症状。重症肝损害者慎用。因用抗生素而导致假膜性大肠炎患者不宜用。②禁用于 1 岁以下婴儿和肠梗阻、亚肠梗阻或便秘患者，发生胃肠胀气或严重脱水的小儿也不宜使用。③孕妇和哺乳期妇女慎用。④本品不能单独用于伴有发烧和便血的细菌性痢疾患者。⑤腹泻患者常发生水和电解质丧失，应适当补充水和电解质。

（五）不良反应

主要有皮疹、瘙痒、口干及腹胀、恶心、食欲不振，偶见呕吐，也可有头晕、头痛、乏力。

（六）禁忌证

①对洛哌丁胺过敏者禁用，肠梗阻、胃肠胀气或便秘等需避免抑制肠蠕动的患者禁用，严重脱水者、溃疡性结肠炎的急性发作期患者及假膜性肠炎患者禁用。②伴有高热和脓血便的急性细菌性痢疾的患者禁用，5 岁以下儿童禁用。

（七）药物相互作用

尚未发现与其他药物合用时有相互作用。

（八）药物过量

在药物过量时（包括由于肝功能障碍导致的相对过量），可能出现中枢神经抑制症状（如木僵、调节功能紊乱、嗜睡、缩瞳、肌张力过高、呼吸抑制）及肠梗阻。儿童对中枢神经系统毒性的反应可能较成人敏感。可用纳洛酮解毒。应注意本药作用的持续时间长于纳洛酮（1 ~ 3 小时），须持续使用纳洛酮，患者至少监护 48 小时以防止可能的中枢神经抑制症状。

六、多维乳酸菌（Compound Vitamin Lactobacillus）

（一）剂型规格

胶囊：250 mg，每 250 mg 含活菌 5 亿个（粪链球菌 4.5×10^8 个，枯草杆菌 5.0×10^7 个）。散剂、颗粒：1 g，每克多维乳酸菌含乳酸菌培养物 37.5 mg、活的粪链球菌 1.35×10^8 个、枯草杆菌 1.5×10^7 个、

维生素 C 10 mg、维生素 B_1 0.5 mg、维生素 B_2 0.5 mg、维生素 B_6 0.5 mg、维生素 B_{12} 10 μg、烟酰胺 2.0 mg、乳酸钙 20 mg、氧化锌 1.25 mg。

（二）适应证

1. 胶囊

用于成人及 12 岁以上儿童使用抗生素、化疗药物等导致肠道菌群失调引起的肠炎、腹泻、腹胀、便秘、消化不良、食欲缺乏等。

2. 散剂、颗粒

用于 12 岁以下儿童、婴幼儿下列疾病：

（1）各种胃肠功能失调，包括：①食欲缺乏、消化不良以及营养吸收不良。②肠道菌群失调、肠道细菌感染性腹泻和轮状病毒感染性腹泻。③功能性便秘。

（2）可补充因消化不良或腹泻所致的多种维生素及锌、钙微量元素的缺乏。

（3）用于新生儿和婴幼儿黄疸。

（三）用法用量

口服，一次 1 ~ 2 粒，每日 1 ~ 3 次。根据病情和年龄可适当增减。

（四）注意事项

尚不明确。

（五）不良反应

偶见皮疹、头晕、口干、恶心、呕吐和便秘等。

（六）禁忌证

对本药任何成分过敏者。

（七）药物相互作用

与抗生素合用，治疗菌群失调引起的腹泻疗效降低，治疗感染性腹泻时则可提高疗效。

第五节　利胆药

一、非布丙醇（Febuprol）

（一）剂型规格、用法用量

片剂 50 mg，0.1 g；胶囊剂 50 mg，0.1 g。口服：一次 0.1 ~ 0.2 g，一日 3 次，饭后服。

（二）作用用途

本品具有明显的利胆作用，动物实验证明，无论肝实质是否损伤，均可使胆汁分泌增加。本品也有松弛胆管平滑肌及奥狄括约肌、降低血中胆固醇的作用。本品 90% 以上经胃肠道吸收，代谢率达 99%。血浆蛋白结合率为 70%。本品 85% 由胆汁排出，4% 由尿排泄。原形药在胆汁及尿中仅占 0.2% 及 0.1%。本品毒性较低，亚急性毒性试验未见对循环系统及其他器官损害。用于治疗胆囊炎、胆石症及其他高脂血症、脂肪性消化不良和急、慢性肝炎。

（三）不良反应

个别可见一过性胃部不适。

二、羟甲烟胺（Nicotinylmethylamide）

（一）剂型规格、用法用量

片剂 0.5 g；胶囊剂 0.5 g。口服：一次 1 g，一日 3 次，连服 2 ~ 4 日后改为一日 2 次；儿童，一次 0.25 ~ 0.5 g，一日 3 次。注射剂 10 mL：0.4 g；静注；一次 0.4 ~ 0.8 g，一日 1 次，维持用药一次 0.4 g，隔日 1 次。

（二）作用用途

本品为利胆、保肝、抑菌药。促进胆汁分泌，增加胆盐浓度，具有利胆保肝作用。并能有效地抑制胆管及肠道中的双球菌、化脓链球菌、肠球菌及大肠杆菌，具有明显的消炎作用。用于胆管炎、胆囊炎、胆石症、传染性肝炎、肝源性黄疸、肝功障碍、胃及十二指肠炎、急性肠炎、结肠炎等。

（三）不良反应

少数患者可见胃部不适。

三、胆酸钠（Cholate Sodium）

（一）剂型规格、用法用量

片剂 0.2 g；胶囊 0.2 g。口服：一次 0.2 ～ 0.4 g，一日 3 次；儿童，3 岁以上一次 0.1 g，一日 3 次。溶解胆结石：一次 0.25 ～ 0.5 g，一日 3 次。

（二）作用用途

系从牛胆或猪胆中提得的胆盐混合物，为天然胆汁酸的甘氨酸和牛磺酸结合物的混合钠盐。能刺激肝细胞分泌胆汁，促进脂肪的乳化及吸收，兼有利胆作用，溶解富含胆固醇的结石，并有助于脂溶性维生素 D、K 的吸收和增加胰酶的活性。用于胆囊或胆管瘘管的长期引流患者及胆汁缺乏、脂肪消化不良和胆囊炎。

（三）不良反应

有缓泻作用。

（四）注意事项

胆总管完全阻塞而未做体位引流前的患者禁用。

四、去氢胆酸（Dehydrocholic Acid）

（一）剂型规格、用法用量

片剂 0.25 g。口服：一次 0.25 ～ 0.5 g，一日 3 次，饭后服；儿童，1 岁以下一次 0.01 ～ 0.02 g，1 ～ 5 岁一次 0.03 ～ 0.1 g，一日 3 次。（钠盐）注射剂 5 mL ∶ 0.5 g，5 mL ∶ 1 g；静注；一日 0.5 g，必要时可逐渐增加到一日 2 g。

（二）作用用途

本品为胆酸的合成衍生物，具有利胆、促进胆汁分泌的作用。起效迅速，静脉注射后 20 ～ 30 分钟达最大效应，维持时间长。本品能促进肝脏分泌大量黏度较低的胆汁，增加胆汁容量，但不改变胆盐及其色素的含量，可使胆管畅通，起到清洗胆管和利胆的作用。这与天然胆盐的作用不同，后者分泌量及其固体成分均有增加，并能促进脂肪和脂溶性维生素的吸收，而本品的这一作用很弱。本品还有促进肝脏血流及胆红素排泄和利尿作用。本品口服吸收较好。本品由粪便排出。用于慢性功能性或器质性胆囊（如慢性肝炎）胆管病变，如胆囊或胆管功能失调、胆囊切除后综合征、慢性胆囊炎、胆石症及某些肝脏疾病。

（三）不良反应

可有口干、口苦、皮肤瘙痒、缓泻等，可出现呼吸困难、心搏骤停、心律失常、肌痉挛、极度疲乏无力，一般轻微短暂，但如长期应用或一时用量过大，可导致电解质失平衡。

（四）注意事项

1. 胆管完全阻塞，严重肝、肾功能不全，阑尾炎或肠梗阻，诱因不明的直肠出血，充血性心衰等患者禁用。对哮喘及有过敏史的患者慎用。可用本品 20% 溶液 0.2 mL 做皮试，阳性反应者不可静注。

2. 长期应用会出现胆汁减少，出现所谓"肝疲劳"现象。

3. 如出现嗳气、打嗝、腹泻、恶心、痉挛、直肠区周围皮肤刺激等症状时应进行对症处理。

4. 因本品代谢产物羟基酮和胆酸有增加结肠分泌水分的作用，因而可有缓泻。

第八章　内分泌系统药物

第一节　甲状腺激素及抗甲状腺药

一、甲状腺激素

（一）药物名称

中文通用名称：甲状腺激素。

英文通用名称：Thyroid Hormones。

（二）作用机制

甲状腺激素的基本作用是诱导蛋白质（包括特殊酶系）的合成，调节蛋白质、碳水化合物和脂肪以及水、盐和维生素的代谢。由于甲状腺激素诱导细胞膜 Na^+–K^+ 泵的合成并增强其活力，故使能量代谢增强。

（三）临床应用

1. 用于各种原因引起的甲状腺激素缺乏的替代治疗，但不包括亚急性甲状腺炎恢复期出现的暂时性甲状腺功能减退。

2. 用于非地方性单纯性甲状腺肿。

3. 用于预防和治疗甲状腺结节。

4. 用于促甲状腺激素（TSH）依赖性甲状腺癌的辅助治疗。

5. 用于抗甲状腺治疗的辅助用药，防止甲减症状的发生和甲状腺进一步肿大。

6. 用于防止颈部放疗患者甲状腺癌的发生。

7. 用于防止某些药物如锂、水杨酸及磺胺类药物所致甲状腺肿。

8. 作为甲状腺功能试验的抑制剂（此用途限于 T_3）。

（四）注意事项

1. 慎用：心血管疾病，包括心绞痛、动脉硬化、冠心病、高血压、心肌梗死等患者慎用。

2. 其他注意事项：①药物对老年人的影响：老年患者对甲状腺激素较敏感，超过 60 岁者甲状腺激素替代需要量比年轻人约低 25%。②药物对妊娠的影响：因甲状腺激素只有极少量可透过胎盘，故孕妇用适量甲状腺激素对胎儿无不良影响。③药物对哺乳的影响：甲状腺激素由乳汁分泌甚微，故乳母用适量甲状腺激素对婴儿无不良影响。

（五）不良反应

甲状腺激素如用量适当无任何不良反应。使用过量则引起心动过速、心悸、心绞痛、心律失常、头痛、神经质、兴奋、不安、失眠、骨骼肌痉挛、肌无力、震颤、出汗、潮红、怕热、发热、腹泻、呕吐、体重减轻等类似甲状腺功能亢进的症状。T_3 过量时发生不良反应较 T_4 快，减量或停药可使所有症状消失，但 T_4 过量所致者，症状消失较缓慢。

（六）药物相互作用

药物药物相互作用：

1. 本品与抗凝剂如双香豆素合用时，后者的抗凝作用增强，可能引起出血（应根据凝血酶原时间调整抗凝药剂量）。

2. 本品与三环类抗抑郁药合用时，两类药的作用及不良反应均有所增强（应注意调整剂量）。

3. 服用雌激素或避孕药者，因血液中甲状腺素结合球蛋白水平增加，合用本品时，本品剂量应适当增加。

4. 考来烯胺或考来替泊可以减弱本品的作用，两类药合用时应间隔 4 ~ 5 小时，并定期测定甲状腺功能。

5. β 肾上腺素受体阻滞剂可减少外周组织 T_4 向 T_3 的转化，合用时应予注意。

（七）制剂与规格

甲状腺片：① 10 mg。② 40 mg。③ 60 mg。

贮法：避光、密封保存。

二、丙硫氧嘧啶

（一）药物名称

中文通用名称：丙硫氧嘧啶。

英文通用名称：Propylthiouracil。

（二）作用机制

本药为硫脲类抗甲状腺药，主要抑制甲状腺激素的合成。本药通过抑制甲状腺内过氧化物酶，阻止摄入到甲状腺内的碘化物氧化及酪氨酸偶联，从而阻碍甲状腺素（T_4）的合成。同时，本药可抑制 T_4 在外周组织中脱碘生成三碘甲状腺原氨酸（T_3），故可在甲状腺危象时起到减轻病情的即刻效应。由于本药并不阻断贮存的甲状腺激素释放，也不对抗甲状腺激素的作用，故只有当体内已有甲状腺激素被耗竭后，本药才产生明显的临床效应。

此外，本药尚有免疫抑制作用，可抑制 B 淋巴细胞合成抗体，抑制甲状腺自身抗体的产生，使血促甲状腺素（TSH）受体抗体消失。恢复抑制 T 淋巴细胞功能，减少甲状腺组织淋巴细胞浸润，从而使格雷夫斯病的免疫紊乱得到缓解。

（三）临床应用

1. 用于各种类型的甲状腺功能亢进症，包括格雷夫斯病（Graves 病）。在格雷夫斯病中，尤其适用于：①病情较轻，甲状腺轻至中度肿大者。②儿童、青少年及老年患者。③甲状腺手术后复发，但又不适于放射性 ^{131}I 治疗者。④手术前准备。⑤作为 ^{131}I 放疗的辅助治疗。⑥妊娠合并格雷夫斯病。

2. 用于甲状腺危象（作为辅助治疗，以阻断甲状腺素的合成）。

（四）注意事项

1. 交叉过敏：本药与其他硫脲类抗甲状腺药之间存在交叉过敏现象。

2. 适应证：①对本药或其他硫脲类药物过敏者。②严重肝功能损害者。③白细胞严重缺乏者。④结节性甲状腺肿伴甲状腺功能亢进者。⑤甲状腺癌患者。

3. 慎用：①外周血白细胞计数偏低者。②肝功能异常者。

4. 药物对妊娠的影响：本药透过胎盘量较甲巯咪唑少，妊娠合并格雷夫斯病可选用本药。鉴于孕妇用药后可导致胎儿甲状腺肿、甲状腺功能减退，故孕妇用药应谨慎，宜采用最小有效剂量，一旦出现甲状腺功能偏低即应减量。美国药品和食品管理局（FDA）对本药的妊娠安全性分级为 D 级。

5. 药物对哺乳的影响：哺乳期妇女服用剂量较大时，可能引起婴儿甲状腺功能减退，故哺乳期妇女禁用本药。

6. 用药前后及用药时应当检查或监测：在治疗过程中，应定期检查血常规及肝功能。

（五）不良反应

本药的不良反应大多发生在用药的前 2 个月。

1. 常见头痛、眩晕、关节痛、唾液腺和淋巴结肿大以及味觉减退、恶心、呕吐、上腹部不适。也有皮疹、皮肤瘙痒、药物热。

2. 血液不良反应多为轻度粒细胞减少，少见严重的粒细胞缺乏、血小板减少、凝血因子Ⅱ或因子、Ⅲ降低、凝血酶原时间延长。另可见再生障碍性贫血。

3. 可见脉管炎（表现为患部红、肿、痛）、红斑狼疮样综合征（表现为发热、畏寒、全身不适、软弱无力）。

4. 罕见间质性肺炎、肾炎、肝功能损害（血清碱性磷酸酶、天门冬氨酸氨基转移酶和丙氨酸氨基转移酶升高、黄疸）。

（六）国外不良反应参考

1. 血液：据个案报道，可引起粒细胞缺乏、再生障碍性贫血、溶血性贫血、弥散性血管内凝血（DIC）、白血病、白细胞减少、凝血障碍、血小板减少性紫癜和嗜酸粒细胞增多等。

2. 心血管系统：有发生变应性血管炎、结节性脉管炎和结节性动脉周围炎等的个案报道。

3. 代谢/内分泌系统：有溢乳、卟啉病、性早熟的个案报道。

4. 泌尿生殖系统：有引起间质性肾炎、急性肾小球肾炎的个案报道。

5. 肝脏：有发生黄疸、肝大、肝坏死、肝细胞损害和胆汁淤积性肝炎的个案报道。

6. 呼吸系统：有引起间质性肺炎、呼吸困难、低氧血症、肺炎、弥漫性肺泡损害、咯血和成人呼吸窘迫综合征的个案报道。

7. 皮肤：常见皮疹，罕见脱发，有引起 Stevens-Johnson 综合征（表现为全身的瘙痒性斑疹，伴口腔和生殖器黏膜糜烂，并有急性肾功能不全）的个案报道。

8. 肌肉骨骼系统：可引起关节炎、骨髓炎、类风湿关节炎、滑膜炎、关节痛。

9. 其他：有引起免疫系统功能紊乱、系统性红斑狼疮的个案报道，有感觉神经性听力丧失或耳聋的报道。

（七）药物相互作用

药物-药物相互作用：

1. 本药可增强抗凝血药的抗凝作用。

2. 对氨水杨酸、保泰松、巴比妥类、酚妥拉明、妥拉唑林、维生素 B_{12}、磺胺类、磺酰脲类等都可能抑制甲状腺功能，引起甲状腺肿大，与本药合用时须注意。

（八）用法与用量

成人，常规剂量。

1. 口服给药

（1）甲状腺功能亢进：开始剂量一般为一次 100 mg，一日 3 次，视病情轻重用量可为一日 150 ~ 400 mg，一日最大量为 600 mg。通常用药 4 ~ 12 周病情控制（体重增加、心率低于 90 次、血清 T_3 和 T_4 水平恢复正常），可减量 1/3。以后如病情稳定可继续减量，每 4 ~ 6 周递减 1/3 ~ 1/2，维持量视病情而定，一般为一日 50 ~ 150 mg，全程 1 ~ 2 年或更长。

（2）甲状腺危象：一次 150 ~ 200 mg，每 6 小时 1 次，直至危象缓解，约 1 周时间停药。若患者需用碘剂以控制 T_4 释放时，本药需在开始服碘前 1 小时服用，或至少应同时服用，以阻断服用的碘合成更多的甲状腺激素。

（3）甲亢的术前准备：一次 100 mg，一日 3 ~ 4 次，至甲亢症状控制后加服碘剂 2 周，以减轻甲状腺充血，使甲状腺变得坚实，便于手术。于术前 1 ~ 2 日停服本药。

（4）作为放射性碘治疗的辅助治疗：需放射性碘治疗的重症甲亢患者，可先服本药，控制症状后再做甲状腺吸 ^{131}I 检查，以确定是否适用放射性碘治疗。在行放射性碘治疗后症状还未缓解者，可短期使用本药，一次 100 mg，一日 3 次。

2. 鼻饲给药

甲状腺危象：首剂 600 mg 经胃管注入，以后一次 200 mg，一日 3 次，待症状减轻后再适当减量；在服一首剂 1 ~ 2 小时后，再加服复方碘液。

肾功能不全时剂量：肾功能不全者药物半衰期延长，用药时应减量。

老年人剂量：老年人药物半衰期延长，用量应减少。

儿童，常规剂量。

口服给药：

甲状腺功能亢进：①新生儿，一日 5 ~ 10 mg/kg。② 6 ~ 10 岁，一日 50 ~ 150 mg。③ 10 岁以上，一日 150 ~ 300 mg。均分 3 次口服。并根据病情调节用量，甲亢症状控制后应逐步减至维持量。

（九）制剂与规格

丙硫氧嘧啶片：① 10 mg。② 100 mg。

贮法：避光、密闭保存。

三、甲巯咪唑

（一）药物名称

中文通用名称：甲巯咪唑。

英文通用名称：Thiamazole。

（二）作用机制

本药属咪唑类抗甲状腺药，能抑制甲状腺激素的合成。本药通过抑制甲状腺内过氧化物酶，阻止摄入到甲状腺内的碘化物氧化及酪氨酸偶联，从而阻碍甲状腺素（T_1）的合成。由于本药并不阻断贮存的甲状腺激素释放，也不对抗甲状腺激素的作用，故只有当体内已有甲状腺激素被耗竭后，本药才产生明显的临床效应。本药抑制甲状腺激素合成的作用略强于丙硫氧嘧啶，持续时间电较长。

此外，本药尚有轻度免疫抑制作用，抑制甲状腺自身抗体的产生，使血促甲状腺素（TSH）受体抗体消失。

（三）临床应用

用于各种类型的甲状腺功能亢进症。包括格雷夫斯病（Graves 病）、甲状腺腺瘤、结节性甲状腺肿及甲状腺癌引起的甲状腺功能亢进。在格雷夫斯病中，尤其适用于：

1. 病情较轻，甲状腺轻至中度肿大者。

2. 甲状腺手术后复发，但又不适于放射性 ^{131}I 治疗者。

3. 手术前准备。

4. 作为 ^{131}I 放疗的辅助治疗。

（四）注意事项

1. 适应证：①对本药过敏者。②哺乳期妇女。

2. 慎用：①对其他甲巯咪唑复合物过敏者（国外资料）。②血白细胞计数偏低者。③肝功能不全者。

3. 药物对儿童的影响：用药过程中应注意避免出现甲状腺功能减低，必要时可酌情加用甲状腺片。

4. 药物对老年人的影响：老年人尤其肾功能不全者，应酌情减量给药，必要时加用甲状腺片。

5. 药物对妊娠的影响：本药可透过胎盘，孕妇用药应谨慎，必须用药时宜采用最小有效剂量。甲亢孕妇在妊娠后期病情可减轻，此时可减少抗甲状腺药物的用量；部分患者于分娩前 2 ~ 3 周可停药，但分娩后不久可再次出现明显的甲亢症状。美国药品和食品管理局（FDA）对本药的妊娠安全性分级为D 级。

6. 药物对哺乳的影响：本药可由乳汁分泌，乳母服用较大剂量时可能引起婴儿甲状腺功能减退，故服药时应暂停哺乳。

7. 用药前后及用药时应当检查或监测：在治疗过程中，应定期检查血常规、肝功能、甲状腺功能。

（五）不良反应

1. 口服给药时，较多见皮疹、皮肤瘙痒及白细胞减少。较少见严重的粒细胞缺乏，可能出现再生障碍性贫血。少见血小板减少、凝血因子 II 或因子 VII 降低。可见味觉减退、恶心、呕吐、上腹不适、关节痛、头晕头痛、脉管炎、红斑狼疮样综合征。

2. 局部给药时，较多见皮肤局部反应，如瘙痒、灼热、紧缩、脱屑、丘疹等，发生率约为 19.4%。局部反应大多较轻微，一般可耐受，无须处理或稍做处理，约在出现 1 ~ 2 周后自行消退。局部给药时全身反应明显低于口服给药，主要为肝功能异常和白细胞减少，发生率均为 1.4%。

（六）药物药物相互作用

1. 本药通过降低凝血因子的代谢而降低抗凝药的敏感性，从而降低抗凝药的疗效。与抗凝药合用时，应密切监测凝血酶原时间和国际标准化比值（INR）。

2. 对氨水杨酸、保泰松、巴比妥类、酚妥拉明、妥拉唑林、维生素 B_{12}、磺胺类、磺酰脲类等都可能抑制甲状腺功能，引起甲状腺肿大，与本药合用时须注意。

（七）用法与用量

成人，常规剂量。

口服给药：

1. 甲状腺功能亢进：一般开始用量一日 30 mg，分 3 次服用。可根据病情轻重调整为一日 10 ~ 40 mg，一日最大量 60 mg。当病情基本控制（体重增加、心率减慢、血清 T_3 和 T_4 水平恢复正常）时，约需 4 ~ 8 周开始减量，每 4 周约减少 1/3 ~ 1/2。维持量为一日 5 ~ 15 mg，一般需要治疗 18 ~ 24 个月。

2. 甲状腺功能亢进术前准备：按"一般用量"连续用药，直至甲状腺功能正常，在术前 7 ~ 10 日加用碘剂。

3. 甲状腺危象：一日 60 ~ 120 mg，分次服。在初始剂量服用 1 小时后加用碘剂。

鼻饲给药：甲状腺危象时一日 60 ~ 120 mg，使用片剂碾碎后从鼻胃管分次给予。在初始剂量服用 1 小时后加用碘剂。

局部给药：甲状腺功能亢进时本药软膏，采用精密定量泵给药，一次按压可挤出软膏 0.1 g（含本药 5 mg），均匀涂敷于颈前甲状腺表面皮肤，用手指在涂敷局部轻轻揉擦 3 ~ 5 分钟。随机双盲临床研究表明，本药相同剂量（一次 10 mg，一日 3 次），口服与局部涂抹产生的临床疗效相似。故口服本药（一次 10 mg，一日 3 次）的患者改为使用软膏时，应一次 0.2 g（含本药 10 mg），一日 3 次局部涂抹。

儿童，常规剂量。

口服给药：甲状腺功能亢进时一日 0.4 mg/kg，分 3 次服用。维持量为一日 0.2 mg/kg。

（八）制剂与规格

甲巯咪唑片：① 5 mg。② 10 mg。

贮法：密闭保存。

甲巯咪唑软膏：10 g；0.5 g。

贮法：密闭、在凉暗处保存。

四、复方碘

（一）药物名称

中文通用名称：复方碘。

英文通用名称：Compound iodine。

（二）作用机制

碘为合成甲状腺激素的原料之一，正常人每日需碘 100 ~ 150 μg。甲状腺具有浓集碘的作用，甲状腺内含碘量约为人体内总含碘量的 80%。缺碘可引起甲状腺激素合成不足、甲状腺功能减退、甲状腺代偿性肿大；碘过量则可引起甲状腺功能亢进。

本药为甲状腺功能调节药。本药小剂量作为供碘原料以合成甲状腺素，可纠正原来垂体促甲状腺素分泌过多现象，从而使肿大的甲状腺缩小，用于治疗地方性甲状腺肿。本药大剂量有抗甲状腺的作用，可促使甲状腺体内血管减少及腺组织硬化。

（三）组成成分

碘、碘化钾。

（四）临床应用

1. 地方性甲状腺肿的治疗和预防。
2. 甲亢药物治疗后的手术前准备。
3. 甲亢危象的抢救。
4. 缓解甲亢的突眼症状。

（五）注意事项

1. 慎用：①有口腔疾患者。②急性支气管炎患者。③肺水肿患者。④高钾血症者。⑤甲状腺功能亢进患者。⑥肾功能受损者。

2. 药物对儿童的影响：婴幼儿使用本药可影响甲状腺功能，且易致皮疹，故婴幼儿禁用本药。

3. 药物对妊娠的影响：本药能通过胎盘，造成胎儿甲状腺功能异常和（或）甲状腺肿大，故孕妇禁用。

4. 药物对哺乳的影响：本药能分泌入乳汁，哺乳易致婴儿皮疹，甲状腺功能受到抑制，故哺乳妇女禁用。

5. 用药前后及用药时应当检查或监测：用药前应进行甲状腺功能、甲状腺吸碘率的测定，以及甲状腺核素扫描检查。

（六）不良反应

1. 少数对碘过敏者，在用药后立即或数小时后发生血管神经性水肿，表现为身体多部位水肿（包括上肢、下肢、颜面部、口唇、舌或喉部），还可出现皮肤红斑或风团、发热、不适、上呼吸道黏膜刺激症状，甚至因喉头水肿而引起窒息。

2. 少见恶心、呕吐、腹泻、胃痛等消化道不良反应，以及关节疼痛、淋巴结肿大、嗜酸粒细胞增多。

3. 罕见动脉周围炎、类白血病样嗜酸粒细胞增多。

4. 长期服用本药，可出现口腔及咽喉部烧灼感、流涎、金属味、齿和齿龈疼痛、胃部不适、剧烈疼痛等碘中毒症状，也可出现高钾血症，表现为神志模糊、心律失常、手足麻木刺痛、下肢沉重无力。还可出现鼻炎、皮疹等，停药后即可消退。

（七）药物 – 药物相互作用

1. 与抗甲状腺药物合用，可能致甲状腺功能低下和甲状腺肿大。
2. 与血管紧张素转换酶抑制剂、保钾利尿剂合用时，易致高钾血症。
3. 与锂盐合用时，可能引起甲状腺功能减退和甲状腺肿大。
4. 与 ^{131}I 合用时，可减少甲状腺组织对 ^{131}I 的摄取。

（八）用法与用量

成人，常规剂量。

口服给药：

1. 甲状腺手术术前用药：应用抗甲状腺药物控制甲亢症状后，于术前 10 ~ 14 日开始用药，每次 3 ~ 5 滴（约 0.1 ~ 0.3mL），每日 3 次，应涂于食物中服用。

2. 地方性甲状腺肿：①预防：根据当地缺碘情况而定，一般每日 100 μg。②治疗：早期患者，每日 0.1 ~ 0.5 mL，2 周为一疗程。

3. 甲状腺危象：使用复方碘溶液（卢戈氏液），初始剂量为 3.6 mL，维持剂量为每 6 小时 1.8 ~ 2.7 mL。

（九）制剂与规格

复方碘口服溶液：每 1 mL 溶液中含碘 50 mg，碘化钾 100 mg。

贮法：遮光、密封保存。

复方碘溶液（卢戈氏液）：含碘 4.5% ~ 5.5%，碘化钾 9.5% ~ 10.5%。

贮法：遮光、密封保存。

第二节　胰岛素及口服降糖药

糖尿病是由于胰岛素分泌和（或）作用缺陷导致的糖、脂肪、蛋白质代谢紊乱，出现以高血糖为特征的慢性、全身性疾病。可分为 1 型糖尿病、2 型糖尿病、妊娠期糖尿病和其他类型糖尿病 4 类。其中 1 型和 2 型占总数的 95% 以上，尤其是 2 型糖尿病最为多见。糖尿病药物治疗的目的是控制血糖、纠正代谢紊乱，防止或延缓各种并发症，降低病死率，提高生活质量。临床常用药物有胰岛素和口服降血糖药两类。

一、胰岛素

胰岛素是由胰岛 B 细胞合成、分泌的一种多肽类激素，药用胰岛素有动物胰岛素（从猪、牛的胰腺中提取）和人胰岛素（通过基因重组技术生产）两类。胰岛素口服易被消化酶破坏，故必须注射给药。皮下注射吸收快，与血浆蛋白结合率低于 10%，主要在肝、肾经水解灭活，$t_{1/2}$ 短。但胰岛素与组织结合后，作用可维持数小时。为延长其作用时间，可用碱性蛋白质与之结合，并加入微量锌使其稳定，制成中效和长效制剂。中、长效制剂均为混悬剂，不能静脉注射。另外，现在已研制出非注射用的胰岛素制剂，如胰岛素喷雾剂。

常用注射用胰岛素制剂的分类及特点见（表 8-1）。

表 8-1　常用注射用胰岛素制剂的分类及特点

分类	药物	注射途径	作用时间（h）			给药时间
			开始	高峰	维持	
短效	胰岛素	静脉注射	立即	1/2	2	饭前 1/2 小时注射，3 ~ 4 次 / 日
		皮下注射	1/2 ~ 1	2 ~ 4	6 ~ 8	
中效	低精蛋白锌胰岛素	皮下注射	3 ~ 4	8 ~ 12	18 ~ 24	早餐前 1/2 小时注射 1 次，必要时晚餐前加 1 次
	珠蛋白锌胰岛素	皮下注射	2 ~ 4	6 ~ 10	12 ~ 18	
长效	精蛋白锌胰岛素	皮下注射	3 ~ 6	16 ~ 18	24 ~ 36	早餐前或晚餐前 1 小时注射

（一）作用

胰岛素对代谢过程有广泛影响。

1. 降低血糖

胰岛素可加速葡萄糖的无氧酵解和有氧氧化，促进糖原的合成及贮存；抑制糖原分解及糖异生，从而降低血糖。

2. 促进脂肪合成

胰岛素能促进脂肪合成，抑制脂肪分解，减少游离脂肪酸和酮体的生成。

3. 促进蛋白质合成

胰岛素可增加氨基酸的转运和促进蛋白质合成，抑制蛋白质的分解。

4. 促进 K^+ 转运

促进 K^+ 从细胞外进入细胞内，降低血 K^+，增加细胞内 K^+ 浓度。

（二）用途

1. 糖尿病

胰岛素对各型糖尿病均有效。主要用于：① 1 型糖尿病（胰岛素依赖型糖尿病）。②出现并发症，如酮症酸中毒、高渗性昏迷。③2型糖尿病经饮食控制和口服降血糖药治疗失败者。④出现并发症，如严重感染、高热、创伤及分娩等。

2. 纠正细胞内缺钾

与氯化钾、葡萄糖组成极化液（GIK），用于防治心肌梗死时的心律失常。此外，胰岛素还可与ATP、辅酶A组成能量合剂，用于心、肝、肾疾病的辅助治疗。

胰岛素的作用和用途见（图8-1）。

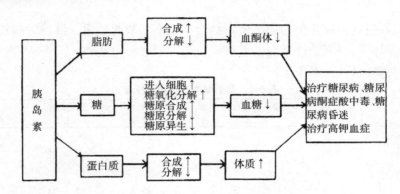

图8-1　胰岛素的作用和用途示意图

（三）不良反应及应用注意

1. 低血糖反应

多为胰岛素过量或未能按时进餐所致。胰岛素能迅速降低血糖，出现饥饿感、出汗、心悸、震颤等症状，严重者可引起昏迷、惊厥及休克，甚至死亡。低血糖反应的防治：①用药与进餐配合。②发生低血糖时应及时处理，轻微者可进食少量饼干、面包等，严重低血糖时应立即静脉注射50%葡萄糖。长效胰岛素降低血糖作用缓慢，一般不出现上述症状，而主要表现为头痛、精神情绪失常和运动障碍。

为防止低血糖反应引起严重后果，应向患者宣传防治知识，以便及早发现并采取摄食或饮糖水等措施。低血糖性昏迷必须与酮症酸中毒性昏迷及非酮症糖尿病昏迷相鉴别。

2. 变态反应

一般反应为皮疹、血管神经性水肿，偶有过敏性休克。因多数为牛胰岛素所致，可改用猪胰岛素或人胰岛素。

3. 局部反应

表现为红肿、皮下结节或皮下脂肪萎缩：见于多次肌内注射部位，人胰岛素则较少见。应有计划地更换注射部位，可尽量减少组织损伤及避免吸收不良。

4. 胰岛素耐受性

机体对胰岛素的敏感性降低称为胰岛素耐受性，又称胰岛素抵抗。分为两型：①急性型：常由于创伤、感染、手术、情绪激动等应激状态引起，血中抗胰岛素物质增多，需短时间内增加大剂量胰岛素，并纠正酸碱平衡和电解质紊乱，常可取得较好疗效。②慢性型：与体内产生胰岛素抗体或体内胰岛素数目减少等有关，宜更换胰岛素制剂或加用口服降血糖药。

5. 药物相互作用

肾上腺皮质激素、噻嗪类利尿药、胰高血糖素等均可升高血糖浓度，合用时可降低胰岛素的降糖作用；普萘洛尔等β受体拮抗药与胰岛素合用则可增加低血糖的危险，并可掩盖低血糖的某些症状，延长低血糖时间，故应注意调整胰岛素用量。华法林、水杨酸盐、磺胺类药、甲氨蝶呤等可与胰岛素竞争血浆蛋白结合，从而增加血中游离型胰岛素而增强作用。

6. 应用胰岛素注意事项

必须注意定期检查尿糖、血糖、肾功能、眼底视网膜血管、血压和心电图等，以便了解病情及并发症。

二、口服降糖药

（一）胰岛素促泌药

胰岛素促泌药主要有磺酰脲类和苯甲酸类（格列萘类）。磺酰脲类第一代有甲苯磺丁脲和氯磺丙脲，第二代常用的有格列本脲（优降糖）、格列齐特（达美康）、格列喹酮（糖适平）、格列吡嗪（美吡达）、格列美脲。苯甲酸类主要有瑞格列奈和那格列奈。

1. 磺酰脲类

磺酰脲类口服吸收迅速而完全，与血浆蛋白结合率很高，故起效慢，维持时间长。多数药物在肝脏代谢并经肾脏排泄，但格列喹酮经肾排出小于5%。

磺酰脲类的药动学特点见（表8-2）。

表8-2　磺酰脲类的药动学特点

药物	$t_{1/2}$（h）	24小时肾排泄率（%）	蛋白结合率（%）	作用时间（h）	等效剂量（mg）	日用次数（次/日）
甲苯磺丁脲（tolbutamide）	5	100	95	6 ~ 12	1 000	2 ~ 3
氯磺丙脲（chlorpropamide）	35	80	90	24 ~ 72	250	1
格列本脲（glibenclamide）	6	65	99	16 ~ 24	5	1 ~ 2
格列吡嗪（glipizide）	4	75	95	12 ~ 24	705	1 ~ 2
格列齐特（gliclazide）	12			12 ~ 24	80	1 ~ 2
格列喹酮（gliquidone）	1.5	< 5			30	1 ~ 2
格列美脲（glimepiride）	5	60	99.5		2	1 ~ 2

（1）作用：①降血糖作用：其作用主要是通过促进已合成的胰岛素释放入血而发挥降血糖作用，对胰岛素的合成无影响，因此，对胰腺尚有一定胰岛素合成能力的患者有效，对1型糖尿病及胰腺切除者单独应用无效。②抗利尿作用：氯磺丙脲能促进抗利尿激素分泌，减少水的排泄。③对凝血功能的影响：格列齐特能降低血小板黏附力，刺激纤溶酶原的合成，恢复纤溶活性，改善微循环，对预防或减轻糖尿病患者微血管并发症有一定作用。

（2）用途：①糖尿病：用于2型糖尿病；胰岛功能尚存且单用饮食控制无效者；用于对胰岛素产生耐受者，可减少胰岛素的用量。②尿崩症：氯磺丙脲可使尿量减少，与氢氯噻嗪合用可提高疗效。

（3）不良反应及应用注意：①常见不良反应：胃肠不适、恶心、腹痛、腹泻，以及皮肤过敏。也可致黄疸及肝损害，应定期检查肝功能。②少数人出现粒细胞、血小板减少，应定期检查血常规。③低血糖反应：药物过量可发生持续性低血糖，老年人及肝、肾功能不良者尤易发生。格列本脲、格列齐特等第二代药物较少引起低血糖。④中枢神经系统反应：大剂量氯磺丙脲可引起精神错乱、嗜睡、眩晕和共济失调等症状。⑤其他：本类药大部分从肾排泄会加重肾负担，应注意多饮水。格列喹酮主要随胆汁经消化道排泄，所以轻，中度肾功能不良者应选用格列喹酮。⑥药物相互作用：磺酰脲类血浆蛋白结合率很高，因此可与其他药物（如磺胺类药、青霉素、吲哚美辛、双香豆素等）竞争与血浆蛋白结合，使其游离型药物浓度上升而引起低血糖反应。药酶抑制剂如氯霉素、西咪替丁等也能增强磺酰脲类的降糖作用。此外，氢氯噻嗪、糖皮质激素、口服避孕药、苯妥英钠、利福平等因抑制胰岛素释放，拮抗胰岛素作用或诱导肝药酶而降低磺酰脲类药的疗效。

2. 苯甲酸类

瑞格列奈和那格列奈为苯甲酸类药，其作用机制同磺脲类，特点是促进胰岛素分泌，起效快，餐时或餐后立即服药，在餐后血糖升高时恰好促进胰岛素分泌增多，故又称速效餐时血糖调节剂。本类药维持时间短，在空腹时不再刺激胰岛素分泌，既可降低餐后血糖，又极少发生低血糖。适用于2型糖尿病降低餐后血糖，与双胍类药有协同作用；瑞格列奈经肾排泄仅8%，主要随胆汁经消化道排泄，故可用于轻、中度肾功能不良者。

（二）胰岛素增敏药

噻唑烷二酮类（格列酮类）为胰岛素增敏药，常用药物有罗格列酮、吡格列酮等。

罗格列酮（文迪雅）和吡格列酮（安可妥）除能特异性提高机体（肝脏、肌肉和脂肪组织）对胰岛素的敏感性外，还可保护胰岛 B 细胞功能，有效降低血糖、血脂，对大血管亦有保护作用，是治疗伴有胰岛素抵抗的 2 型糖尿病的一线用药。无论是单独（较弱）还是联合用药（可与磺酰脲类或甲福明合用）都能取得较好、的降糖效果，但无内源性胰岛素存在时无效。

主要不良反应是损害肝功能，用药前需检查肝功能，转氨酶升高超过正常上限 2.5 倍者禁用。用药期间定期检查肝功能，用药第 1 年每 2 个月 1 次，以后每 6 个月 1 次。此外，本类药可致体重增加。心功能不全者禁用或慎用。

（三）双胍类

主要有二甲双胍（甲福明）。

1. 作用和用途

二甲双胍对 2 型糖尿病有降血糖作用，对正常人血糖几无影响，不会引起低血糖。作用机制是：①增强机体组织对胰岛素的敏感性（即促进组织细胞对葡萄糖的摄取和利用）。②减少肝脏产生葡萄糖。③抑制肠道对葡萄糖的吸收，从而有效降低血糖。④改善糖尿病患者的血管功能。主要用于 2 型糖尿病，尤其是肥胖型（首选，兼有减肥效果）。

2. 不良反应及应用注意

（1）胃肠道反应：主要是食欲不振、恶心、呕吐、腹泻、口苦、金属味等，饭后服可减轻，减量或停药后即消失。

（2）乳酸血症：因促进糖无氧酵解，产生乳酸，尤其在肝、肾功能不全及心力衰竭等缺氧情况下，易诱发乳酸性酸中毒（苯乙福明的发生率比甲福明高 10 倍，故前者已基本不用），可危及生命。

（3）禁忌证：肝、肾功能不良者禁用。

（四）α-葡萄糖苷酶抑制药

其中主要为阿卡波糖、伏格列波糖。

1. 作用和用途

阿卡波糖（拜唐苹）、伏格列波糖为新型的口服降血糖药。作用机制是：通过竞争性抑制小肠葡萄糖苷酶的活性，使淀粉类转化为单糖的过程减慢，从而延缓葡萄糖的吸收，降低餐后血糖，单独使用不引起低血糖反应。临床主要用于治疗糖尿病餐后高血糖。既可单独使用也可与其他降血糖药合用治疗 2 型糖尿病。

2. 不良反应及应用注意

本类药因延缓糖类的吸收，所以腹胀、排气多、腹泻等胃肠道反应较常见。必须与头几口食物一起嚼服才有效。如果在服药后很长时间才进餐，则疗效差或无效。服药期间增加淀粉类比例，并限制单糖摄入量可提高疗效。若与其他降糖药合用出现低血糖时，应先减少降糖药药量；严重低血糖时应直接补充葡萄糖。应避免与抗酸药及消化酶制剂同时服用。18 岁以下者、孕妇、哺乳期妇女，以及有明显消化、吸收障碍者禁用。

第三节　肾上腺皮质激素药

一、氢化可的松

（一）药物名称

中文通用名称：氢化可的松。

英文通用名称：Hydrocortisone。

（二）作用机制

本药为一种天然的短效糖皮质激素。糖皮质激素药可通过弥散作用进入靶细胞，与其受体相结合，形成类固醇－受体复合物，被激活的类固醇－受体复合物作为基因转录的激活因子，以二聚体的形式与

DNA上特异性序列（称为"激素应答元件"）相结合，发挥其调控基因转录作用，增加mRNA的生成，以后者作为模板合成相应的蛋白质（绝大多数是酶蛋白），合成的蛋白质在靶细胞内实现皮质激素的生理和药理效应。生理剂量时可影响机体各物质代谢过程，参与调节糖、蛋白质、脂肪、核酸等代谢，并有一定的盐皮质激素样作用，能够保钠排钾，但作用较弱。本药则兼有较强的糖皮质激素及盐皮质激素的特性，故较适用于肾上腺皮质功能不全及失盐型先天性肾上腺增生症。

（三）临床应用

糖皮质激素类药在临床应用非常广泛，主要包括：

1. 原发性或继发性（垂体性）肾上腺皮质功能减退症的替代治疗。

2. 用于治疗合成糖皮质激素所需酶系缺陷所致的各型肾上腺皮质增生症（包括21-羟化酶缺陷、17-羟化酶缺陷、11-羟化酶缺陷等）。

3. 利用激素的抗炎、抗风湿、免疫抑制及抗休克作用治疗多种疾病：①自身免疫性疾病，如系统性红斑狼疮、皮肌炎、风湿性关节炎、自身免疫性溶血、血小板减少性紫癜、重症肌无力等。②过敏性疾病，如严重支气管哮喘、血清病、血管性水肿、过敏性鼻炎等。③器官移植排斥反应，如肾、肝、心、肺等组织移植。④中毒性感染，如中毒性细菌性痢疾、中毒性肺炎、重症伤寒、结核性脑膜炎、胸膜炎等。⑤炎症性疾患，如节段性回肠炎、溃疡性结肠炎、损伤性关节炎等。⑥血液病，如急性白血病、淋巴瘤等。⑦抗休克及危重病例的抢救等。⑧外用制剂可局部用于皮肤及眼科等炎症性或过敏性疾病等，如过敏性皮炎、神经性皮炎、虹膜睫状体炎等。本药主要用于肾上腺皮质功能减退症及垂体功能减退症的替代治疗，也可用于过敏性和炎症性疾病等。

（四）注意事项

1. 交叉过敏

对其他肾上腺皮质激素类药物过敏者也可能对本药过敏。

2. 适应证

（1）对肾上腺皮质激素类药物过敏。

（2）下列疾病患者一般不宜使用：严重的精神病（过去或现在）和癫痫、活动性消化性溃疡、新近胃肠吻合手术、骨折、创伤修复期、角膜溃疡、肾上腺皮质功能亢进症、高血压、糖尿病、孕妇、未能控制的感染（如水痘、麻疹、真菌感染）、较重的骨质疏松等。

（3）以下患者应避免使用：动脉粥样硬化、心力衰竭或慢性营养不良。

3. 慎用

心脏病患者、憩室炎患者、情绪不稳定和有精神病倾向患者、肝功能不全、眼单纯疱疹、高脂蛋白血症、甲状腺功能减退症（此时糖皮质激素作用增强）、重症肌无力、骨质疏松、胃溃疡、胃炎或食管炎等；肾功能损害或结石、结核病患者、全身性真菌感染、青光眼。

4. 药物对儿童的影响

（1）小儿如长期使用本药及其他糖皮质激素，需十分慎重，因糖皮质激素可抑制患儿的生长和发育。

（2）儿童或青少年长期使用本药及其他糖皮质激素必须密切观察，因长期使用糖皮质激素后，患儿发生骨质疏松症、股骨头缺血性坏死、青光眼、白内障的危险性增加。

（3）儿童使用本药及其他糖皮质激素药的剂量除了一般的按年龄或体重而定外，更应当按疾病的严重程度和患儿对治疗的反应而定。对于有肾上腺皮质功能减退患儿的治疗，其用量应根据体表面积而定，如果按体重而定，则易发生过量，尤其是婴幼儿和矮小或肥胖的患儿。

5. 药物对老年人的影响

老年患者用本药及其他糖皮质激素易发生高血压和骨质疏松，更年期后的女性发生骨质疏松的可能性更大。

6. 药物对妊娠的影响

本药及其他糖皮质激素类药物可透过胎盘。动物实验证实孕期给药可增加胚胎腭裂、胎盘功能不全、自发性流产和胎儿宫内生长发育迟缓的发生率。人类使用药理剂量的糖皮质激素可增加胎盘功能不

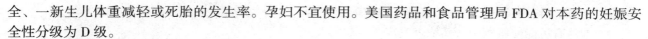

全、一新生儿体重减轻或死胎的发生率。孕妇不宜使用。美国药品和食品管理局 FDA 对本药的妊娠安全性分级为 D 级。

7. 药物对哺乳的影响

糖皮质激素的生理剂量或低药理剂量对婴儿一般无不良影响，但哺乳妇女如接受药理性大剂量的糖皮质激素，则不应哺乳，因为糖皮质激素可由乳汁中分泌，可对婴儿造成不良影响（如抑制生长及肾上腺皮质功能等）。

8. 药物对检验值或诊断的影响

（1）长期大剂量使用可使皮肤试验结果呈假阴性，如结核菌素试验、组织胞质菌素试验和变态反应皮试（如青霉素皮试）等。

（2）可使甲状腺 ^{131}I 摄取率下降，减弱促甲状腺素对促甲状腺素释放素刺激的反应，使 TRH 兴奋试验结果呈假阳性，干扰促性腺素释放激素兴奋试验的结果。

（3）使放射性核素脑和骨显像减弱或稀疏。

9. 用药前后及用药时应当检查或监测

（1）血糖、尿糖或糖耐量试验，尤其糖尿病患者或有患糖尿病倾向者。

（2）小儿应定期监测生长和发育情况。

（3）眼科检查，注意白内障、青光眼或眼部感染的发生。

（4）血电解质和大便隐血。

（5）血压和骨密度检查（尤其老年人）。

（五）不良反应

1. 不良反应与疗程、剂量、用药种类、用法及给药途径等有密切关系，但应用生理剂量替代治疗时未见明显不良反应。

2. 大剂量或长期应用本类药物，可引起医源性库欣综合征，表现为满月脸，向心性肥胖、紫纹、出血倾向、痤疮、糖尿病倾向（血糖升高）、高血压、骨质疏松或骨折（包括脊椎压缩性骨折、长骨病理性骨折）等。还可见血钙及血钾降低、广泛小动脉粥样硬化、下肢水肿、创口愈合不良、月经紊乱、股骨头缺血性坏死、儿童生长发育受抑制以及精神症状（如欣快感、激动、不安、谵妄、定向力障碍等）等。其他不良反应还包括肌无力、肌萎缩、胃肠道刺激（恶心、呕吐）、消化性溃疡或肠穿孔、胰腺炎、水钠潴留（血钠升高）、水肿、青光眼、白内障、眼压增高、良性颅内压升高综合征等。另外，使用糖皮质激素还可并发（或加重）感染。

3. 静脉迅速给予大剂量时可能发生全身性的变态反应，表现为面部、鼻黏膜及眼睑肿胀，荨麻疹、气短、胸闷、喘鸣等。

4. 外用偶可出现局部烧灼感、瘙痒、刺激以及干燥感。若较长时间或大面积使用，可能导致皮肤萎缩、毛细血管扩张、皮肤条纹及痤疮等，甚至出现全身性不良反应。

5. 用药后可见血胆固醇、血脂肪酸升高，淋巴细胞、单核细胞、嗜酸粒细胞和嗜碱粒细胞计数下降，多形核白细胞计数增加，血小板计数增加或下降。

6. 糖皮质激素停药后综合征可有以下各种不同的情况：①下丘脑–垂体–肾上腺轴功能减退，可表现为乏力，食欲减退、恶心、呕吐、血压偏低。长期治疗后该轴功能的恢复一般需要 9～12 个月。②已被控制的疾病症状可于停药后重新出现。③有的患者在停药后出现头晕、头痛、昏厥倾向、腹痛或背痛、低热、食欲减退、恶心、呕吐、肌肉或关节疼痛、乏力等，经仔细检查如能排除肾上腺皮质功能减退和原来疾病的复发，则可考虑为对糖皮质激素的依赖综合征。

（六）药物相互作用

药物–药物相互作用：

1. 与拟胆碱药（如新斯的明、吡斯的明）合用，可增强后者的疗效。

2. 与维生素 E 或维生素 K 合用，可增强本药的抗炎效应，减轻撤药后的反跳现象；与维生素 C 合用可防治本类药物引起的皮下出血反应；与维生素 A 合用可消除本类药物所致创面愈合迟延，但也影响本类药物的抗炎作用，本类药物还可拮抗维生素 A 中毒时的全身反应（恶心、呕吐、嗜睡等）。

3. 本药有可能使氨茶碱血药浓度升高。

4. 与非甾体类抗炎药合用，可增加本药的抗炎作用，但可能加剧致溃疡作用。本药可降低血浆水杨酸盐的浓度，可增强对乙酰氨基酚的肝毒性。

5. 避孕药或雌激素制剂可加强本药的治疗作用和不良反应。

6. 与强心苷合用可提高强心效应，但也增加洋地黄毒性及心律失常的发生，故两者合用时应适当补钾。

7. 与蛋白质同化激素合用，可增加水肿的发生率，使痤疮加重。

8. 与两性霉素 B 和碳酸酐酶抑制药等排钾利尿药合用时可致严重低血钾，应注意血钾和心功能变化。长期与碳酸酐酶抑制药合用，易发生低血钙和骨质疏松；噻嗪类利尿药可消除本类药物所致的水肿。

9. 与降糖药（如胰岛素）合用时，因可使糖尿病患者血糖升高，应适当调整降糖药剂量。

10. 与抗胆碱能药（如阿托品）长期合用，可致眼压增高。

11. 三环类抗抑郁药可使本药引起的精神症状加重。

12. 可增强异丙肾上腺素的心脏毒性作用。

13. 与单胺氧化酶抑制药合用时，可能诱发高血压危象。

14. 与免疫抑制剂合用，可增加感染的危险性。

15. 苯妥英钠和苯巴比妥可加速本类药物的代谢灭活（酶诱导作用），降低药效。

16. 本类药可抑制生长激素的促生长作用。

17. 糖皮质激素可降低奎宁的抗疟效力。

18. 本药及其他糖皮质激素可降低抗凝药、神经肌肉阻滞药的药理作用。

19. 甲状腺激素、麻黄碱、利福平等药可增加本药的代谢清除率，合用时应适当调整本药剂量。

20. 本类药可促进异烟肼、美西律在体内代谢，降低后者血药浓度和疗效。

（七）用法与用量

（1）成人

①口服给药。

（1）肾上腺皮质功能减退：一日 20 ～ 25 mg（清晨服用 2/3，午餐后服 1/3）。有应激状况时，应适当加量，可增至一日 80 mg，分次服用。有严重应激时改用本药静脉滴注。

②类风湿关节炎、支气管哮喘等：一日 20 ～ 40 mg，清晨顿服。

（2）静脉注射：肾上腺皮质功能减退及腺垂体功能减退危象、严重变态反应、哮喘持续状态及休克：氢化可的松注射液一次 100 mg（或氢化可的松琥珀酸钠 135 mg），最大日剂量可达 300 mg，疗程不超过 3 ～ 5 日。

（3）静脉滴注：各种危重病例的抢救时一次 100 ～ 200 mg（特殊危重病例一日可用至 1 000 ～ 2 000 mg），稀释于生理盐水或葡萄糖注射液（5% 或 10%）500 mL 中，混匀后滴注，可并用维生素 C 500 ～ 1 000 mg。

（4）肌内注射：醋酸氢化可的松注射液一日 20 ～ 40 mg。

（5）关节腔内注射：关节炎、腱鞘炎、急慢性扭伤及肌腱劳损等时一次 12.5 ～ 50 mg，加适量盐酸普鲁卡因注射液，摇匀后注射于关节腔中肌腱处。

（6）鞘内注射：结核性脑膜炎、脑膜炎时使用醋酸氢化可的松注射液，一次 25 mg（1 mL）。

（7）局部给药。

①痔疮顽固并发症：将一薄层油膏涂于患处，用手抹匀，早晚各 1 次。

②对皮质激素治疗有效的皮肤病：本药霜剂涂于患处，一日 1 ～ 3 次，待症状改善后，改为一日 1 次或者一周 2 ～ 3 次。

③神经性皮炎：用气雾膜，用量根据皮损面积酌定，可一日或隔日喷涂 1 次。病程短的患者见效较快，痊愈率也较高，但痊愈后有复发。

④各种炎性眼病：用滴眼液或眼膏，一日 3 ～ 4 次。

2．儿童

口服给药：肾上腺皮质功能减退时一日 20 ～ 23 mg/m^2，分为每 8 小时服用 1 次。

（八）制剂与规格

氢化可的松片：① 4 mg。② 10 mg。③ 20 mg。

贮法：遮光，在凉暗处保存。

氢化可的松注射液：① 2 mL ： 10mg。② 3 mL ： 25 mg。③ 5 mL ： 25 mg。④ 10mL ： 50 mg。⑤ 20 mL ： 100 mg。

贮法：避光、密闭保存。

氢化可的松眼膏 0.25% ～ 2.5%。

氢化可的松软膏：① 10 g ： 25 mg（0.25%）。② 0.5%。③ 10 g ： 100 mg（1 %）。④ 2%。⑤ 2.5%。

贮法：遮光、密闭保存。

氢化可的松霜 0.5% ～ 2.5%。

贮法：15 ～ 20℃保存。

氢化可的松气雾膜 0.25%。

贮法：存放于阴凉处，注意切勿受热，避免撞击、曝晒或近火。

醋酸氢化可的松片 20 mg。

贮法：避光、密闭保存。

醋酸氢化可的松注射液 5 mL ： 125 mg。

贮法：避光、密闭保存。

醋酸氢化可的松眼膏 0.5%。

贮法：密闭，在阴凉干燥处保存。

醋酸氢化可的松滴眼液 3 mL ： 15 mg。

注射用氢化可的松琥珀酸钠（按氢化可的松计）：① 50 mg。② 100 mg。③ 500 mg。

贮法：密闭、遮光保存。

丁酸氢化可的松软膏 10 g ： 10 mg（0.1%）。

贮法：密闭，在阴凉干燥处保存。

二、醋酸氟轻松

（一）药物名称

中文通用名称：醋酸氟轻松。

英文通用名称：Fluocinonide。

（二）作用机制

本药为含氟的强效糖皮质激素，具有抗炎、止痒作用。外用可使真皮毛细血管收缩，抑制结缔组织细胞增殖或再生；还可稳定细胞内溶酶体膜，防止细胞内溶酶体酶释放组胺而引起组织损伤。

（三）临床应用

用于对糖皮质激素有效的皮肤病，如接触性皮炎、特应性皮炎、脂溢性皮炎、神经性皮炎、日光性皮炎、湿疹（特别是婴儿湿疹）、皮肤瘙痒症、银屑病、盘状红斑狼疮、扁平苔癣、外耳炎等。

（四）注意事项

1．适应证

（1）对本药及其他糖皮质激素过敏者。

（2）真菌性皮肤病患者。

（3）病毒性皮肤病患者。

（4）结核或细菌感染的皮肤病患者。

2. 慎用

（1）孕妇。

（2）哺乳期妇女。

3. 药物对儿童的影响

儿童由于体表面积相对较大，使用本药对下丘脑－垂体－肾上腺（PHA）轴的抑制更显著，因此应尽可能减少药物的用量，且不能采用封包治疗。

4. 药物对妊娠的影响

动物实验证明，本药可透过胎盘，妊娠期间大量口服本药能造成子代先天畸形，故孕妇应慎用（不能长期、大面积或大量使用）。美国药品和食品管理局（FDA）对本药的妊娠安全性分级为 C 级。

5. 药物对哺乳的影响

哺乳期妇女用药时，少量药物能进入乳汁，引起婴儿生长抑制或人体肾上腺皮质激素自然分泌减少，应慎用。

（五）不良反应

1. 代谢／内分泌系统

本药可抑制肾上腺。长期大剂量、大面积使用，尤其是皮肤破损处的涂搽，可能引起糖皮质激素类药物的全身不良反应（如可逆的 PHA 轴抑制）。临床症状包括库欣综合征、高血糖症、糖尿等。

2. 胃肠道

曾有报道局部用药后出现多发性胃溃疡的病例。

3. 皮肤

长期或大面积应用可引起皮肤萎缩、毛细血管扩张、痤疮样皮炎、口周皮炎、毛囊炎以及增加对感染的易患性等，偶可引起接触性皮炎。

（六）药物相互作用

尚不明确。

（七）用法与用量

成人，常规剂量。

外用：洗净皮肤后均匀涂于患处，一日 2～4 次. 一周总量不得超过 12.5 mg。封包仅适于慢性肥厚或掌跖部位的皮损。

（八）制剂与规格

醋酸氟轻松软膏：① 10 g ： 2.5 mg。② 20 g ： 5 mg。

贮法：密闭，阴凉处保存。

醋酸氟轻松乳膏：10 g ： 2.5 mg。

贮法：密闭，阴凉处保存。

醋酸氟轻松凝胶：0.05%。

贮法：在室温处密闭保存，不能冷冻。

醋酸氟轻松溶液：0.05%。

贮法：在室温处密闭保存，不能冷冻。

微信扫码
◆ 临床科研
◆ 医学前沿
◆ 临床资讯
◆ 临床笔记

第九章　泌尿系统的药物

第一节　利尿药

一、高效能利尿药

（一）呋塞米（Furosemide）

1. 其他名称

阿西亚、呋喃苯胺酸、腹安酸、利尿磺胺、利尿灵、美朗宁、速尿、速尿灵。

2. 药理作用

本品为强效利尿剂，其作用机制如下：

（1）对水和电解质排泄的作用：能增加水、钠、氯、钾、钙、镁、磷等的排泄。与噻嗪类利尿药不同，呋塞米等袢利尿药存在明显的剂量－效应关系。随着剂量加大，利尿效果明显增强，且药物剂量范围较大。本类药物主要抑制肾小管髓袢厚壁段对氯化钠的主动重吸收，管腔液 Na^+、Cl^- 浓度升高，而髓质间液 Na^+、Cl^- 浓度降低，使渗透压梯度差降低，肾小管浓缩功能下降，从而导致水、Na^+、Cl^- 排泄增多。由于 Na^+ 重吸收减少，远端小管 Na^+ 浓度升高，促进 Na^+–K^+ 和 Na^+–H^+ 交换增加，K^+ 和 H^+ 排出增多。至于呋塞米抑制肾小管髓袢升支厚壁段重吸收 Cl^- 的机制，过去曾认为该部位存在氯泵，目前研究表明该部位基底膜外侧存在与 Na^+–K^+–ATP 酶有关的 Na^+、Cl^- 配对转运系统，呋塞米通过抑制该系统功能而减少 Na^+、Cl^- 的重吸收。另外，呋塞米尚能抑制近端小管和远端小管对 Na^+、Cl^- 的重吸收，促进远端小管分泌 K^+。呋塞米通过抑制亨氏袢对 Ca^{2+}、Mg^{2+} 的重吸收而增加 Ca^{2+}、Mg^{2+} 排泄。短期用药能增加尿酸排泄，而长期用药则可引起高尿酸血症。

（2）对血流动力学的影响：呋塞米能抑制前列腺素分解酶的活性，使前列腺素 E_2 含量升高，从而具有扩张血管作用。扩张肾血管，降低肾血管阻力，使肾血流量尤其是肾皮质深部血流量增加，在呋塞米的利尿作用中具有重要意义，也是其用于预防急性肾衰竭的理论基础。另外，与其他利尿药不同，袢利尿药在肾小管液流量增加的同时肾小球滤过率不下降，可能与流经致密斑的氯减少，从而减弱或阻断了球－管平衡有关。呋塞米能扩张肺部容量静脉，降低肺毛细血管通透性，加上其利尿作用，使回心血量减少，左心室舒张末期压力降低，有助于急性左心衰竭的治疗。由于呋塞米可降低肺毛细血管通透性，为其治疗成人呼吸窘迫综合征提供了理论依据。

3. 适应证

（1）用于水肿性疾病，包括充血性心力衰竭、肝硬化、肾脏疾病（肾炎、肾病及各种原因所致的急慢性肾衰竭），尤其是在其他利尿药效果不佳时，应用本品仍可能有效。本品也可与其他药物合用于治疗急性肺水肿和急性脑水肿等。

（2）治疗高血压：本品不作为治疗原发性高血压的首选药物，但当噻嗪类药物疗效不佳，尤其当伴有肾功能不全或出现高血压危象时，本品尤为适用。

（3）预防急性肾衰竭：用于多种原因（休克、中毒、麻醉意外以及循环功能不全等）导致肾血流灌注不足时，在纠正血容量不足的同时及时应用本品，可减少急性肾小管坏死的机会。

（4）用于高钾血症及高钙血症。

（5）用于稀释性低钠血症，尤其是当血钠浓度低于 120 mmol/L 时。

（6）用于抗利尿激素分泌调节综合征（SLADH）。

（7）用于急性药物、毒物中毒，如巴比妥类药物中毒等。

4. 用法用量

1）成人

（1）口服给药：①水肿性疾病：起始剂量为一次 20 ~ 40 mg，一日 1 次，必要时 6 ~ 8 小时后追加 20 ~ 40 mg，直至出现满意利尿效果。一日最大剂量可达 600 mg，但一般应控制在 100 mg 以内，分 2 ~ 3 次服用。部分患者可减少至 20 ~ 40 mg，隔日 1 次，或一日 20 ~ 40 mg，每周连续服药 2 ~ 4 日。②高血压：起始剂量为一日 40 ~ 80 mg，分 2 次服用，并酌情调整剂量。③高钙血症：一日 80 ~ 120 mg，分 1 ~ 3 次服。

（2）静脉注射：①水肿性疾病：一般剂量：开始剂量为 20 ~ 40 mg，必要时每 2 小时追加剂量，直至出现满意疗效。维持用药阶段可分次给药。急性左心衰竭：起始剂量 40 mg，必要时每小时追加 80 mg，直至出现满意疗效。②慢性肾功能不全：一日剂量一般为 40 ~ 120 mg。③高血压危象：起始剂量为 40 ~ 80 mg，伴急性左心衰竭或急性肾衰竭时，可酌情增加剂量。④高钙血症：一次 20 ~ 80 mg。

（3）静脉滴注：用于急性肾衰竭，以本品 200 ~ 400 mg 加入氯化钠注射液 100 mL 中，滴注速度不超过 4 mg/min。有效者可按原剂量重复应用或酌情调整剂量，一日总剂量不超过 1 g。利尿效果差时不宜再增加剂量，以免出现肾毒性，对急性肾衰功能恢复不利。

2）儿童

（1）口服给药：用于水肿性疾病，起始剂量为 2 mg/kg，必要时每 4 ~ 6 小时追加 1 ~ 2 mg/kg。

（2）静脉注射：用于水肿性疾病，起始剂量为 1 mg/kg，必要时每隔 2 小时追加 1 mg/kg。一日最大剂量不超过 6 mg/kg。

5. 不良反应

（1）常见者：与水、电解质紊乱有关，尤其是大剂量或长期应用时，如体位性低血压、休克、低钾血症、低氯血症、低氯性碱中毒、低钠血症、低钙血症以及与此有关的口渴、乏力、肌肉酸痛、心律失常等。

（2）少见者：有过敏反应（包括皮疹、间质性肾炎甚至心脏骤停）、视觉模糊、黄视症、光敏感、头晕、头痛、纳差、恶心、呕吐、腹痛、腹泻、胰腺炎、肌肉强直等，骨髓抑制导致粒细胞减少、血小板减少性紫癜和再生障碍性贫血，肝功能损害，指（趾）感觉异常，高糖血症，尿糖阳性，原有糖尿病加重，高尿酸血症。

（3）耳鸣、听力障碍多见于大剂量静脉快速注射时（每分钟剂量大于 4 ~ 15 mg），多为暂时性，少数为不可逆性，尤其当与其他有耳毒性的药物同时应用时。

（4）在高钙血症时，可引起肾结石。

（5）尚有报道本药可加重特发性水肿。

6. 禁忌

（1）低钾血症患者。

（2）肝性脑病患者。

7. 注意事项

（1）交叉过敏：对磺胺药和噻嗪类利尿药过敏者，对本药可能亦过敏。

（2）对诊断的干扰：可致血糖升高、尿糖阳性，尤其是糖尿病或糖尿病前期患者，过度脱水可使血尿酸和尿素氮水平暂时性升高，血 Na^+、Cl^-、K^+、Ca^{2+} 和 Mg^{2+} 浓度下降。

（3）药物剂量应从最小有效剂量开始，然后根据利尿反应调整剂量，以减少水、电解质紊乱等副作用的发生。

（4）存在低钾血症或低钾血症倾向时，应注意补充钾盐。

（5）与降压药合用时，后者剂量应酌情调整。

（6）少尿或无尿患者应用最大剂量后24小时仍无效时应停药。

（7）随访检查：①血电解质，尤其是合用洋地黄类药物或皮质激素类药物、肝肾功能损害者。②血压，尤其是用于降压、大剂量应用或用于老年人。③肾功能。④肝功能。⑤血糖。⑥血尿酸。⑦酸碱平衡情况。⑧听力。

（8）下列情况应慎用：①无尿或严重肾功能损害者。②糖尿病患者。③高尿酸血症或有痛风病史者。④严重肝功能损害者（因水、电解质紊乱可诱发肝性脑病）。⑤急性心肌梗死（过度利尿可促发休克）。⑥胰腺炎或有此病史者。⑦有低钾血症倾向者（尤其是应用洋地黄类药物或有室性心律失常者）。⑧红斑狼疮患者（本药可加重病情或诱发狼疮活动）。⑨前列腺增生者。

（9）FDA对本药的妊娠安全性分级为 C 级，如用于妊娠高血压患者为 D 级。

8. 药物相互作用

（1）肾上腺皮质激素、促肾上腺皮质激素及雌激素能降低本药的利尿作用，并增加电解质紊乱尤其是低钾血症的发生机会。

（2）非甾体类消炎镇痛药能降低本药的利尿作用，肾损害机会也增加，这与前者抑制前列腺素合成、减少肾血流量有关。

（3）与拟交感神经药物及抗惊厥药物合用，利尿作用减弱。

（4）与氯贝丁酯合用，两药的作用均增强，并可出现肌肉酸痛、强直。

（5）与多巴胺合用，利尿作用加强。

（6）饮酒及含酒精制剂和可引起血压下降的药物能增强本药的利尿和降压作用；与巴比妥类药物、麻醉药合用，易引起体位性低血压。

（7）本药可使尿酸排泄减少，血尿酸升高，故与治疗痛风的药物合用时，后者的剂量应适当调整。

（8）可降低降血糖药的疗效。

（9）可降低抗凝药物和抗纤溶药物的作用，主要由于利尿后血容量下降，致血中凝血因子浓度升高，以及利尿使肝血液供应改善、肝脏合成凝血因子增多有关。

（10）本药加强非去极化肌松药的作用，与血钾下降有关。

（11）与两性霉素、头孢菌素、氨基糖苷类等抗生素合用，肾毒性和耳毒性增加，尤其是原有肾损害时。

（12）与抗组胺药物合用时耳毒性增加，易出现耳鸣、头晕、眩晕。

（13）与锂合用肾毒性明显增加，应尽量避免。

（14）服用水合氯醛后静注本药可致出汗、面色潮红和血压升高，此与甲状腺素由结合状态转为游离状态增多，导致分解代谢加强有关。

（15）与碳酸氢钠合用发生低氯性碱中毒机会增加。

9. 规格

片剂：20 mg；40 mg。注射液：2 mL ∶ 20 mg。

（二）布美他尼（Bumetanide）

1. 其他名称

丁胺速尿、丁苯氧酸、丁尿胺、丁脲胺、便多、丁氧苯酸。

2. 药理作用

对水和电解质的排泄作用基本同呋塞米，其利尿作用为呋塞米的20～60倍。主要抑制肾小管髓袢升支厚壁段对氯化钠的主动重吸收，对近端小管重吸收 Na^+ 也有抑制作用，但对远端肾小管无作用，故排钾作用小于呋塞米。

能抑制前列腺素分解酶的活性，使前列腺素 E_2 含量升高，从而具有扩张血管的作用。扩张肾血管，降低肾血管阻力，使肾血管血流量尤其是肾皮质深部血流量增加，在布美他尼的利尿作用中具有重要意义，也是其用于预防急性肾衰竭的理论基础。另外，与其他利尿药不同，袢利尿药在肾小管液流量增加的同时肾小球滤过率不下降，可能与流经致密斑的氯减少，从而减弱或阻断了球－管平衡有关。布美他尼能扩张肺部容量静脉，降低肺毛细血管通透性，加上其利尿作用，使回心血量减少，左心室舒张末期压力降低，有助于急性左心衰竭的治疗。由于布美他尼可降低肺毛细血管通透性，为其治疗成人呼吸窘迫综合征提供了理论依据。

3. 适应证

临床主要作为呋塞米的代用品，对某些呋塞米无效的患者可能有效。

（1）用于治疗水肿性疾病，包括充血性心力衰竭、肝硬化、肾脏疾病（肾炎、肾病及各种原因所致的急慢性肾衰竭），尤其是应用其他利尿药效果不佳时，应用本类药物仍可能有效。与其他药物合用治疗急性肺水肿和急性脑水肿等。

（2）用于高血压：在使用利尿药治疗高血压时，本品不作为治疗原发性高血压的首选药物，但当噻嗪类药物疗效不佳，尤其当伴有肾功能不全或出现高血压危象时，本品尤为适用。

（3）预防急性肾衰竭：用于多种原因导致的肾血流灌注不足，如休克、中毒、麻醉意外以及循环功能不全等，在纠正血容量不足的同时及时应用本品，可减少急性肾小管坏死的机会。

（4）用于高钾血症及高钙血症。

（5）用于稀释性低钠血症，尤其是当血钠浓度低于 120 mmol/L 时。

（6）用于血管升压素分泌失调综合征（SIADH）。

（7）用于急性药物、毒物中毒，如巴比妥类药物中毒等。

4. 用法用量

（1）成人

①口服给药：治疗水肿性疾病或高血压，起始剂量为 0.5 ～ 2 mg，必要时每 4 ～ 5 小时重复 1 次；也可间隔用药，即每隔 1 ～ 2 日用药 1 日。一日最大剂量可达 10 mg。

②静脉注射：①治疗水肿性疾病或高血压：起始剂量为 0.5 ～ 1 mg，必要时每 2 ～ 3 小时重复 1 次。一日最大剂量为 10 mg。②治疗急性肺水肿及左心衰：一次 0.5 ～ 1 mg，必要时 30 分钟重复 1 次。

③静脉滴注：治疗急性肺水肿及左心衰，将本品 2 ～ 5 mg；加入 5% 葡萄糖注射液 500 mL 中静脉滴注，30 ～ 60 分钟滴完。

④肌内注射：同静脉注射。

（2）儿童

①口服给药：一次 0.01 ～ 0.02 mg/kg. 必要时每 4 ～ 6 小时给药 1 次。

②静脉注射：一次 0.01 ～ 0.02 mg/kg，必要时每 4 ～ 6 小时给药 1 次。

③肌内注射：同静脉注射。

5. 不良反应

（1）常见者：与水、电解质紊乱有关，尤其是大剂量或长期应用时，如体位性低血压、休克、低钾血症、低氯血症、低氯性碱中毒、低钠血症、低钙血症以及与此有关的口渴、乏力、肌肉酸痛、心律失常等。

（2）少见者：有过敏反应（包括皮疹、甚至心脏骤停）、头晕、头痛、纳差、恶心、呕吐、腹痛、腹泻、胰腺炎、肌肉强直等，骨髓抑制导致粒细胞减少、血小板减少性紫癜和再生障碍性贫血，肝功能损害，指（趾）感觉异常，高糖血症，尿糖阳性，原有糖尿病加重，高尿酸血症。

（3）耳鸣、听力障碍多见于大剂量静脉快速注射时（每分钟剂量大于 4 ～ 15 mg），多为暂时性，少数为不可逆性，尤其当与其他有耳毒性的药物同时应用时。

（4）在高钙血症时，可引起肾结石。

（5）尚有报道本药可加重特发性水肿。

（6）偶见未婚男性遗精和阴茎勃起困难。

（7）大剂量时可发生肌肉酸痛、胸痛。

（8）对糖代谢的影响可能小于呋塞米。

6. 禁忌

对本品或磺胺类药物过敏者。

7. 注意事项

（1）对诊断的干扰：可致血糖升高，尿糖阳性，尤其是糖尿病或糖尿病前期患者，过度脱水可使血尿酸和尿素氮水平暂时性升高，血 Na^+、Cl^-、K^+、Ca^{2+} 和 Mg^{2+} 浓度下降。

（2）随访检查：①血电解质，尤其是合用洋地黄类药物或皮质激素类药物、肝肾功能损害者。②血压，尤其是用于降压、大剂量应用或用于老年人。③肾功能。④肝功能。⑤血糖。⑥血尿酸。⑦酸碱平衡情况。⑧听力。

（3）动物实验提示本药能延缓胎儿生长和骨化。对新生儿和乳母的情况尚不清楚。能增加尿磷的排泄量，可干扰尿磷的测定。

（4）下列情况应慎用：①严重肾功能不全者。②糖尿病患者。③高尿酸血症或有痛风病史者。④严重肝功能不全者（因水、电解质紊乱可诱发肝性脑病）。⑤急性心肌梗死（过度利尿可促发休克）。⑥胰腺炎或有胰腺炎病史者。⑦有低钾血症或有低钾血症倾向者（尤其是应用洋地黄类药物或有室性心律失常者）。⑧前列腺增生者。

（5）FDA 对本药的妊娠安全性分级为 C 级。

8. 药物相互作用

（1）肾上腺皮质激素、促肾上腺皮质激素及雌激素能降低本药的利尿作用，并增加电解质紊乱尤其是低钾血症的发生机会。

（2）非甾体类消炎镇痛药能降低本药的利尿作用，肾损害机会也增加，与前者抑制前列腺素合成，减少肾血流量有关。

（3）与拟交感神经药物及抗惊厥药物合用，利尿作用减弱。

（4）与氯贝丁酯合用，两药的作用均增强，并可出现肌肉酸痛、强直。

（5）与多巴胺合用，利尿作用加强。

（6）饮酒及含酒精制剂和可引起血压下降的药物能增强本药的利尿和降压作用；与巴比妥类药物、麻醉药合用，易引起体位性低血压。

（7）本药可使尿酸排泄减少，血尿酸升高，故与治疗痛风的药物合用时，后者的剂量应适当调整。

（8）可降低降血糖药的疗效。

（9）可降低抗凝药物和抗纤溶药物的作用，主要由于利尿后血容量下降，致血中凝血因子浓度升高，以及利尿使肝血液供应改善、肝脏合成凝血因子增多。

（10）本药加强非去极化肌松药的作用，与血钾下降有关。

（11）与两性霉素、头孢菌素、氨基糖苷类等抗生素合用，肾毒性和耳毒性增加，尤其是原有肾损害时。

（12）与抗组胺药物合用时耳毒性增加，易出现耳鸣、头晕、眩晕。

（13）与锂合用肾毒性明显增加，应尽量避免。

（14）服用水合氯醛后静注本药可致出汗、面色潮红和血压升高，此与甲状腺素由结合状态转为游离状态增多，导致分解代谢加强有关。

（15）与碳酸氢钠合用发生低氯性碱中毒机会增加。

9. 规格

片剂：1 mg。注射液：2 mL ∶ 0.5 mg。

（三）托拉塞米（Torasemide）

1. 其他名称

托拉沙得、托拉噻米、特苏平、维达通、优利德。

2. 药理作用

本品为磺酰脲吡啶衍生物，系袢利尿药。主要作用于髓袢升支粗段，抑制 $Na^+-K^+-2Cl^-$ 转运系统，可增加钠、氯和水在尿中的排泄量。本品对肾小球滤过率、肾血流量、体内酸碱平衡无显著影响。此外，本品可加速毒物和药物的排泄、保护肾脏功能（减轻有毒物质对近曲小管上皮细胞的损害）。

3. 适应证

（1）用于治疗水肿性疾病：可用于充血性心力衰竭、肝硬化、肾脏疾病所致水肿。本品也可与其他药物合用治疗急性脑水肿。

（2）用于治疗原发性或继发性高血压。

4. 用法用量

1）口服给药

（1）充血性心力衰竭所致水肿：起始剂量为一次 10 mg，每日 1 次，根据需要可将剂量增至一次 20 mg，一日 1 次。

（2）肝硬化所致水肿：起始剂量一次 5 ~ 10 mg，一日 1 次，后可逐渐增量，但不超过一日 40 mg。

（3）急性或慢性肾衰竭所致水肿：起始剂量 5 mg，单剂 20 mg 可产生明显效果。

（4）原发性高血压：起始剂量一次 5 mg，一日 1 次。若用药 4 ~ 6 周内疗效不佳，剂量可增至一次 10 mg，一日 1 次。若一日 10 mg 的剂量仍未取得足够的降压作用，可考虑合用其他降压药。

2）静脉给药

（1）充血性心力衰竭及肝硬化所致水肿：初始剂量一次 5 mg 或 10 mg，一日 1 次，缓慢静脉注射，也可用 5% 葡萄糖注射液或生理盐水稀释后静脉输注；如疗效不满意可增至一次 20 mg，一日 1 次，一日最大剂量为 40 mg，疗程不超过 1 周。

（2）肾脏疾病所致水肿：初始剂量一次 20 mg，一日 1 次，以后根据需要可逐渐增至最大剂量一日 100 mg，疗程不超过 1 周。

5. 不良反应

（1）常见不良反应有头痛、眩晕、疲乏、食欲减退、肌肉痉挛、恶心呕吐、高血糖、高尿酸血症、便秘和腹泻；长期大量使用可能发生水和电解质平衡失调。

（2）治疗初期和年龄较大的患者常发生多尿，个别患者由于血液浓缩而引起低血压，精神紊乱，血栓性并发症，及心或脑缺血引起心律失常、心绞痛、急性心肌梗死或昏厥等，低血钾可发生在低钾饮食、呕吐、腹泻、过多使用泻药和肝功能异常的患者。

（3）个别患者可出现皮肤过敏，偶见瘙痒、皮疹、光敏反应，罕见口干、肢体感觉异常、视觉障碍。

6. 禁忌

（1）对本品或磺酰脲类过敏患者禁用。

（2）无尿患者禁用。

（3）肝性脑病前期或肝性脑病患者禁用。

（4）低血容量、低钾或低钠血症患者禁用。

（5）严重排尿困难（如前列腺肥大）患者禁用（尿量增多可导致尿潴留和膀胱扩张）。

7. 注意事项

（1）使用本品者应定期检查电解质（特别是血钾）、血糖、尿酸、肌酐、血脂等。

（2）本品开始治疗前排尿障碍必须被纠正，特别对老年患者。治疗刚开始时要仔细观察电解质失衡、血容量的不足和血液浓缩的有关症状。

（3）肝硬化腹水患者应用本品进行利尿时，应住院进行治疗，这些患者如利尿过快，可造成严重的电解质紊乱和肝性脑病。

（4）本品与醛固酮拮抗剂或与保钾药物一起使用可防止低钾血症和代谢性碱中毒。

（5）前列腺肥大的患者排尿困难，使用本品尿量增多可导致尿潴留和膀胱扩张。

（6）在刚开始用本品治疗或由其他药物转为使用本品治疗或开始一种新的辅助药物治疗时，个别患者警觉状态受到影响（如在驾驶车辆或操作机器时）。

（7）本品必须缓慢静脉注射。本品不应与其他药物混合后静脉注射，但可根据需要用生理盐水或5% 葡萄糖溶液稀释。

（8）如需长期用药建议尽早从静脉给药转为口服用药，静脉给药疗程限于 1 周。

（9）FDA 对本药的妊娠安全性分级为 B 级。

8. 药物相互作用

（1）本品引起的低钾可加重强心苷类的不良反应。

（2）本品可加强皮质类固醇和轻泻剂的钾消耗作用。

（3）非甾体类抗炎药（如消炎痛）和丙磺舒可降低本品的利尿和降压作用。

（4）本品可加强抗高血压药物的作用。

（5）本品连续用药或开始与一种血管紧张素转化酶抑制剂合并用药可能会使血压过度降低。

（6）本品可降低抗糖尿病药物的作用。

（7）在大剂量使用时可能会加重氨基糖苷类抗生素（如卡那霉素、庆大霉素、妥布霉素）、顺铂类制剂和头孢类的耳毒性与肾毒性。

（8）本品可加强箭毒样肌松药和茶碱类药物的作用。

（9）本品可减弱去甲肾上腺素和肾上腺素的作用。

（10）当患者使用大剂量水杨酸盐类时本品可增加水杨酸盐类的毒性。

9. 规格

片剂：2.5 mg；5 mg；10 mg；20 mg。胶囊剂：10 mg。注射液：1 mL ∶ 10 mg；2 mL ∶ 20 mg；5 mL ∶ 50 mg。注射用托拉塞米：10 mg；20 mg。

二、中效能利尿药

（一）氢氯噻嗪（Hydrochlorothiazide）

1. 其他名称

双氢氯噻嗪、氢氯苯噻、双氢氯散疾、双氢氯消疾、双氢氯消、双氢克尿噻。

2. 药理作用

（1）对水、电解质排泄的影响

①利尿作用：尿钠、钾、氯、磷和镁等离子排泄增加，而尿钙排泄减少。本类药物作用机制主要抑制远端小管前段和近端小管（作用较轻）对氯化钠的重吸收，从而增加远端小管和集合管的 Na^+-K^+ 交换，K^+ 分泌增多。本类药物都能不同程度地抑制碳酸酐酶活性，故能解释其对近端小管的作用。本类药还能抑制磷酸二酯酶活性，减少肾小管对脂肪酸的摄取和线粒体氧耗，从而抑制肾小管对 Na^+、Cl^- 的主动重吸收。

②降压作用：除利尿排钠作用外，可能还有肾外作用机制参与降压，可能是增加胃肠道对 Na^+ 的排泄。

（2）对肾血流动力学和肾小球滤过功能的影响：由于肾小管对水、Na^+ 重吸收减少，肾小管内压力升高，以及流经远曲小管的水和 Na^+ 增多，刺激致密斑通过管 – 球反射，使肾内肾素、血管紧张素分泌增加，引起肾血管收缩，肾血流量下降，肾小球入球和出球小动脉收缩，肾小球滤过率也下降。肾血流量和肾小球滤过率下降，以及对亨氏袢无作用，是本类药物利尿作用远不如袢利尿药的主要原因。

3. 适应证

（1）用于水肿性疾病（如充血性心力衰竭、肝硬化、肾病综合征、急慢性肾炎、慢性肾衰竭早期、肾上腺皮质激素和雌激素治疗所致的钠、水潴留），可排泄体内过多的钠和水，减少细胞外液容量，消除水肿。

（2）用于原发性高血压，可单独应用于轻度高血压，或作为基础降压药与其他降压药配合使用。

（3）用于中枢性或肾性尿崩症。

（4）用于肾石症，主要预防含钙盐成分形成的结石。

4. 用法用量

口服给药。

（1）成人

①水肿性疾病：①一般用量：一日 25 ~ 100 mg，分 1 ~ 3 次服用，需要时可增至一日 100 ~ 200 mg，分 2 ~ 3 次服用。为预防电解质紊乱及血容量骤降，宜从小剂量（一日 12.5 ~ 25 mg）开始，以后根据利尿情况逐步加量。近年多主张间歇用药，即隔日用药或每周 1 ~ 2 次用药，或连续服用 3 ~ 4 日，停药 3 ~ 4 日，以减少不良反应。②心源性水肿：开始用小剂量，一日 12.5 ~ 25 mg，以免因盐及水分排泄过快而引起循环障碍或其他症状；同时注意调整洋地黄用量，以免钾的丢失而导致洋地黄中毒。

②高血压：单用本品时，一日 25 ~ 100 mg，分 1 ~ 2 次服用，并按降压效果调整剂量；与其他抗高血压药合用时，一次 10 mg，一日 1 ~ 2 次。

老年人可从一次 12.5 mg，一日 1 次开始，并按降压效果调整剂量。

（2）儿童：一日 1 ~ 2 mg/kg 或 30 ~ 60 mg/m^2，分 1 ~ 2 次服用，并按疗效调整剂量。小于 6 个月的婴儿剂量可达一日 3 mg/kg。

5. 不良反应

大多不良反应与剂量和疗程有关。

（1）水、电解质紊乱：较为常见。①低钾血症：较易发生，与噻嗪类利尿药排钾作用有关，长期缺钾可损伤肾小管，严重失钾可引起肾小管上皮的空泡变化，以及引起严重快速性心律失常等。②低氯性碱中毒或低氯低钾性碱中毒：噻嗪类特别是氢氯噻嗪常明显增加氯化物的排泄。③低钠血症：亦不罕见，导致中枢神经系统症状及加重肾损害。④脱水造成血容量和肾血流量减少亦可引起肾小球滤过率降低。上述水、电解质紊乱的临床常见反应有口干、烦渴、肌肉痉挛、恶心、呕吐和极度疲乏无力等。

（2）高糖血症：本药可使糖耐量降低，血糖升高，此可能与抑制胰岛素释放有关。

（3）高尿酸血症：干扰肾小管排泄尿酸，少数可诱发痛风发作。由于通常无关节疼痛，故高尿酸血症易被忽视。

（4）过敏反应：如皮疹、荨麻疹等，但较为少见。

（5）血白细胞减少或缺乏症、血小板减少性紫癜等亦少见。

（6）其他：如胆囊炎、胰腺炎、性功能减退、光敏感、色觉障碍等，但较罕见。

6. 禁忌

对本品、磺胺类药物过敏者禁用。

7. 注意事项

（1）交叉过敏：与磺胺类药物、呋塞米、布美他尼、碳酸酐酶抑制剂有交叉过敏反应。

（2）对诊断的干扰：可致糖耐量降低，血糖、尿糖、血胆红素、血钙、血尿酸、血胆固醇、甘油三酯、低密度脂蛋白浓度升高，血镁、钾、钠及尿钙降低。

（3）应从最小有效剂量开始用药，以减少副作用的发生，减少反射性肾素和醛固酮分泌。

（4）有低钾血症倾向的患者，应酌情补钾或与保钾利尿药合用。

（5）随访检查：①血电解质。②血糖。③血尿酸。④血肌酐、尿素氮。⑤血压。

（6）下列情况应慎用：①无尿或严重肾功能减退者（因本类药效果差，应用大剂量时可致药物蓄积，毒性增加）。②糖尿病患者。③高尿酸血症或有痛风病史者。④严重肝功能损害者（因本品可导致水、电解质紊乱，从而诱发肝性脑病）。⑤高钙血症患者。⑥低钠血症患者。⑦红斑狼疮患者（因本品可加重病情或诱发狼疮活动）。⑧胰腺炎患者。⑨交感神经切除者（因本品可致降压作用加强）。⑩有黄疸的婴儿。⑪孕妇及哺乳期妇女。FDA 对本药的妊娠安全性分级为 B 级，如用于妊娠高血压患者为 D 级。

8. 药物相互作用

（1）肾上腺皮质激素、促肾上腺皮质激素、雌激素、两性霉素 B（静脉用药）能降低本药的利尿作用，增加发生电解质紊乱的机会，尤其是低钾血症。

（2）非甾体类消炎镇痛药尤其是吲哚美辛，能降低本药的利尿作用，与前者抑制前列腺素合成有关。

（3）与拟交感胺类药物合用，利尿作用减弱。

（4）考来烯胺能减少胃肠道对本药的吸收，故应在口服考来烯胺 1 小时前或 4 小时后服用本药。

（5）与多巴胺合用，利尿作用加强。

（6）与降压药合用时，利尿、降压作用均加强。

（7）与抗痛风药合用时，后者应调整剂量。

（8）使抗凝药作用减弱，主要是由于利尿后机体血浆容量下降，血中凝血因子水平升高，加上利尿使肝脏血液供应改善，合成凝血因子增多。

（9）降低降糖药的作用。

（10）洋地黄类药物、胺碘酮等与本药合用时，应慎防因低钾血症引起的副作用。

（11）与锂制剂合用，因本药可减少肾脏对锂的清除，增加锂的肾毒性。

（12）乌洛托品与本药合用，其转化为甲醛受抑制，疗效下降。

（13）增强非去极化肌松药的作用，与血钾下降有关。

（14）与碳酸氢钠合用，发生低氯性碱中毒机会增加。

9. 规格

片剂：10 mg；25 mg；50 mg。

（二）吲达帕胺（Indapamide）

1. 其他名称

长效降压片、磺胺酰胺吲哚、钠催离、寿比山、吲哒胺、吲达胺、吲满胺、吲满速尿、茚磺苯酰胺、吲满帕胺。

2. 药理作用

吲达帕胺是一种磺胺类利尿剂，通过抑制远端肾小管皮质稀释段的再吸收水与电解质而发挥作用。降压作用未明，其利尿作用不能解释降压作用，因降压作用出现的剂量远小于利尿作用的剂量，可能的机制包括以下几个方面：调节血管平滑肌细胞的钙内流；刺激前列腺素 PGE_2 和前列腺素 PGI_2 的合成；减低血管对血管加压胺的超敏感性，从而抑制血管收缩。本品降压时对心排血量、心率及心律影响小或无。长期用本品很少影响肾小球滤过率或肾血流量。本药不影响血脂及碳水化合物的代谢。

3. 适应证

（1）用于治疗高血压：对轻、中度原发性高血压效果良好，可单独服用，也可与其他降压药合用。

（2）治疗充血性心力衰竭时的水钠潴留。

4. 用法用量

口服给药。

（1）高血压：①片剂、胶囊剂：一次 2.5 mg，一日 1 次，早晨服用。一日不应超过 2.5 mg。维持量为一次 2.5 mg，隔日 1 次。②缓释片：一次 1.5 mg，一日 1 次。

（2）水钠潴留：一次 2.5 mg，一日 1 次。可在 1 周后增至一次 5 mg，一日 1 次。

老年人用量酌减。高尿酸血症患者服药后，痛风发作可能增加，应根据血液中尿酸含量调整给药剂量。

5. 不良反应

本品大部分不良反应为剂量依赖性。

（1）低钠血症伴低血容量引起脱水和直立性低血压。伴发的氯离子缺失可导致继发性代偿性代谢性碱中毒，这种情况发生率很低，程度亦轻。

（2）治疗期间，血浆中尿酸和血糖增加：在痛风和糖尿病的患者中应用这些利尿剂时，必须非常慎重地考虑其适应证。

（3）血液学方面的病症，非常罕见，包括血小板减少症、白细胞减少症、粒细胞缺乏症、营养不良性贫血、溶血性贫血。

（4）高钙血症十分罕见。

（5）过敏反应主要是皮肤过敏，见于以往过敏或哮喘患者。

（6）斑丘疹、紫癜，可能加重原有的急性系统性红斑狼疮。

（7）恶心、便秘、口干、眩晕、疲乏、感觉异常、头痛等症状很少发生，而且大多随药物减量而缓解。

6. 禁忌

（1）对本品及磺胺类药过敏者禁用。

（2）严重肾功能不全者禁用。

（3）肝性脑病或严重肝功能不全者禁用。

（4）低钾血症患者禁用。

7. 注意事项

（1）为减少电解质平衡失调出现的可能，宜用较小的有效剂量，并应定期监测血钾、钠、钙及尿酸等，注意维持水与电解质平衡，尤其是老年人等高危人群，注意及时补钾。

（2）作利尿用时，最好每晨给药一次，以免夜间起床排尿。

（3）无尿或严重肾功能不全，可诱致氮质血症。

（4）糖尿病时可使糖耐量更差。

（5）痛风或高尿酸血症，此时血尿酸可进一步增高。

（6）肝功能不全，利尿后可促发肝性脑病。

（7）交感神经切除术后，此时降压作用会加强。

（8）应用本品而需做手术时，不必停用本品，但须告知麻醉医师。

（9）以下情况应慎用：①糖尿病患者。②肝功能不全者。③痛风或高尿酸血症患者。

（10）FDA对本药的妊娠安全性分级为B级，如用于妊娠高血压患者为D级。

8. 药物相互作用

（1）本品与肾上腺皮质激素同用时利尿利钠作用减弱。

（2）本品与胺碘酮同用时由于血钾低而易致心律失常。

（3）本品与口服抗凝药同用时抗凝效应减弱。

（4）本品与非甾体抗炎镇痛药同用时本品的利钠作用减弱。

（5）本品与多巴胺同用时利尿作用增强。

（6）本品与其他种类降压药同用时降压作用增强。

（7）本品与拟交感药同用时降压作用减弱。

（8）本品与锂剂合用时可增加血锂浓度并出现过量的征象。

（9）与大剂量水杨酸盐合用时，已脱水的患者可能发生急性肾衰竭。

（10）与二甲双胍合用易出现乳酸酸中毒。

9. 规格

片剂：2.5 mg。胶囊剂：2.5 mg。缓释片：1.5 mg。

三、低效能利尿药

（一）螺内酯（Spironolactone）

1. 其他名称

螺内脂、螺旋内脂、螺内酯、螺旋内酯甾醇、螺旋内酯甾酮、安体舒通。

2. 药理作用

本药结构与醛固酮相似，为醛固酮的竞争性抑制剂。作用于远曲小管和集合管，阻断 Na^+-K^+ 和

Na^+–H+ 交换，结果 Na^+、Cl^- 和水排泄增多，K^+、Mg^{2+} 和 H^+ 排泄减少，对 Ca^{2+} 和 p^{3+} 的作用不定。由于本药仅作用于远曲小管和集合管，对肾小管其他各段无作用，故利尿作用较弱。另外，本药对肾小管以外的醛固酮靶器官也有作用。

3. 适应证

（1）与其他利尿药合用，治疗充血性水肿、肝硬化腹水、肾性水肿等水肿性疾病（其目的在于纠正上述疾病时伴发的继发性醛固酮分泌增多）。也用于特发性水肿的治疗。

（2）用于原发性醛固酮增多症的诊断和治疗。

（3）抗高血压的辅助药物。

（4）与噻嗪类利尿药合用，增强利尿效应，预防低钾血症。

4. 用法用量

口服给药。

（1）成人

①水肿性疾病：开始时，一日 40 ～ 120 mg，分 2 ～ 4 次服用，至少连服 5 日，以后酌情调整剂量。

②高血压：开始时，一日 40 ～ 80 mg，分次服用，至少用药 2 周，以后酌情调整剂量（但不宜与血管紧张素转化酶抑制剂合用，以免增加高钾血症的发生率）。

③原发性醛固酮增多症：手术前患者，一日用量 100 ～ 400 mg，分 2 ～ 4 次服用。不宜手术的患者，则选用较小剂量维持。

④诊断原发性醛固酮增多症：长期试验，一日 400 mg，分 2 ～ 4 次，连续 3 ～ 4 周。短期试验，一日 400 mg，分 2 ～ 4 次服用，连续 4 日。

老年人对本品较敏感，开始用量宜偏小。

（2）儿童：用于治疗水肿性疾病，开始时，一日 1 ～ 3 mg/kg 或 30 ～ 90 mg/m^2，单次或分 2 ～ 4 次服用，连服 5 日后酌情调整剂量。一日最大剂量为 3 ～ 9 mg/kg 或 90 ～ 270 mg/m^2。

5. 不良反应

（1）常见者：①高钾血症：最为常见，尤其是单独用药、进食高钾饮食、与钾剂或含钾药物如青霉素钾等同用以及存在肾功能损害、少尿、无尿时；即使与噻嗪类利尿药合用，高钾血症的发生率仍可达 8.6% ～ 26%，且常以心律失常为首发表现，故用药期间必须密切随访血钾和心电图。②胃肠道反应：如恶心、呕吐、胃痉挛和腹泻；尚有报道可致消化性溃疡。

（2）少见者：①低钠血症：单独应用时少见，与其他利尿药合用时发生率增高。②抗雄激素样作用或对其他内分泌系统的影响：长期服用本药在男性可致男性乳房发育、阳痿、性功能低下，在女性可致乳房胀痛、声音变粗、毛发增多、月经失调、性机能下降。③中枢神经系统表现：长期或大剂量服用本药可发生行走不协调、头痛等。

（3）罕见者：①过敏反应：出现皮疹甚至呼吸困难。②暂时性血浆肌酐、尿素氮升高：主要与过度利尿、有效血容量不足引起肾小球滤过率下降有关。③轻度高氯性酸中毒。④肿瘤：有报道 5 例患者长期服用本药和氢氯噻嗪发生乳腺癌。

6. 禁忌

（1）高钾血症患者禁用。

（2）肾衰竭患者禁用。

7. 注意事项

（1）给药应个体化，从最小有效剂量开始使用，以减少电解质紊乱等副作用的发生。如每日服药一次，应于早晨服药，以免夜间排尿次数增多。

（2）用药前应了解患者血钾浓度，但在某些情况血钾浓度并不能代表机体内总钾量，如酸中毒时钾从细胞内转移至细胞外而易出现高钾血症，酸中毒纠正后血钾即可下降。

（3）本药起作用较慢，而维持时间较长，故首日剂量可增加至常规剂量的 2 ～ 3 倍，以后酌情调整剂量。与其他利尿药合用时,可先于其他利尿药 2 ～ 3 日服用。在已应用其他利尿药再加用本药时,其他利尿药剂量在最初 2 ～ 3 日可减量 50％,以后酌情调整剂量。在停药时,本药应先于其他利尿药 2 ～ 3 日停药。

(4)用药期间如出现高钾血症,应立即停药。

(5)应于进食时或餐后服药,以减少胃肠道反应,并可能提高本药的生物利用度。

(6)对诊断的干扰:①使荧光法测定血浆皮质醇浓度升高,故取血前 4 ～ 7 日应停用本药或改用其他测定方法。②使血浆肌酐、尿素氮(尤其是原有肾功能损害时)、肾素,血清镁、钾测定值升高。③尿钙排泄可能增多,而尿钠排泄减少。

(7)下列情况应慎用:①无尿或肾功能不全者。②肝功能不全。因本药引起电解质紊乱,可诱发肝性脑病。③低钠血症。④酸中毒。一方面酸中毒可加重或促发本药所致的高钾血症,另一方面本药可加重酸中毒。⑤乳房增大或月经失调者。⑥孕妇及哺乳期妇女。FDA 对本药的妊娠安全性分级为 C 级,如用于妊娠高血压患者为 D 级。

8. 药物相互作用

(1)肾上腺皮质激素(尤其是具有较强盐皮质激素作用者)、促肾上腺皮质激素能减弱本药的利尿作用,而拮抗本药的潴钾作用。

(2)雌激素能引起水钠潴留,从而减弱本药的利尿作用。

(3)非甾体类消炎镇痛药,尤其是吲哚美辛,能降低本药的利尿作用,且合用时肾毒性增加。

(4)拟交感神经药物可降低本药的降压作用。

(5)多巴胺可加强本药的利尿作用。

(6)与引起血压下降的药物合用,利尿和降压效果均加强。

(7)与下列药物合用时,发生高钾血症的机会增加:含钾药物、库存血、血管紧张素转化酶抑制剂、血管紧张素 II 受体拮抗剂和环孢素等。

(8)与葡萄糖胰岛素液、碱剂、钠型降钾交换树脂合用,发生高钾血症的机会减少。

(9)本药可使地高辛半衰期延长。

(10)与氯化铵合用易发生代谢性酸中毒。

(11)与肾毒性药物合用,肾毒性增加。

(12)甘珀酸钠、甘草类制剂具有醛固酮样作用,可降低本药的利尿作用。

9. 规格

片剂:20 mg。胶囊剂:20 mg。

(二)氨苯蝶啶(Triamterene)

1. 其他名称

三氨蝶呤、三氨喋啶、三氨蝶吟、氨苯蝶吟。

2. 药理作用

本品直接抑制肾脏远曲小管和集合管的 Na^+-K^+ 交换,从而使 Na^+、Cl^-、水排泄增多,而 K^+ 排泄减少。

3. 适应证

(1)主要治疗水肿性疾病,包括充血性心力衰竭、肝硬化腹水、肾病综合征等,以及肾上腺糖皮质激素治疗过程中发生的水钠潴留,主要目的在于纠正上述情况时的继发性醛固酮分泌增多,并拮抗其他利尿药的排钾作用。常因患者对氢氯噻嗪疗效不明显时加用本品。

(2)用于治疗特发性水肿。

4. 用法用量

口服给药。

(1)成人:开始时,一日 25 ～ 100 mg,分 2 次服。与其他利尿药合用时,剂量应减少。维持阶段可改为隔日疗法。一日最大剂量不超过 300 mg。

(2)儿童:一日 2 ～ 4 mg/kg 或 120 mg/m²,分 2 次服,每日或隔日服用,以后酌情调整剂量。一日最大剂量不超过 6 mg/kg 或 300 mg/m^2。

5. 不良反应

（1）常见的主要是高钾血症。

（2）少见的有：①胃肠道反应，如恶心、呕吐、胃痉挛和腹泻等。②低钠血症。③头晕、头痛。④光敏感。

（3）罕见的有：①过敏，如皮疹、呼吸困难。②血液系统损害，如粒细胞减少症甚至粒细胞缺乏症、血小板减少性紫癜、巨幼红细胞性贫血（干扰叶酸代谢）。③肾结石，有报道长期服用本药者肾结石的发生率为 1/1 500。其机理可能是由于本药及其代谢产物在尿中浓度过饱和，析出结晶并与蛋白基质结合，从而形成肾结石。

6. 禁忌

（1）高钾血症患者禁用。

（2）无尿者禁用。

（3）严重或进行性加重的肾脏疾病患者禁用。

（4）严重肝脏疾病患者禁用。

7. 注意事项

（1）给药应个体化，从最小有效剂量开始使用，以减少电解质紊乱等副作用。

（2）如一日给药 1 次，则应于早晨给药，以免夜间排尿次数增多。

（3）服药期间如发生高钾血症，应立即停药，并做相应处理。

（4）应于进食时或餐后服药，以减少胃肠道反应，并可能提高本药的生物利用度。

（5）宜逐渐停药，防止反跳性钾丢失。

（6）下列情况应慎用：①肝肾功能不全者。②糖尿病患者。③低钠血症患者。④酸中毒患者。⑤高尿酸血症或有痛风病史者。⑥肾结石或有此病史者。

（7）多数患者可出现淡黄色荧光尿，此为用药后的正常反应。

（8）FDA 对本药的妊娠安全性分级为 C 级，如用于妊娠高血压患者为 D 级。

8. 药物相互作用

（1）肾上腺皮质激素（尤其是具有较强盐皮质激素作用者）、促肾上腺皮质激素能减弱本药的利尿作用，而拮抗本药的潴钾作用。

（2）雌激素能引起水钠潴留，从而减弱本药的利尿作用。

（3）非甾体类消炎镇痛药，尤其是吲哚美辛，能降低本药的利尿作用，且合用时肾毒性增加。

（4）拟交感神经药物可降低本药的降压作用。

（5）多巴胺可加强本药的利尿作用。

（6）与引起血压下降的药物合用，利尿和降压效果均加强。

（7）与下列药物合用时，发生高钾血症的机会增加：含钾药物、库存血、血管紧张素转化酶抑制剂、血管紧张素 II 受体拮抗剂和环孢素等。

（8）与葡萄糖胰岛素液、碱剂、钠型降钾交换树脂合用，发生高钾血症的机会减少。

（9）本药可使地高辛半衰期延长。

（10）与氯化铵合用易发生代谢性酸中毒。

（11）与肾毒性药物合用，肾毒性增加。

（12）甘珀酸钠、甘草类制剂具有醛固酮样作用，可降低本药的利尿作用。

（13）因可使血尿酸升高，与噻嗪类和袢利尿剂合用时可使血尿酸进一步升高，故应与治疗痛风的药物合用。

（14）可使血糖升高，与降糖药合用时，后者剂量应适当加大。

9. 规格

片剂：50 mg。

（三）阿米洛利（Amiloride）

1. 其他名称

氨氯吡咪、胍酰吡嗪、氨氯吡咪、脒氯嗪、必达通。

2. 药理作用

系保钾利尿药，作用于肾脏远曲小管，阻断钠－钾交换机制，促使钠、氯排泄而减少钾和氢离子分泌。作用不依赖于醛固酮。其本身促尿钠排泄和抗高血压活性减弱，但与噻嗪类或髓袢类利尿剂合用有协同作用。

3. 适应证

（1）主要用于治疗水肿性疾病。

（2）用于难治性低钾血症的辅助治疗。

（3）用于肾上腺腺瘤或腺癌所致的原发性醛固酮增多症术前准备，或不愿手术者。

（4）用于原发性醛固酮增多症。

（5）防治低血钾型家族性周期性麻痹。

（6）配合低钠饮食，用于治疗遗传性假性醛固酮增多症。

4. 用法用量

口服，开始时一次 2.5 ～ 5 mg，一日 1 次，以后酌情调整剂量。一日最大剂量为 20 mg。

5. 不良反应

（1）单独使用时高钾血症较常见。

（2）本品偶可引起低钠血症、高钙血症、轻度代谢性酸中毒。

（3）胃肠道反应可有口干、恶心、呕吐、腹胀等不良反应。

（4）还可见到头痛、头晕、胸闷、性功能下降等不良反应。

（5）过敏反应主要表现为皮疹甚至呼吸困难。

6. 禁忌

（1）对本品过敏者禁用。

（2）高钾血症患者禁用。

（3）严重肾功能不全者禁用。

7. 注意事项

（1）给药应个体化，从最小有效剂量开始使用，以减少电解质紊乱等副作用。

（2）如每日给药 1 次，应于早晨给药，以免夜间排尿数增多。

（3）应于进食时或餐后服药，以减少胃肠道反应。

（4）服药期间如发生高钾血症，应立即停药，并做相应处理。长期应用本品应定期检查血钾、钠、氯水平。

（5）本品的利尿作用、降压作用较轻，因此较少单独应用。常在应用其他利尿药考虑保钾时，才加用本品，常与氢氯噻嗪、呋塞米等合用。由于本品不经肝脏代谢，因此，可用于肝功能损害的患者，而不至于发生药物在体内蓄积（除非肝肾同时受损，如肝肾综合征患者）。

（6）多数患者可出现淡黄色荧光尿，此为用药后的正常反应。

（7）下列情况应慎用：①少尿患者。②肾功能不全患者。③糖尿病患者。④酸中毒和低钠血症患者。

（8）FDA 对本药的妊娠安全性分级为 B 级，如用于妊娠高血压患者为 D 级。

8. 药物相互作用

（1）肾上腺皮质激素（尤其是具有较强盐皮质激素作用者）、促肾上腺皮质激素能减弱本药的利尿作用，而拮抗本药的潴钾作用。

（2）雌激素能引起水钠潴留，从而减弱本药的利尿作用。

（3）非甾体类消炎镇痛药，尤其是吲哚美辛，能降低本药的利尿作用，且合用时肾毒性增加。

（4）拟交感神经药物可降低本药的降压作用。

（5）多巴胺可加强本药的利尿作用。

（6）与引起血压下降的药物合用，利尿和降压效果均加强。

（7）不宜与其他保钾利尿药或钾盐合用。与下列药物合用时，发生高钾血症的机会增加：含钾药物、库存血、血管紧张素转化酶抑制剂、血管紧张素Ⅱ受体拮抗剂和环孢素等。

（8）与葡萄糖胰岛素液、碱剂、钠型降钾交换树脂合用，发生高钾血症的机会减少。

（9）本药可使地高辛半衰期延长。

（10）与氯化铵合用易发生代谢性酸中毒。

（11）与肾毒性药物合用，肾毒性增加。

（12）甘珀酸钠、甘草类制剂具有醛固酮样作用，可降低本药的利尿作用。

9. 规格

片剂：2.5 mg； 5 mg。

（四）枸橼酸氢钾钠

（Potassium Sodium Hydrogen Citrate）

1. 其他名称

Uralyt –U、友来特。

2. 药理作用

口服本品增加尿液 pH 值和枸橼酸根的排泄，减少尿液的钙离子浓度。这种由本品诱发的变化使尿液中形成结石的盐易形成结晶。所致的钙离子浓度的减少能降低尿液中能形成结石的钙盐饱和度。pH 值的升高能增加尿酸和胱氨酸结石的可溶性。

3. 适应证

用于溶解尿酸结石和防止新结石的形成。作为胱氨酸结石和胱氨酸尿的维持治疗。

4. 用法用量

除另有说明，日剂量为 4 标准量匙（每量匙为 2.5 g，共 10 g 颗粒），分 3 次饭后服用，早晨、中午各 1 量匙，晚上服 2 量匙。颗粒可以用水冲服。

新鲜尿液 pH 值必须在下列范围内：尿酸结石和促尿酸尿治疗 pH 6.2 ~ 6.8，胱氨酸结石 pH7 ~ 8。如果 pH 值低于推荐范围，晚上剂量需增加半量匙；如果 pH 高于推荐范围，晚上需减少半量匙；如果服用前测出新鲜尿液 pH 值保持在推荐范围内，则可以确信已经找到恰当剂量。

尿液 pH 值的测量：每次服用前，从试纸中取出一条试纸，用新鲜尿液润湿，然后将润湿的试纸与比色板比较，记下 pH 值。将测出的 pH 值和服用颗粒的量匙数记录在表格上，每次就诊随身带上。本品所附试纸，不用于测定治疗胱氨酸结石患者的尿液 pH 值，为此，医生会建议使用一种 pH 值范围在 7.2 ~ 9 的特殊试纸，并使用随同此种试纸的记录表格。

5. 不良反应

偶有轻度胃肠道不适。

6. 禁忌

（1）急性或慢性肾衰竭患者，或当绝对禁用氯化钠时禁用。

（2）严重的酸碱平衡失调（碱代谢）或慢性泌尿道尿素分解菌感染患者禁用。

7. 注意事项

（1）在第一次使用该药之前应检查肾功能和血清电解质。

（2）请将药物储放在儿童接触不到的地方。

8. 药物相互作用

（1）任何细胞外钾浓度的增高都将降低心脏的糖代谢，而任何细胞外钾浓度的降低将增加心律失常的发生率。醛固酮的拮抗剂、保钾利尿剂、ACE 抑制剂、非甾体类抗炎药和外周止痛剂能够减少肾脏钾的排泄，请记住 1 g 枸橼酸氢钾钠含有 0.172 g 或 4.4 mmol 钾。如果要求低钠饮食，请记住 1 g 枸橼酸氢钾钠含有 0.1 g 或 4.4 mmol 钠（相当于 0.26 g 氯化钠）。

（2）含有枸橼酸的药物与含铝的药物同时给药时会增加铝的吸收，如果必须使用这两种药物，两种药物的给药时间间隔至少需要 2 小时。

9. 规格

颗粒剂：100 g ∶ 97.1 g。

第二节　尿崩症用药

一、加压素（Vasopressin）

1. 其他名称

抗利尿激素、哈潘坦心、血管紧张肽、血管加压素、必压生。

2. 药理作用

本品对肾脏有直接的抗利尿作用，也能收缩周围血管，并引起肠道、胆囊及膀胱的收缩。本品几乎无催产作用。

3. 适应证

（1）用于中枢性尿崩症的治疗。

（2）用于脑外科手术或头颅创伤后多尿的初期治疗。

（3）用于其他药物疗效不佳的腹部肌肉松弛。

4. 用法用量

肌内注射，一次 4 ~ 10 mg。初次剂量可自 2 ~ 4 mg 开始，逐渐增加至有效量。中枢性尿崩症应视用药后多尿减轻情况以决定给药间隔时间。

5. 不良反应

剂量过大可发生水中毒及突发性严重多尿，少数病例发生严重过敏性皮疹、注射部位硬结。

6. 禁忌

（1）高血压、冠状动脉疾病、动脉硬化、心力衰竭患者禁用。

（2）孕妇禁用。

7. 注意事项

（1）注射前需振荡摇匀 5 分钟以上，使瓶底边缘无棕红色药粒沉淀。

（2）必须注射在肌肉内。

（3）上次注射的作用过后才可下一次用药。

（4）用药期间避免过量饮水。

8. 药物相互作用

尚不明确。

9. 规格

注射液：5 mL ∶ 100 mg。

二、去氨加压素（Desmopressin）

1. 其他名称

安立停、的斯加压缩、弥凝、依他停。

2. 药理作用

该药含醋酸去氨加压素，与天然激素精氨酸加压素的结构类似。它与精氨酸加压素的区别，主要是对 γ- 半胱氨酸作脱氨基处理和以 8-D- 精氨酸取代 8-L- 精氨酸。这些结构改变后，使临床剂量的醋酸去氨加压素的作用时间延长，而不产生加压的副作用。

3．适应证

（1）主要用于治疗中枢性尿崩症。

（2）用于尿崩症的诊断和鉴别诊断。

（3）治疗6岁或以上患者的夜间遗尿症。

（4）用于肾脏浓缩功能试验。

（5）控制和预防轻度甲型血友病（FⅧ：C缺乏症）、血管性血友病（vWD）患者在进行小型手术时的出血。

（6）用于先天性或药物诱发性血小板功能障碍、尿毒症、肝硬化等因素所致的出血时间延长，亦可使介入性治疗或诊断性手术前延长的出血时间缩短或恢复正常。

4．用法用量

（1）成人

①口服给药：①中枢性尿崩症：开始一次100μg，一日1～3次，以后根据疗效调整剂量。多数患者的适宜剂量为一次100～200μg，一日3次。②夜间遗尿症：首次用量为睡前200μg，如疗效不显著可增至400μg，连续使用3个月后停用此药至少1周，以便评估是否需要继续治疗。

②静脉给药：①中枢性尿崩症：一次1～4μg，一日1～2次。②治疗和预防出血：一般用量：一次0.3μg/kg，溶于生理盐水50～100 mL在15～30分钟内静脉滴注。若效果显著，可间隔6～12小时重复1～2次，若再多次重复此剂量，效果将会降低。甲型血友病：一次16～32μg，溶于生理盐水30 mL内快速滴入，每12小时1次。血管性血友病：按体重0.4μg/kg，溶于生理盐水30 mL内快速滴入，每8～12小时1次。

③皮下注射：①中枢性尿崩症：一日2～4μg，通常早晚各1次。②甲型血友病：剂量同静脉给药。③血管性血友病：用于轻度出血者，剂量同"静脉给药"。④肾脏浓缩功能试验：4μg。

④经鼻给药：①中枢性尿崩症：鼻喷雾剂：开始时10μg，睡前喷鼻，以后根据尿量每晚递增2.5μg，直至获得良好睡眠。若全天尿量仍较大，可于早晨再加10μg喷鼻，并根据尿量调整用量，直至获得满意疗效。维持用药，一日10～40μg，分1～3次喷鼻。滴鼻液：开始每次10μg，逐渐调整到最适剂量，一日3～4次。②夜间遗尿症：开始时睡前每侧一次10μg，一日总量20μg。维持用药，根据患者反应调整用量，通常一日总量10～40μg。③甲型血友病：剂量同静脉给药。④血管性血友病：用于轻度出血者，剂量同"静脉给药"。⑤肾脏浓缩功能试验：40μg。

（2）儿童

①口服给药：用于治疗中枢性尿崩症，一次100μg，一日3次。

②静脉给药：用于治疗中枢性尿崩症，1岁以下，一次0.2～0.4μg，一日1～2次。建议首剂为0.05μg。1岁以上，一次0.4～1μg，一日1～2次。

③皮下注射：用于肾脏浓缩功能试验，1岁以下0.4μg，1岁以上1～2μg。

④肌内注射：用于肾脏浓缩功能试验，同皮下注射。

⑤经鼻给药：①中枢性尿崩症：3个月以下婴儿的用药剂量目前尚无完整资料。3个月～12岁，开始时5μg，睡前喷鼻，以后根据尿量每晚递增2.5μg，直至获得良好睡眠。若全天尿量仍较大，可于早晨再加5μg喷鼻，并根据尿量调整剂量，直至获得满意疗效。维持用药，一日2～4μg/kg或一日5～30μg喷鼻（一日总量不超过30μg），一日1次或分2次给药。②夜间遗尿症：6岁以下儿童用药剂量目前尚无完整资料。6岁以上儿童，开始时睡前每侧一次10μg，一日总量为20μg。维持用药则根据患者反应调整用量，一日总量10～40μg。③肾脏浓缩功能试验：1岁以上儿童10～20μg。

5．不良反应

（1）使用醋酸去氨加压素时若不限制饮水可能会引起水潴留或低钠血症，伴随或不伴随以下迹象和症状：头痛、恶心、呕吐、血清钠降低、体重增加、抽搐。

（2）治疗夜间遗尿症和尿崩症时，常见的不良反应有头痛、腹痛和恶心；罕见皮肤过敏反应、低钠血症和情绪障碍；仅有个别全身过敏反应的报道。

6. 禁忌

（1）对本品过敏者禁用。

（2）ⅡB型血管性血友病患者禁用。

（3）习惯性或精神性烦渴症患者禁用。

（4）心功能不全患者禁用。

（5）不稳定性心绞痛患者禁用。

（6）中重度肾功能不全患者禁用。

（7）抗利尿激素分泌异常综合征（SIADH）患者禁用。

（8）低钠血症患者禁用。

（9）急迫性失禁患者禁用。

（10）糖尿病患者禁用。

（11）器官病变导致的尿频或多尿患者禁用，如良性前列腺增生、尿道感染、膀胱结石、膀胱癌等。

7. 注意事项

（1）醋酸去氨加压素片用于治疗夜遗尿时，应在服药前1小时和服药后8小时限制饮水。若治疗时未严格控制饮水将出现水潴留和（或）低钠血症及其并发症状（头疼、恶心/呕吐和体重增加，更严重者可引起抽搐），此时应终止治疗直到患者完全缓解。

（2）老年人、血钠水平低和24小时尿量多（多于3L）的患者发生低钠血症危险性较高。

（3）在以下情况下，应严格控制饮水并监测患者血钠水平：①与已知可导致抗利尿激素分泌异常综合征（SIADH）的药物（如三环类抗抑郁剂、选择性血清素再摄取抑制剂、氯丙嗪、卡马西平）合用时。②与非甾体抗炎药（NSAIDs）合用时。

（4）治疗期间，出现体液和（或）电解质失衡急性并发症（如全身感染、发热和肠胃炎）时，应立即停止治疗。

（5）以下情况应慎用：①水电解质紊乱的患者。②有颅内压升高危险的患者。③儿童。④孕妇。

8. 药物相互作用

（1）与已知可导致抗利尿激素分泌异常综合征（SIADH）的药物（如三环类抗抑郁剂、选择性血清素再摄取抑制剂、氯丙嗪、卡马西平）合用时，这类药物可加强抗利尿作用，引致体液潴留危险性升高。与非甾体抗炎药（NSAIDs）合用时，这类药物可能会引起水潴留或低钠血症。

（2）合用洛哌丁胺将导致醋酸去氨加压素的血浆浓度升高3倍，这将增加水潴留或低钠血症的危险。尽管尚未得到证实，但与其他减慢肠运动的药物合用时，可能也会有此作用。

（3）合用二甲硅油可能会降低醋酸去氨加压素的吸收。

（4）人体微粒体的体外研究已证实，醋酸去氨加压素不在肝脏中进行代谢。因此，醋酸去氨加压素与影响肝脏代谢的药物间相互作用的可能性不大。但没有进行过正式的体内药物相互作用的研究。

（5）醋酸去氨加压素的生物利用度在个体内和个体间均存在中度至高度的差异。用药同时或早于用药1.5小时食用脂肪摄入量为27%的标准餐，醋酸去氨加压素的吸收率会降低40%。没有观察到食物对醋酸去氨加压素在药效学方面（尿量或渗透压）的影响。但不排除某些患者同时进食时影响药物作用的可能。

9. 规格

片剂：100μg；200μg。注射液：1mL：4μg；1mL：15μg；2mL：30μg。鼻喷雾剂：2.5mL：250μg（每喷10μg）。滴鼻液：2.5mL：250μg。

三、垂体后叶素（Pituitrin）

1. 其他名称

必妥生、垂体后叶激素、脑垂体后叶素、脑垂体后叶粉、垂体素。

2. 药理作用

本品是由动物脑腺垂体中提取的水溶性成分，含催产素和加压素（抗利尿素）。催产素小剂量可增强子宫的节律性收缩，大剂量能引起子宫强直性收缩，使子宫肌层血管受压迫而止血，作用较麦角碱类强而维持时间短，故常与麦角碱类合用（可使本品作用持续1小时以上）。加压素能直接收缩小动脉及毛细血管（尤其对内脏血管），可降低门静脉压和肺循环压力，有利于血管破裂处血栓形成而止血。还能使肾小管和集合管对水分的重吸收增加。

3. 适应证

（1）因宫缩不良所致产后出血、产后子宫复旧不全。由于有升高血压作用，现产科已少用。

（2）肺出血。

（3）食管及胃底静脉曲张破裂出血。

（4）尿崩症。

4. 用法用量

（1）肌内注射

①一般应用：一次5～10 U。对产后出血，必须在胎儿和胎盘均已娩出后再肌内注射10 U。

②尿崩症：一次5 U，一日2次。

（2）静脉注射：紧急情况下也可将本品5～10 U加入5%葡萄糖注射液20 mL缓慢推注，同时应严密观察是否有不良反应出现。胎儿未娩出前禁用静脉推注。

①肺出血：可用5%葡萄糖注射液20 mL稀释后缓慢静脉注射，极量为一次20 U。大量咯血时，静脉注射10 U。

②产后出血：作预防性应用，可在胎儿前肩娩出后即予10 U。

（3）静脉滴注：一般一次5～10U，加入5%葡萄糖注射液500 mL内缓慢滴入，一次极量为20 U，一日给药次数酌情决定。

①肺出血：用生理盐水或5%葡萄糖注射液500 mL稀释后缓慢滴注，极量为一次20 U。

②催产：临盆后子宫收缩无力，以5～10 U本品加入5%葡萄糖注射液500 mL稀释后缓慢滴注，严密观察宫缩情况，并根据宫缩情况调整滴速。

③胃肠道出血：加压素对食管静脉曲张出血及结肠憩室出血有效，对胃或小肠黏膜损伤出血效果较差。可用本品静滴，每分钟0.1～0.5U。

5. 不良反应

用药后可引起血压升高、心悸、胸闷、心绞痛、尿量减少、尿急、面色苍白、出汗、恶心、腹痛等反应，还可引起血管神经性水肿、荨麻疹、支气管哮喘、过敏性休克，一旦出现过敏反应，应立即停药并对症处理。

6. 禁忌

（1）对本品过敏者禁用。

（2）妊娠高血压综合征患者禁用。

（3）高血压患者禁用。

（4）冠状动脉疾病患者禁用。

（5）心力衰竭患者禁用。

（6）肺源性心脏病患者禁用。

（7）有骨盆过窄、胎位不正、产道阻碍及剖宫产史（可发生胎儿窒息或子宫破裂）者禁用本品引产。

7. 注意事项

（1）因本品对子宫颈有强烈的兴奋作用，还有升压作用，故不宜用于引产或催产。

（2）静脉滴注时应注意药物浓度及滴速，一般为每分钟20滴。滴速过快或静脉推注均易引起腹痛或腹泻。

（3）用于产后子宫出血时，应在胎盘娩出后给药。

8. 药物相互作用

（1）与麦角碱类合用，可延长本品的作用时间。

（2）与氯磺丙脲、氯贝丁酯或卡马西平合用，能加强加压素的效应。

9. 规格

注射液：1 mL ：5 U；1 mL ：10 U。

四、索利那新（Solifenacin）

1. 其他名称

卫喜康。

2. 药理作用

索利那新是竞争性毒蕈碱受体拮抗剂，对膀胱的选择性高于唾液腺。毒蕈碱 M_3 受体在一些主要由胆碱介导的功能中起着重要作用，包括收缩膀胱平滑肌和刺激唾液分泌。琥珀酸索利那新通过阻滞膀胱平滑肌的毒蕈碱 M3 受体来抑制逼尿肌的过度活动，从而缓解膀胱过度活动症伴随的急迫性尿失禁、尿急和尿频症状。

3. 适应证

膀胱过度活动症患者伴有的尿失禁和（或）尿频、尿急症状的治疗。

4. 用法用量

推荐剂量为每日 1 次，每次 5 mg，必要时可增至每日 1 次，每次 10 mg。必须整片用水送服，餐前或餐后均可服用。

5. 不良反应

由于索利那新的药理作用，可能引起轻（通常）、中度的抗胆碱副作用，其发生频率与剂量有关。报告最常见的不良反应是口干。其他不良反应包括嗜睡、味觉障碍、眩晕、头痛、视觉模糊、干眼、便秘、恶心、消化不良、腹痛等。

6. 禁忌

（1）尿潴留、严重胃肠道疾病（包括中毒性巨结肠）、重症肌无力或狭角性青光眼的患者禁用。

（2）处于下述风险情况的患者禁止服用本品：对本品活性成分或辅料过敏的患者；进行血液透析的患者；严重肝功能障碍的患者；正在使用酮康唑等强力 CYP3A4 抑制剂的重度肾功能障碍或中度肝功能障碍患者。

7. 注意事项

（1）使用索利那新治疗前应确认引起尿频的其他原因。若存在尿道感染，应开始适当的抗菌治疗。

（2）下列患者应谨慎使用：明显的下尿道梗阻，有尿潴留的风险；胃肠道梗阻性疾病；有胃肠蠕动减弱的危险；严重肾功能障碍（肌酐清除率 ≤ 30 mL/min）；中度肝功能障碍（Child - Pugh 评分 7 ~ 9 分），这些患者用药时剂量不超过每日 1 次 5 mg。

（3）对驾驶和操作机械的影响：像其他抗胆碱能药物一样，索利那新可能引起视力模糊、嗜睡和疲劳（不太常见），可能对驾驶和机械操作有负面影响。

8. 药物相互作用

（1）与其他抗胆碱药物合用可能引起更明显的治疗作用和副作用。在停止索利那新治疗开始使用其他抗胆碱药物之前，应设置约 1 周的间隔。同时使用胆碱能受体激动剂可能降低索利那新的疗效。

（2）索利那新能降低甲氧氯普胺和西沙必利等刺激胃肠蠕动的药品的作用。

（3）体外研究证明，治疗浓度时索利那新不抑制来源于人肝脏微粒体的 CYP 1A1/2、2C9、2C19、2D6 或 3A4，因此，索利那新不太可能影响通过这些 CYP 同工酶代谢的药物清除率。

（4）索利那新由 CYP3A4 代谢。同时给酮康唑、利托那韦、奈非那韦和伊曲康唑等强力 CYP3A4 抑制剂时，本品的最大剂量应限制在 5 mg。

9. 规格

片剂：5 mg。

第十章 抗微生物药

第一节 四环类抗生素

四环素类抗生素包括四环素、土霉素、金霉素以及四环素的多种衍生物——半合成四环素。后者有多西环素（强力霉素）、米诺环素等。目前，四环素类耐药现象严重，大多常见革兰氏阳性和阴性菌对此类药物呈现耐药。四环素、土霉素等盐类的口服制剂吸收不完全，四环素和土霉素碱吸收尤差。四环素类尚可有毒性反应的发生，如对胎儿、新生儿、婴幼儿牙齿、骨骼发育的影响，对肝脏有损害以及加重氮质血症等。由于上述原因，目前四环素类的主要适应证为立克次体病、布氏杆菌病（与其他药物联合）、支原体感染、衣原体感染、霍乱、回归热等，半合成四环素类也可用于某些敏感菌所致轻症感染，由于此类药物的毒性反应，8岁以下小儿、孕妇均须避免应用。

一、四环素

（一）作用与用途

本品为广谱抑菌剂，高浓度时具杀菌作用。口服可吸收但不完全，30%～40%的给药量可从胃肠道吸收。口服吸收受食物和金属离子的影响。单剂口服本品250 mg后，血药峰浓度为2～4 mg/L。本品能沉积于骨、骨髓、牙齿及牙釉质中。血清蛋白结合率为55%～70%，血中半衰期为6～11小时。临床用于立克次体、支原体、衣原体、放线菌及回归热螺旋体等非细菌性感染和布氏杆菌病。由于目前常见致病菌对四环素类耐药现象严重，仅在病原菌对本品呈现敏感时，方有指征选用该类药物。

（二）注意事项

不良反应有胃肠道症状、肝毒性、变态反应以及血液系统、中枢神经系统、二重感染等。在牙齿发育期间（怀孕中后期、婴儿和8岁以下儿童）应用本品时，四环素可在任何骨组织中形成稳定的钙化合物，导致恒齿黄染、牙釉质发育不良和骨生长抑制，故8岁以下小儿不宜用本品。本品忌与制酸药，含钙、镁、铁等金属离子的药物合用。

（三）用法与用量

口服。

1. 成人

常用量，一次0.15～0.5 g，每6小时1次。

2. 儿童

8岁以上小儿常用量，每次25～50 mg/kg，每6小时1次；疗程一般为7～14 d，支原体肺炎、布鲁菌病需3周左右。本品宜空腹口服。

（四）制剂与规格

片剂：0.25 g。遮光，密封，干燥处保存。

二、土霉素

（一）作用与用途

抗菌谱及应用与四环素相同。但对肠道感染，包括阿米巴痢疾，疗效略强于四环素。本品口服后的生物利用度仅 30% 左右。单剂口服本品 2 小时到达血药峰浓度，为 2.5 mg/L。本品血清蛋白结合率约为 20%。肾功能正常者血中半衰期为 9.6 小时。本品主要自肾小球滤过排出，给药后 96 小时内排出给药量的 70%。

（二）注意事项

见四环素。

（三）用法与用量

口服。成人一日 1.5 ~ 2 g，分 3 ~ 4 次；8 岁以上小儿一日 30 ~ 40 mg/kg，分 3 ~ 4 次；8 岁以下小儿禁用本品。本品宜空腹口服。

（四）制剂与规格

片剂：0.25 g。遮光，密封，干燥处保存。

三、多西环素

（一）别名

强力霉素，脱氧土霉素。

（二）作用与用途

抗菌谱及应用与四环素相同。多西环素口服吸收良好，在胸导管淋巴液、腹水、肠组织、眼和前列腺组织中的浓度均较高，为血浓度的 60% ~ 75%，胆汁中的浓度可达血药浓度的 10 ~ 20 倍。单剂量口服 200 mg，2 小时后达峰值，血药峰浓度约为 3 μg/mL，血清蛋白结合率为 80% ~ 95%，主要在肝脏内代谢灭活，通过肾小球滤过随尿液排泄，血中半衰期为 16 ~ 18 小时。适应证见四环素，也可应用于敏感菌所致的呼吸道、胆管、尿路和皮肤软组织感染。由于多西环素无明显肾脏毒性，临床用于有应用四环素适应证而合并肾功能不全的感染患者。此外，还可短期服用作为旅行者腹泻的预防用药。

（三）注意事项

口服多西环素可引起恶心、呕吐、上腹不适、腹胀、腹泻等胃肠道症状。其他见四环素。

（四）用法与用量

宜空腹口服。

1. 成人

一般感染，首次 0.2 g，以后每次 0.1 g，每日 1 ~ 2 次；疗程为 3 ~ 7 d。

2. 儿童

一般感染，8 岁以上儿童首剂按体重 4 mg/kg；以后，每次 2 ~ 4 mg/kg，每日 1 ~ 2 次；疗程为 3 ~ 7 d。

（五）制剂与规格

片剂：0.1 g。遮光，密封保存。

四、米诺环素

（一）别名

美满霉素。

（二）作用与用途

米诺环素抗菌谱与四环素相似。具有高效与长效性，米诺环素口服吸收迅速，药物在胆及尿中浓度比血药浓度高 10 ~ 30 倍，本品血清蛋白结合率为 76% ~ 83%，血中半衰期约为 16 小时。临床用于治疗支原体肺炎、淋巴肉芽肿、下疳、鼠疫、霍乱；当患者不耐青霉素时，米诺环素可用于治疗淋病奈瑟菌、梅毒和雅司螺旋体、李斯特菌、梭状芽孢杆菌、炭疽杆菌、放线菌、梭杆菌所致感染；阿米巴病的辅助治疗等。

（三）注意事项

大剂量用药可引起前庭功能失调，但停药后可恢复。用药后应避免立即日晒，以免引起光感性皮炎。其他见四环素。

（四）用法与用量

口服。

1. 成人

一般首次剂量 200 mg，以后每 12 小时 100 mg；或在首次用量后，每 6 小时服用 50 mg。

2. 儿童

8 岁以上儿童首剂按体重 4 mg/kg，以后每次 2 mg/kg，每日 2 次。通常治疗的时间至少持续到发热症状消失 24 ~ 48 小时后为止。

（五）制剂与规格

胶囊：50 mg，100 mg。遮光，密闭，干燥处保存。

五、替加环素

（一）别名

老虎素，Tygacil

（二）作用与用途

本品是静脉给药的甘氨酰环素类抗生素。其结构与四环素类药物相似。都是通过与细菌 30S 核糖体结合，阻止转移 MGA 的进入，使得氨基酸无法结合成肽链，最终起到阻断细菌蛋白质合成，限制细菌生长的作用。但替加环素与核糖体的结合能力是其他四环素类药物的 5 倍。替加环素的抗菌谱包括革兰氏阳性菌、革兰氏阴性菌和厌氧菌。体外实验和临床试验显示，替加环素对部分需氧革兰氏阴性菌（如弗氏枸橼酸杆菌、阴沟肠杆菌、大肠埃希菌、产酸克雷白杆菌和肺炎克雷白杆菌、鲍曼不动杆菌、嗜水气单胞菌、克氏枸橼酸杆菌、产气肠杆菌、黏质沙雷菌和嗜麦芽寡养单胞菌等）敏感。铜绿假单胞菌对替加环素耐药。替加环素静脉给药的峰浓度为 0.63 ~ 1.45 μg/mL，蛋白结合率为 71% ~ 89%。本品给药后有 22% 以原形经尿排泄，其平均血中半衰期范围为 27 小时（单剂量 100 mg）~ 42 小时（多剂量）。临床用于成人复杂皮肤及软组织感染和成人复杂的腹内感染，包括复杂阑尾炎、烧伤感染、腹内脓肿、深部软组织感染及溃疡感染。

（三）注意事项

常见不良反应为恶心和呕吐，其发生时间通常在治疗头 1 ~ 2 d 之内，程度多为轻中度。复杂皮肤和皮肤结构感染患者应用替加环素治疗时，其恶心和呕吐的发生率分别为 35% 和 20%，替加环素不会抑制细胞色素 P450 酶系介导的代谢。孕妇若应用替加环素可能会对胎儿造成损害。在牙齿发育过程中（包括妊娠后期、婴儿期和 8 岁以前幼儿期）应用替加环素可使婴幼儿牙齿变色（黄色或灰棕色）。

（四）用法与用量

替加环素的推荐初始剂量为 100 mg，维持剂量为 50 mg，每 12 小时经静脉滴注 1 次；每次滴注时间为 30 ~ 60 分钟。替加环素治疗复杂皮肤和皮肤结构感染或者复杂腹内感染的推荐疗程均为 5 ~ 14 d。轻中度肝功能损害患者、肾功能损害患者或者血液透析患者均无须调整给药剂量；重度肝功能损害患者的推荐初始剂量仍为 100 mg，维持剂量降低至 25 mg，每 12 小时 1 次。

（五）制剂与规格

替加环素为橙色冻干粉针，规格为 50 mg。

第二节　酰胺醇类抗生素

氯霉素类抗生素目前临床应用的有氯霉素和甲砜霉素。

氯霉素具广谱抗菌作用，但其对革兰氏阴性杆菌如流感嗜血杆菌、沙门菌属等的作用较葡萄球菌等革兰氏阳性菌为强；氯霉素尚对厌氧菌，包括脆弱拟杆菌等亦有效；对衣原体属、支原体属和立克次体属亦具抗微生物作用。氯霉素对细胞内病原微生物有效，也易通过血－脑屏障进入脑脊液中。故氯霉素目前仍为下列感染的选用药物：①伤寒等沙门菌感染，目前耐氯霉素的伤寒沙门菌呈增多趋势，但对氯霉素敏感者，该药仍为适宜选用药物。②化脓性脑膜炎，流感嗜血杆菌脑膜炎或病原菌不明的化脓性脑膜炎。③脑脓肿，因病原菌常系需氧和厌氧菌的混合感染。④腹腔感染，常需与氨基糖苷类联合应用以控制需氧及厌氧菌的混合感染。

氯霉素有血液系统毒性，因此不宜用作轻症感染的选用药，更不应作为感染的预防用药。宜用于某些重症感染，低毒性药物治疗无效或属禁忌的患者。甲砜霉素亦可引起红细胞生成抑制以及白细胞、血小板的减少，其抗菌作用较氯霉素为弱，故亦不宜作为常见感染的选用药。另外，具有较氯霉素明显增强的免疫抑制作用，但对其临床应用价值尚无定论。除血液系统毒性外，由于氯霉素的大剂量应用可致早产儿或新生儿发生外周循环衰竭（灰婴综合征），故在妊娠后期孕妇及新生儿中应避免使用氯霉素，有指征应用者必须进行血药浓度监测，给药个体化。

一、氯霉素

（一）作用与用途

本品抗菌谱包括流感杆菌、肺炎链球菌和脑膜炎奈瑟菌、某些厌氧菌、立克次体属、螺旋体和衣原体属。对金黄色葡萄球菌、链球菌、大肠埃希菌、肺炎克雷白杆菌、奇异变形杆菌、伤寒沙门菌、副伤寒沙门菌、志贺菌属等具有抑菌作用。本品静脉给药后可透过血－脑脊液屏障进入脑脊液中。脑膜无炎症时，脑脊液药物浓度为血药浓度的 21% ~ 50%；脑膜有炎症时，可达血药浓度的 45% ~ 89%。新生儿及婴儿患者可达 50% ~ 99%，也可透过胎盘屏障进入胎儿循环。血清蛋白结合率为 50% ~ 60%。成人血中半衰期为 1.5 ~ 3.5 小时，在 24 小时内 5% ~ 10% 以原形由肾小球滤过排泄，80% 以无活性的代谢产物由肾小管分泌排泄。本品为敏感菌株所致伤寒、副伤寒的选用药物，与氨苄西林合用治疗流感嗜血杆菌脑膜炎或对青霉素过敏患者的肺炎链球菌、脑膜炎奈瑟菌脑膜炎，敏感的革兰氏阴性杆菌脑膜炎等。

（二）注意事项

对造血系统的毒性反应是氯霉素最严重的不良反应，表现为白细胞和血小板减少、不可逆性再生障碍性贫血。早产儿或新生儿应用大剂量氯霉素易发生灰婴综合征。还可引起周围神经炎和视神经炎、变态反应、二重感染及消化道反应。妊娠末期或分娩期、哺乳期妇女及新生儿不宜应用本品。由于氯霉素可抑制肝细胞微粒体酶的活性替代合用药物的血清蛋白结合部位，与抗癫痫药、降血糖药合用时可增加后者的药理作用。本品与林可霉素类或大环内酯类抗生素合用可发生拮抗作用，因此不宜联合应用。

（三）用法与用量

口服或静脉滴注，本品不宜肌内注射。

1. 成人

静脉滴注，一日 2 ~ 3 g，分 2 次给予；口服，一日 1.5 ~ 3 g，分 3 ~ 4 次。

2. 儿童

静脉滴注，按体重一日 25 ~ 50 mg/kg，分 3 ~ 4 次给予；新生儿必须用时一日不超过 25 mg/kg，分 4 次给予。

（四）制剂与规格

注射液：2 mL：0.25 g；片剂：0.25 g。密闭，避光贮存。

二、甲砜霉素

（一）作用与用途

本品是氯霉素的同类物，抗菌谱和抗菌作用与氯霉素相仿，具广谱抗微生物作用，但有较强的免疫抑制作用，且较氯霉素强约 6 倍。本品口服后吸收迅速而完全，正常人口服 400 mg 后 2 小时血药浓度达峰值，为 4 mg/L。经吸收后在体内广泛分布，以肾、脾、肝、肺等中的含量较多，比同剂量的氯霉素高 3 ~ 4 倍。血中半衰期约 1.5 小时，肾功能正常者 24 小时内自尿中排出给药量的 70% ~ 90%，部分自胆汁中排泄，胆汁中浓度可为血药浓度的几十倍。甲砜霉素在体内不代谢，故肝功能异常时血药浓度不受影响。临床用于敏感菌如流感嗜血杆菌、大肠埃希菌、沙门菌属等所致的呼吸道、尿路、肠道等感染。

（二）注意事项

本品可致 10% 患者发生消化道反应，亦可引起造血系统的毒性反应，主要表现为可逆性红细胞生成抑制，白细胞、血小板减低；发生再生障碍性贫血者罕见。早产儿及新生儿中尚未发现有"灰婴综合征"者。其他见氯霉素。

（三）用法与用量

口服。成人一日 1.5 ~ 3 g，分 3 ~ 4 次；儿童按体重一日 25 ~ 50 mg/kg，分 4 次服。

（四）制剂与规格

胶囊：0.25 g。密闭，避光保存。

第三节　林可霉素类抗生素

林可霉素类也称林可酰胺类，有林可霉素和其半合成衍生物克林霉素两个品种，后者的体外抗菌活性较前者强 4 ~ 8 倍。两者的抗菌谱与红霉素相似而较窄，仅葡萄球菌属（包括耐青霉素株）、链球菌属、白喉杆菌、炭疽杆菌等革兰氏阳性菌对本类药物敏感，革兰氏阴性需氧菌如流感嗜血杆菌、奈瑟菌属以及支原体属均对本类药物耐药，这有别于红霉素等大环内酯类药。林可霉素类，尤其是克林霉素对厌氧菌有良好抗菌活性，拟杆菌属包括脆弱拟杆菌、梭杆菌属、消化球菌、消化链球菌、产气荚膜杆菌等大多对本类药物高度敏感。细菌对林可霉素与克林霉素间有完全交叉耐药性，与红霉素间存在部分交叉耐药。

林可霉素类主要作用于细菌核糖体的 50S 亚基，抑制肽链延长，因而影响细菌蛋白质合成。红霉素、氯霉素与林可霉素类的作用部位相同，相互间竞争核糖体的结合靶位；由于前两者的亲和力比后者大，常可取而代之，因此合用时可出现拮抗现象。林可霉素类主要用于厌氧菌和革兰氏阳性球菌所致的各种感染，对金黄色葡萄球菌所致的急性和慢性骨髓炎也有明确指征。本类药物的不良反应主要为胃肠道反应，口服后腹泻较多见，一般轻微，也可表现为假膜性肠炎，系由艰难梭菌外毒素引起的严重腹泻。克林霉素口服后吸收完全（90%），故口服给药时宜选用本品。

一、林可霉素

（一）别名

洁霉素。

（二）作用与用途

本品对常见的需氧革兰氏阳性菌有较高抗菌活性，对厌氧菌有良好的抗菌作用，与大环内酯类有部分交叉耐药。成人肌内注射 600 mg，30 分钟达血药峰浓度。吸收后广泛及迅速分布于各体液和组织中，包括骨组织。血清蛋白结合率为 77% ~ 82%。血中半衰期为 4 ~ 6 小时，本品可经胆管、肾和肠道排泄，肌内注射后 1.8% ~ 24.8% 药物经尿排出，静脉滴注后 4.9% ~ 30.3% 经尿排出。本品适用于敏感葡萄球菌属、链球菌属、肺炎链球菌及厌氧菌所致的呼吸道感染、皮肤软组织感染、女性生殖道感染和盆腔感染及腹腔感染等，后两种病种可根据情况单用本品或与其他抗菌药联合应用。

（三）注意事项

不良反应有胃肠道反应，可引起假膜性肠炎、血液系统反应等。本品可增强吸入性麻醉药、神经 – 肌肉阻滞药的神经肌肉阻滞现象，导致骨骼肌软弱和呼吸抑制或麻痹，与氯霉素、红霉素具拮抗作用，不可合用。

（四）用法与用量

1. 肌内注射

成人每日 0.6 ~ 1.2 g；小儿每日按体重 10 ~ 20 mg/kg，分次注射。

2. 静脉滴注

成人每次 0.6 g，每 8 小时或 12 小时 1 次；小每日按体重 10 ~ 20 mg/kg。

（五）制剂与规格

注射液：2mL ： 0.6 g。密闭保存。

二、克林霉素

（一）别名

氯洁霉素。

（二）作用与用途

本品为林可霉素的衍生物，抗菌谱与林可霉素相同，抗菌活性较林可霉素强 4 ~ 8 倍。对革兰氏阳性菌如葡萄球菌属、链球菌属、白喉杆菌、炭疽杆菌等有较高抗菌活性。对革兰氏阴性厌氧菌也有良好抗菌活性，拟杆菌属包括脆弱拟杆菌、梭杆菌属、消化球菌、消化链球菌、产气荚膜杆菌等大多对本品高度敏感。本品肌内注射后血药浓度达峰时间，成人约为 3 小时，儿童约为 1 小时。静脉注射本品 300 mg，10 分钟血药浓度为 7 mg/L。血清蛋白结合率为 92% ~ 94%。在骨组织、胆汁及尿中可达高浓度。约 10% 给药量以活性成分由尿排出，血中半衰期约为 3 小时。空腹口服的生物利用度为 90%。口服克林霉素 150 mg、300 mg 后的血药峰浓度分别约为 2.5 mg/L、4 mg/L，达峰时间为 0.75 ~ 2 小时。临床用于链球菌属、葡萄球菌属及厌氧菌所致的中、重度感染，如吸入性肺炎、脓胸、肺脓肿、骨髓炎、腹腔感染、盆腔感染及败血症等。

（三）注意事项

不良反应有胃肠道反应，可引起假膜性肠炎、血液系统反应等。本品可增强吸入性麻醉药、神经 - 肌肉阻滞药的神经 - 肌肉阻滞现象，导致骨骼肌软弱和呼吸抑制或麻痹；与氯霉素、红霉素具拮抗作用，不可合用。

（四）用法与用量

肌内注射或静脉滴注。

1. 成人：每日 0.6 ~ 1.2 g，分 2 ~ 4 次应用；严重感染，每日 1.2 ~ 2.4 g，分 2 ~ 4 次静脉滴注。

2. 儿童：4 周及 4 周以上小儿按体重每日 15 ~ 25 mg/kg，分 3 ~ 4 次应用；严重感染，每日 25 ~ 40 mg/kg，分 3 ~ 4 次应用。

（3）禁止直接静脉推注，可致小儿呼吸停止。

（五）制剂与规格

盐酸克林霉素注射液：2 mL ： 0.3 g；克林霉素葡萄糖注射液：100 mL ： 0.6 g；盐酸克林霉素胶囊：0.15 g。密闭，阴凉处保存。

三、盐酸克林霉素棕榈酸酯

（一）作用与用途

本品系克林霉素的衍生物，在体内经酯酶水解形成克林霉素而发挥抗菌活性。本品口服后药物自胃肠道迅速吸收水解为克林霉素，吸收率约为 90%，血清蛋白结合率 90% 以上，血中半衰期儿童约为 2 小时，成人约为 2.5 小时，肝肾功能损害时血中半衰期可延长，尿中 24 小时排泄率达 10%。其他见克林霉素。

（二）注意事项

见克林霉素。

（三）用法与用量

口服。儿童每日按体重 8 ~ 25 mg/kg，分 3 ~ 4 次服用；成人每次 150 ~ 300 mg（重症感染可用 450 mg），每日 4 次。

（四）制剂与规格

盐酸克林霉素棕榈酸酯颗粒剂：1 g；37.5 mg。密闭，阴凉干燥处保存。

第十一章　抗寄生虫药

第一节　抗疟药

疟疾是由疟原虫感染引起、由按蚊传播的一种传染病，临床上以间歇性寒战、高热、出汗和脾大、贫血等为特征。引起人类疟疾的疟原虫主要有间日疟、三日疟及恶性疟，其中前两者又称良性疟。抗疟药（Antimalarial Drugs）是一类用于防治疟疾的药物。

疟原虫的生活史可分为在人体内的无性增殖阶段和在雌性按蚊体内的有性生殖阶段，目前尚无任何一种抗疟药能作用于疟原虫生活史的所有环节。常用抗疟药按疾病作用的阶段不同可分为以下三大类。

一、以控制症状为主

（一）氯喹（Chloroquine）

1. 体内过程

口服吸收迅速，可广泛分布于全身各组织，肝、脾、肾、肺等组织内的药物浓度是血浆药物浓度的 200 ~ 700 倍，在脑组织及脊髓的药物浓度为血浆药物浓度的 10 ~ 30 倍。因药物贮存在组织内，代谢和排泄速度都较慢，故药物作用持久，半衰期为 3 ~ 5 天。

2. 临床应用

（1）抗疟作用。氯喹能杀灭间日疟、三日疟、敏感的恶性疟原虫的红细胞内期裂殖体，迅速有效控制疟疾症状，是控制和预防疟疾的首选药，具疗效高、起效快、作用持久等特点。其在体内代谢和排泄都很缓慢，加之在内脏组织中的分布量大，停药后可逐渐释放入血液，故作用持久。

（2）抗肠外阿米巴作用。氯喹在肝脏的药物浓度高，有利于杀灭肝内阿米巴原虫，适用于治疗甲硝唑无效或有使用禁忌的阿米巴肝脓肿，但需加用抗肠内阿米巴病药以彻底消除肠内阿米巴原虫，防止复发。

（3）免疫抑制作用。大剂量氯喹能抑制免疫反应，可用于治疗类风湿关节炎、红斑狼疮等自身免疫性疾病。

3. 药理作用

氯喹可插入脱氧核糖核酸（DNA）双螺旋并形成 DNA – 氯喹复合物，干扰 DNA 复制和核糖核酸（RNA）转录，从而抑制疟原虫的分裂繁殖。

4. 不良反应

不良反应少，如头晕、头痛、胃肠不适及皮疹等停药后可自行消失。长期大剂量用药可引起视力障碍，少数患者可致精神失常、阿斯综合征、肝肾损害。有致畸作用，孕妇禁用。

（二）奎宁（Quinine）

奎宁是从金鸡纳树皮中提取的一种生物碱。金鸡纳树原产南美洲，自古当地居民即用其树皮治疗疟疾。过去曾将其作为治疗疟疾的主要药物，但自人工合成氯喹等药物后，奎宁已不作为首选抗疟药，但氯喹耐药性问题日趋严重，奎宁又重新引起研究者的重视。

1. 体内过程

口服后在肠内吸收迅速，大部分在体内分解，其余由尿液排出。服药后 48 h 体内仅有少许残留，无蓄积性。血浆半衰期 5 ~ 9 h，口服单剂后达到血药浓度峰值时间为 1 ~ 3 h。

2. 药理作用

对各种疟原虫红细胞内期裂殖体均有杀灭作用，能控制临床症状，作用较氯喹弱，维持时间短。优点是极少产生耐药性，且与氯喹之间无交叉耐药性。

3. 临床应用

主要用于耐氯喹的恶性疟，尤其是严重的脑型疟。奎宁在肝内迅速氧化失活并由肾脏排出，加之毒性较大，因此不用于症状抑制性预防。对红细胞外期疟原虫无效，对配子体亦无明显作用。

4. 不良反应

（1）金鸡纳反应。表现为恶心、呕吐、耳鸣、头痛、听力和视力减弱，甚至发生暂时性耳聋。

（2）心肌抑制作用。奎宁可降低心肌收缩力、减慢传导和延长心肌不应期。静脉注射时可致血压下降和致死性心律失常，用于危急病例时仅可静脉滴注。

（3）特异质反应。少数恶性疟患者即使应用很小剂量也能引起急性溶血，发生寒战、高热、背痛、血红蛋白尿（黑尿）和急性肾功能衰竭，甚至死亡。

（4）子宫兴奋作用。奎宁对妊娠子宫有兴奋作用，故孕妇禁用。

（5）中枢神经抑制。微弱的解热镇痛作用，还可引起头晕、精神不振等症状。

（三）青蒿素（Artemisinin）

青蒿素提取自菊科植物黄花蒿，由于对耐氯喹虫株感染有效，受到国内外广泛重视，具有高效、速效、低毒的优点。口服吸收迅速，给药 1 h 后血药浓度达峰值。药物可分布全身，尤以肝、肾组织中药物浓度高，能透过血脑脊液屏障。代谢快，有效血药浓度维持时间短，不易彻底杀灭疟原虫，故复发率较高，需反复给药。可有效杀灭各种红细胞内期疟原虫，但对红细胞外期疟原虫无效。其作用机制可能与破坏疟原虫表膜和线粒体结构有关。用于治疗间日疟和恶性疟，特别对耐氯喹虫株感染及抢救脑型疟疾有良效。不良反应少，偶见四肢麻木、心动过速、腹痛、腹泻。大剂量可致畸，故孕妇慎用。

（四）蒿甲醚（Artemether）

蒿甲醚是青蒿素的脂溶性衍生物，溶解度大、性质稳定，可制成油注射剂肌注或油丸口服。其抗疟活性比青蒿素强 10 ~ 20 倍，不良反应少，偶见四肢麻木感和心动过速。

二、以控制疟疾复发和传播为主

（一）伯氨喹（Primaquine）

1. 体内过程

口服吸收快且完全，用药后 1 ~ 2 h 血药浓度达峰值，代谢快，半衰期约 5 h，经肾脏排泄。

2. 药理作用

对良性疟的红细胞外期及各型疟原虫的配子体杀灭作用强，是目前控制复发及传播的首选药。对红细胞内期疟原虫作用弱，对恶性疟红细胞内期疟原虫无效，因此不能控制症状发作，需与氯喹合用。疟原虫对此药很少产生耐药性。

3. 临床用途

可用于间日疟、恶性疟，特别是适用于氯喹耐药虫株的感染和脑型恶性疟的治疗。

4. 不良反应

该药毒性较大，使用时应警惕。治疗量一般反应可出现头晕、恶心、呕吐、腹痛等，停药后可消失。少数特异质患者用药后可出现高铁血红蛋白症或急性溶血性贫血，表现为发热、胸闷等缺氧症状，其原因与葡萄糖 -6 - 磷酸脱氢酶（G-6-PD）缺乏有关。

三、以病因性预防为主

（一）乙胺嘧啶（Pyrimethamine）

此药是人工合成的抗疟药，是目前病因性预防的首选药。

1. 体内过程

口服吸收慢，主要经肾脏排泄，排泄缓慢，半衰期 4～6 天，用药后有效血药浓度可维持 2 周。

2. 药理作用

本药对恶性疟有抑制作用，为病因性预防的首选药，作用持久，服药 1 次，预防作用可维持 1 周以上。对红细胞内期疟原虫的未成熟裂殖体也有抑制作用，但对已成熟的裂殖体则无效。其作用机制是抑制疟原虫二氢叶酸还原酶，通过干扰核酸合成导致疟原虫失去繁殖能力。

3. 临床应用

控制耐氯喹株恶性疟的症状发作，生效慢，不能直接杀灭配子体，但含药血液随配子体被按蚊吸入后，可阻止疟原虫在蚊体内的有性繁殖，起到控制传播的作用。

4. 不良反应

常规用药不良反应轻，长期大剂量服药可能干扰人体叶酸代谢，引起叶酸缺乏症或导致巨幼细胞性贫血；及时停药可自行恢复。长期应用应检查血象，妊娠和哺乳期妇女禁用。

第二节 抗阿米巴病药和抗滴虫病药

一、抗阿米巴病药

阿米巴病是由溶组织阿米巴原虫引起的寄生虫病，根据感染部位不同可分为肠内阿米巴病和肠外阿米巴病。溶组织阿米巴原虫有包囊和滋养体两个发育时期，前者是传播源，对药物不敏感；后者是致病因子，侵入肠壁引起急、慢性阿米巴痢疾，也可随肠壁血液或淋巴液迁移至肠外组织（肝、肺、脑等）引起肠外阿米巴病（如阿米巴肝脓肿等）。现有的抗阿米巴病药（Anti amoeda Drugs）主要作用于滋养体，对包囊无直接作用。

抗阿米巴病药的选用主要根据感染部位和类型。急性阿米巴痢疾和肠外阿米巴病首选甲硝唑；而依米丁和氯喹只在甲硝唑无效或禁忌时偶可使用。对于排包囊者肠腔内的小滋养体和阿米巴痢疾急性症状控制后肠腔内残存的小滋养体，则宜选用主要分布于肠腔内的二氯尼特，偶可考虑应用卤化喹啉类、巴龙霉素和四环素等。

（一）抗肠内、肠外阿米巴病药

1. 甲硝唑（Metronidazole，灭滴灵）

（1）体内过程

口服吸收迅速，生物利用度高，给药 1～3 h 后血药浓度达峰值，血浆蛋白结合率约 20%。体内分布广，可渗入全身组织和体液，可通过胎盘屏障和血脑脊液屏障，脑脊液中可达有效药物浓度。有效血药浓度可维持 12 h，主要在肝脏代谢，经肾脏排泄，部分经乳汁排泄。

（2）药理作用

①抗阿米巴作用。对肠内及肠外阿米巴滋养体都有强大杀灭作用，是急、慢性阿米巴痢疾和肠外阿米巴病的首选药。

②抗滴虫作用。对阴道滴虫有直接杀灭作用，是治疗阴道滴虫病的首选药。口服后可分布于阴道分泌物、精液和尿液中，故对女性和男性泌尿生殖道滴虫感染都有效，夫妇同治可提高疗效。

③抗厌氧菌作用。对厌氧性革兰阳性杆菌、厌氧性革兰阴性杆菌和球菌抗菌作用显著，脆弱杆菌对其较敏感。主要用于防治胸腔、盆腔、腹腔内厌氧菌感染及败血症、气性坏疽等，是治疗厌氧菌感染首选药。

（3）临床应用

使用安全、方便，常用于治疗厌氧菌所致的各种感染性疾病。

（4）不良反应

①胃肠反应。为主要不良反应，如恶心、呕吐、上腹部不适、腹痛、腹泻等。

②神经系统反应。剂量过大时有头痛、眩晕、共济失调、肢体麻木甚至惊厥等反应。

③影响乙醇代谢。服药期间饮酒可使得乙醇堆积增多，出现急性乙醇中毒，引起腹部不适、恶心、呕吐、头痛、胸闷、血压下降、味觉改变等。

④其他。可引起过敏、白细胞减少、口腔金属味等，长期大量口服有致癌、致突变作用，孕妇、哺乳妇女禁用。

2. 替硝唑（Tinidazole）

替硝唑是咪唑衍生物，半衰期比甲硝唑长（12～24 h）。对阿米巴痢疾和肠外阿米巴病的疗效与甲硝唑相当，但毒性略低，还可治疗阴道滴虫症。

（二）抗肠内阿米巴病药

二氯尼特（Diloxanide）

此药大部分在肠腔内水解，1 h 后血药浓度达峰值，药物经尿液迅速排泄。口服后主要靠其未吸收部分杀灭阿米巴原虫，对于无症状或仅有轻微症状的排包囊者有良好疗效，是目前最有效的杀包囊药。对慢性阿米巴痢疾也有效，对肠外阿米巴病疗效差，可用于甲硝唑无效的阿米巴肝脓肿。不良反应偶见呕吐和皮疹，大剂量可致流产。

（三）抗肠外阿米巴病药

依米丁和去氢依米丁

依米丁是吐根中提取的生物碱，又称吐根碱，其脱氢衍生物去氢依米丁抗阿米巴作用更强，两药可直接杀灭阿米巴滋养体。依米丁刺激性很强，口服可致呕吐，只能深部肌肉注射，对心肌有严重毒性。本药仅用于治疗病情严重而且甲硝唑疗效不佳的急性阿米巴痢疾和肠外阿米巴病，用药时需有医护人员的严密监护。氯喹（Chloroquine）

氯喹兼具抗疟和杀灭阿米巴滋养体的作用。口服后在肝脏组织中浓度高，肠壁组织中含量低，对肠内阿米巴病无效，仅用于不宜用甲硝唑的阿米巴肝炎或肝脓肿。

二、抗滴虫病药

抗滴虫病药是一类治疗阴道毛滴虫感染所致的阴道炎、尿道炎和前列腺炎的药物，目前认为甲硝唑是治疗滴虫病最有效、安全、经济的药物，替硝唑、奥硝唑等同类药物也可使用。对甲硝唑耐药的滴虫感染可考虑改用乙酰胂胺局部给药。

乙酰胂胺（Acetarsol）

其复方制剂称滴维净。将其片剂置于阴道可直接杀滴虫。此药有一定局部刺激作用，可使阴道分泌物增多。

第三节　抗血吸虫病药和抗丝虫病药

一、抗血吸虫病药

血吸虫为寄生于人体内的一类蠕虫，包括日本血吸虫、埃及血吸虫和曼氏血吸虫等，日本血吸虫病在我国长江流域和长江以南省区严重流行，是我国危害最严重的寄生虫病。过去曾使用酒石酸锑钾作为治疗该病的特效药，但存在毒性大、疗程长等缺点，已经完全被 20 世纪 70 年代发现的吡喹酮所取代。

（一）吡喹酮（Praziquantel）

此药是广谱抗吸虫药和驱绦虫药，对血吸虫杀灭效果显著，对线虫和原虫感染无效。

1. 体内过程

口服吸收迅速，1～2 h 达血药浓度峰值，经肝脏代谢，药物本身及代谢物经肾脏排泄，体内无蓄积作用，半衰期 1～1.5 h。

2. 药理作用

（1）抗血吸虫。可杀灭各种血吸虫，对成虫作用强，具高效、低毒、短程、广谱、可口服等特点。主要作用机制是增强虫体表膜的通透性，干扰虫体内 Ca^{2+} 平衡，导致虫体痉挛性麻痹而脱落，并促进虫体移行至肝脏内被单核吞噬细胞系统消灭。临床用于治疗急、慢性血吸虫病，能迅速退热并改善全身症状，是治疗血吸虫病的首选药。该药还可治疗华支睾吸虫病、卫氏并殖吸虫病和姜片吸虫病。

（2）抗绦虫。对人和家畜体内猪肉绦虫、牛肉绦虫的成虫及幼虫均有很强的杀灭作用，可作为治疗绦虫病的首选药。

（3）抗囊虫。对脑型和皮下肌肉型囊虫病疗效好。

3. 临床作用

对慢性日本血吸虫病远期治愈率可达 90% 以上。对急性血吸虫病，有迅速退热和改善全身症状的作用，远期疗效可达 87%。有心、肝等并发症的晚期患者多能顺利完成疗程。

4. 不良反应

不良反应轻微，一般不影响治疗。可出现头痛、眩晕、乏力、肌肉震颤等，少数患者出现心悸、心律失常、心电图改变等。孕妇禁用。

二、抗丝虫病药

丝虫病是由丝状线虫感染人体所引起的一种寄生虫病，丝虫寄生于淋巴系统，早期表现为淋巴管炎和淋巴结炎，晚期出现淋巴管阻塞所致的症状。我国流行的丝虫主要是班氏丝虫和马来丝虫，蚊子为传播媒介。丝虫的发育分为两个阶段：幼虫在蚊体发育和成虫在人体发育成熟。

（一）乙胺嗪（Diethylcarbamazine）

该药的枸橼酸盐称海群生（hetrazan）。

1. 体内过程

口服吸收迅速，3h 达血药浓度峰值，可分布全身各组织，虫体内的药物浓度与人体组织内药物浓度相近。

2. 临床应用

服用该药后，班氏丝虫和马来丝虫的微丝蚴迅速从患者血液中减少或消失。对淋巴系统中的成虫也有毒杀作用，但需较大剂量或较长疗程。

3. 不良反应

毒性较低，可引起厌食、恶心、呕吐、头痛、乏力等反应。绦虫成虫和幼虫死亡后释出的大量异体蛋白可引起过敏反应，表现为皮疹、淋巴结肿大、血管神经性水肿、畏寒、发热、哮喘、心率加快、胃肠功能紊乱等，一般于给药之日开始出现，持续 3～7 日。

（二）呋喃嘧酮（Furapyrimidone）

此药对马来丝虫及班氏丝虫的成虫及微丝幼虫均有杀灭作用，作用机制和不良反应与乙胺嗪相似，但呕吐发生率高。

第四节　抗肠蠕虫病药

肠道寄生的蠕虫可分为三大类：肠道线虫、肠道绦虫和肠道吸虫，我国以肠道线虫感染最普遍。不同蠕虫对不同药物的敏感性不同，因此必须有针对性地用药。近年来，高效、低毒、广谱的抗肠蠕虫病药不断问世，使多数肠蠕虫病都得到有效治疗和控制。

一、阿苯达唑（Albendazole，丙硫达唑，别名肠虫清）

（一）体内过程

口服吸收迅速，血药浓度较高，肝、肺等组织中均能达到很高的浓度，并能进入棘球蚴囊内。在肝脏代谢后发挥杀虫作用，原形药与代谢物均排泄快，无蓄积现象。

（二）药理作用

具广谱、高效、低毒的特点，对多种肠道寄生虫，如线虫类的蛔虫、钩虫、鞭虫，绦虫类的猪肉绦虫、牛肉绦虫、短膜壳绦虫等均有较强的驱杀作用。作用机制同甲苯达唑，但口服后吸收迅速，血药浓度比口服甲苯达唑后高出 100 倍，肝、肺等组织中均能达到相当高的浓度，并能进入棘球蚴囊内，因此对肠道外寄生虫病，如棘球蚴病（包虫病）、囊虫病、旋毛虫病，以及华支睾吸虫病、肺吸虫病等也有较好疗效，为甲苯达唑所不及。对华支睾吸虫病的疗效则稍逊于吡喹酮，疗程稍长。

（三）临床应用

临床主要用于治疗蛔虫、钩虫、蛲虫、鞭虫单独及混合感染，也可治疗各种类型囊虫病、包虫病等。

（四）不良反应

常见口干、乏力、头晕、头痛、嗜睡、食欲不振、恶心、腹痛、腹泻等，多数可自行缓解。治疗囊虫病时虽用量大、疗程长，但多能耐受，主要不良反应为猪囊尾蚴解体后释放的异体蛋白所致过敏反应，可见头痛、发热、皮疹、肌肉酸痛等。治疗旋毛虫病时，也可出现发热、肌痛和水肿加重等反应。本药有胚胎毒性和致畸作用，故孕妇禁用。有严重肝、肾、心脏功能不全及活动性溃疡病患者慎用。

二、甲苯达唑（Mebendazole）

此药为高效、广谱驱肠蠕虫药，可抑制虫体摄取葡萄糖，减少三磷酸腺苷（ATP）生成，阻止其生长，对多种线虫的成虫和幼虫有杀灭作用，对蛔虫、蛲虫、鞭虫、钩虫、绦虫感染的疗效常在 90% 以上，尤其适用于上述蠕虫的混合感染。甲苯达唑显效缓慢，给药后数日才能将虫排尽。该药可杀灭钩虫卵、蛔虫卵和鞭虫卵，有控制传播的重要意义。本药品口服吸收少，首过效应明显，无明显不良反应，少数病例可见短暂腹痛、腹泻，大剂量时偶见过敏反应、脱发、粒细胞减少等。孕妇、2 岁以下儿童和对本品过敏者不宜使用。

（一）左旋咪唑（Levamisole）

本药对蛔虫、钩虫均有效，对丝虫也有一定作用，兼具增强免疫作用。主要用于治疗蛔虫病、钩虫病和丝虫病。不良反应主要为胃肠反应及皮疹，偶见肝功能异常。

（二）哌嗪（Piperazine）

本药对蛔虫、蛲虫的作用较强，驱蛔虫治愈率可达 80%。治疗蛲虫病疗程较长，不如阿苯达唑等方便。偶见胃肠反应，大剂量可致神经系统反应。肾脏疾病、神经系统疾病者禁用。本品不易吸收，副作用少见。

微信扫码
◆ 临床科研
◆ 医学前沿
◆ 临床资讯
◆ 临床笔记

第十二章 常见中药药理研究

第一节 黄芩

本品为唇形科植物黄芩的根。主含黄酮类成分，已分离出约40种黄酮，主要有黄芩苷、黄芩素、汉黄芩素、汉黄芩苷、千层纸素A等。味苦，性寒。归肺、胆、脾、大肠、小肠经。

一、功效与药理

1. 清热燥湿，泻火解毒

《本草经疏》谓本品"其性清肃，所以除邪；味苦所以燥湿；阴寒所以胜热。故主诸热，邪热与湿热也"。黄芩清热燥湿，泻火解毒功效主要与其具有的解热、抗炎、抗过敏，抗病原微生物及解毒作用等有关。

（1）解热作用：黄芩对酵母、伤寒菌苗等所致家兔发热有解热效果。酵母菌所致发热大鼠的实验表明，12种中药水提液灌服，仅黄芩、黄柏及豆根有解热作用，药后1小时体温即显著下降，维持3小时以上，作用强度与50 mg/kg阿司匹林相似或更强。对于2，4-二硝基酚、酵母和内毒素所致大鼠、家兔的发热，黄芩多种提取物均有解热效果，黄芩醇提物作用强于水提物，黄芩总黄酮及黄芩苷均有显著解热作用。含黄芩药物血清对于伤寒菌苗发热家兔单核细胞内生致热原生成中DNA合成和Ca^{2+}内流能明显抑制；对于内毒素所致发热大鼠，黄芩苷腹腔注射可翻转内毒素所致下丘脑中PGE_2和cAMP的影响。不同产地的黄芩解热作用有不同。

（2）抗炎作用：黄芩有抗炎作用。黄芩水煎剂灌服，能抑制二甲苯所致小鼠耳肿胀，连续灌胃5天，5 g/kg、10 g/kg黄芩煎剂可显著抑制角叉菜胶所致大鼠足肿，减少羧甲基纤维素囊中白细胞的游出，并抑制大鼠巴豆油性气囊的形成。对于大鼠的酵母性脚肿胀，40 g/kg黄芩水提液灌服有显著抑制作用。黄芩70%甲醇提取物及黄芩素、黄芩苷及汉黄芩素均能明显抑制醋酸所致小鼠腹腔毛细血管通透性亢进及化合物48/80所致大鼠脚爪水肿，但对角叉菜胶性脚肿及肉芽组织增生无效。黄芩甲醇提取物能抑制大鼠棉球性肉芽肿，抑制醋酸所致小鼠腹腔毛细血管通透性亢进和甲醛所致大鼠足肿胀。对于佐剂性关节炎，黄芩能抑制其原发和继发性损伤。对于前列腺中注入角叉菜胶、大肠杆菌或消痔灵注射液所形成的急性与慢性前列腺炎模型，黄芩总苷120 mg/kg、200 mg/kg灌胃均有改善作用。研究表明，黄芩及其所含多种黄酮类化合物可在多种环节上作用于花生四烯酸（AA）代谢。对于大鼠腹腔多形核白细胞的AA代谢，几种黄芩黄酮均有抑制作用，黄芩素抑制5HETE及内过氧化物转化之HHT的IC50分别为7.13 μM和55.3 μM；而黄芩苷对HETE的抑制作用弱，对HHT无影响；汉黄芩素和2'，3，5，6'，7-五羟基酮抑制HHT的IC50分别为14.6 μM和50 μM。对于在A23187刺激下大鼠腹腔巨噬细胞合成PGE_2的增高，黄芩苷也有显著的抑制作用，10 μg/mL浓度时有显著效果，100 μg/mL浓度时PCE_2生成较无A23187刺激的正常巨噬细胞合成者还显著为低。对于大鼠血小板的脂氧酶活性，黄芩苷有强烈的抑制作用。另一方面，有报告黄芩能显著抑制15-羟前列腺素脱氢酶活性，从而减少PGE_1和PGE_2

— 125 —

的失活，升高 PGE_1 及 PGE_2 水平，此后两者又促进 cAMP 的生物合成。还有报告黄芩素对白三烯 B4 有显著抑制作用。综上可见，黄芩及其所含黄酮类化合物的抗炎作用机制与对 AA 代谢的多个环节都有不同程度的抑制作用，其最终整体效果是对 AA 代谢多种产物生成及失活酶过程影响的综合结果。

（3）抗过敏作用：黄芩对变态反应有不同程度的抑制作用，尤以对 I 型变态反应作用为明显，有效成分为黄芩苷、黄芩素及其他黄酮类化合物，它们能明显抑制致敏豚鼠离体回肠及离体气管对抗原激发所致过敏性收缩，对 Schulz-Dale 反应黄芩素的作用较黄芩苷为强。黄芩素、黄芩苷均可抑制组胺和 SRS-A 的释放。此外，口服黄芩苷 50 mg/kg 1 周，对蛋清致敏豚鼠吸入抗原所致过敏性休克也有明显保护效果。对于豚鼠、小鼠的被动全身过敏反应及豚鼠被动皮肤过敏反应，黄芩素与黄芩苷也均有显著抑制作用，且以黄芩素为强。黄芩水或甲醇提取物 100 mg/kg、200 mg/kg 灌服，对大鼠被动皮肤过敏反应的抑制率分别为水提物 46.4%、66.8%，甲醇提取物 82.6%、98.6%。关于黄芩抗 I 型过敏反应的作用机制，研究表明，黄芩素有一定抗组胺和乙酰胆碱作用；黄芩苷、黄芩素均不影响抗原、抗体的结合，但能显著减少致敏豚鼠肺切片与抗原反应时化学介质的释放，此一作用通过抑制巯基酶活性而介导。另有实验表明，黄芩所含多种黄酮能显著抑制化合物 48/80 所致大鼠腹腔肥大细胞脱颗粒，汉黄芩素、汉黄芩苷、黄芩素、2'，5，6'，7- 四羟基黄酮、2'，3，5，6'，7- 五羟基黄酮及 2'，5，5'，7- 四羟基 -6'，8- 二甲氧基黄酮的抑制率（%）分别为 82、67、74、80、98 及 78%，色甘酸钠为 99%；IC50 分别为（μM）40.0、140.0、52.1、17.7、15.5 及 19.5，黄芩苷无作用，黄芩新素 II 的抑制率为 98%。对于卵白蛋白致敏所致大鼠哮喘模型，黄芩灌胃可降低肺组织 MDA 水平；对于卵白蛋白致敏所致豚鼠过敏反应，黄芩苷有一定脱敏作用，黄芩还可抑制 IL-4 和 TNF-α 刺激下人嗜酸性粒细胞趋化因子的表达，其作用强度为黄芩素 > 木蝴蝶素 A> 黄芩苷 > 黄芩黄酮 II，其中黄芩素的 IC50 为 1.8 μg/mL。除 I 型变态反应外，黄芩对佐剂性关节炎的继发性损害也有明显抑制作用，能显著抑制佐剂所致骨质退化和破坏的增强。此外，还与抑制细胞因子分泌，释放和核因子的转录活性，抑制 NO 及一些黏附分子的合成有关。

（4）抗病原微生物作用：有大量报告表明黄芩具有显著而广谱的抗生作用，如在体外能抑制金黄色葡萄球菌、肺炎双球菌、溶血性链球菌、脑膜炎双球菌、痢疾杆菌、白喉杆菌、炭疽杆菌、变形杆菌、霍乱弧菌、结核杆菌以及钩端螺旋体等的生长，对于一些特殊致病菌，如幽门螺杆菌、致龋菌、衣原体等黄芩或其主要成分也有明显作用。对于多种真菌，如董色毛癣菌等 10 余种皮肤真菌、白色念珠菌等也报告有制菌效力。此外，黄芩对于某些病毒也有一定抑制效果，如流感病毒、鼻病毒、呼吸道合胞病毒、柯萨奇病毒。有研究表明黄芩苷、黄芩苷元均能抑制免疫缺陷病毒逆转录酶（HIV-1 RT），在 H9 细胞培养中能抑制 HIV-1 的复制，并保护小鼠白血病感染。对 HIV-1 和小鼠白血病病毒（MLV）逆转录酶，黄芩苷元的作用较黄芩苷为强。由于黄芩及其所含黄酮体外抑菌活性都较低，其于体内均难以达有效抑菌浓度，故黄芩临床广泛用于多种急性感染疾病功效的机制似很难用其抗菌活性加以解释。有研究表明，黄芩甲醇提取物于体外对大肠杆菌、铜绿假单胞菌、金葡菌、乙型链球菌和葡萄球菌有抑菌作用，其 20 g 生药 /kg 灌胃的含药血清仍有抗菌作用。另外，黄芩能消除大肠杆菌及痢疾杆菌的 R 质粒，黄芩水煎液还能消除铜绿假单胞菌的生物被膜，而大为增强头孢他啶的杀菌作用。上述研究表明黄芩是从多个方面产生抗病原微生物作用。

（5）抗内毒素作用：黄芩有抗内毒素作用，体外试验黄芩水煎液、乙醇提取物以及总黄酮和黄芩苷均可中和内毒素，抑制内毒素引致的鲎细胞溶解物凝胶化，与水煎液相比，乙醇提取液作用为强；对内毒素攻击所致小鼠死亡的保护也以乙醇提物为强。黄芩苷是黄芩抗内毒素作用主要成分之一，25 mg/kg 黄芩苷静注后 10 分钟注射内毒素，可大为拮抗内毒素所致家兔发热；对于卡介菌敏化小鼠，黄芩苷 100 mg/kg 腹腔注射可明显降低内毒素攻击所致小鼠死亡率；黄芩苷灌服还可降低内毒素所致小鼠血清 TNF-α 和 NO 的增高。在人脐静脉内皮细胞培养上，黄芩苷还可抑制内毒素所致 E- 选择素和 NO 的增高。

（6）解毒作用：黄芩醇提物静注可显著对抗士的宁所致蛙、猫、犬等惊厥，能减低惊厥强度，降低死亡率。有效成分为黄芩苷，而黄芩素无抗士的宁毒性效果，黄芩苷皮下注射可明显提高士的宁对小鼠的半数致死量。对于四氯化碳中毒小鼠肝糖原含量，以给葡萄糖醛酸者为最高，黄芩苷次之，黄芩素为低，故认为黄芩的解毒效果可能与其所含葡萄糖醛酸有关。

2. 其他作用

（1）保肝作用：黄芩有明显的保肝作用，黄芩煎剂、黄芩苷对于四氯化碳所致急性肝损伤、D-半乳糖胺所致大鼠急性重型肝炎以及异烟肼与利福平、酒精和卡介苗＋内毒素所致动物肝损伤模型均有明显拮抗作用，并可抑制 TNF-α 和放线菌素 D 所致体外培养大鼠肝细胞的凋亡。黄芩醇提取物对胆管结扎或 CCl_4 所致大鼠肝纤维化有抑制作用。对于利福霉素钠＋异烟肼注射所致小鼠肝损伤，黄芩苷 50、100 和 200 mg/kg 灌服能降低肝指数，抑制 ALT、AST 的增高，减轻病理改变。黄芩苷元对 CCl_4 肝损伤小鼠，在 ALT、AST 与病理改变改善同时也可见肝 MDA 明显下降。另有研究表明，黄芩苷 100 mg/kg 灌服 7 天，可使小鼠肝微粒体细胞色素 P450 含量显著增加，并使 ADM、ECD 及 AHH 3 种酶活力增强，在 6 种 P450 同工酶中，黄芩苷可选择性诱导 1A1、2B1 及 2C11 同工酶。黄芩还有利胆作用，其乙醇提取物及黄芩苷、黄芩素可促进家兔胆汁分泌。煎剂 0.5 g/kg 静注也可使麻醉犬胆汁分泌增加，胆总管结扎所致兔血胆红素升高，静注黄芩苷可使之下降。

（2）对心血管及血液的影响：黄芩有显著的降压活性，其多种制剂、多种给药途径及对不同的动物均表现降压效果，如黄芩浸剂 1 g/kg 口服、煎剂 60 mg/kg 静注、浸膏 0.5 g/kg 静注、醇提物 1 g/kg 口服、肌注或静注均可使麻醉犬血压降低，黄芩苷 10～20 mg/kg 静注也使血压下降。

黄芩水浸液灌服，对家兔的实验性动脉粥样硬化有预防效果。对喂饲高脂饲料所致高脂血症大鼠，黄芩新素 Ⅱ 可明显降低血清总胆固醇、肝组织甘油三酯；汉黄芩素降低肝组织甘油三酯并升高血清 HLD 水平。对于灌服乙醇诱导的高脂血症大鼠，黄芩黄酮也有显著降血脂作用，100 mg/kg 灌服，汉黄芩素使血清甘油三酯明显下降，黄芩苷使游离脂肪酸下降，黄芩素使血清 HDL 明显升高，黄芩素及黄芩苷还均能显著降低肝组织的胆固醇和甘油三酯浓度。而对脂肪组织的脂解，汉黄芩素及黄芩素均显著抑制肾上腺素的脂解作用，汉黄芩素、黄芩素及黄芩苷抑制去甲肾上腺素的脂解作用，黄芩苷抑制多巴胺的脂解作用。对于大鼠睾丸组织，汉黄芩素可抑制肾上腺素所致脂解作用，而黄芩素及黄芩苷抑制 ACTH 的脂解作用，黄芩新素 Ⅱ 能抑制肾上腺素和 ACTH 的脂解作用，并能抑制葡萄糖向脂肪的转化。

黄芩所含多种黄酮有强的抑制血小板聚集作用，黄芩素、汉黄芩素、千层纸素、黄芩新素 Ⅱ 及白杨素于 1.0 mmol/L 浓度能抑制由胶原诱导的血小板聚集；白杨素、黄芩素、汉黄芩素还能抑制由 ADP 或 AA 诱导的血小板聚集；黄芩素及黄芩苷能抑制由凝血酶诱导的纤维蛋白原转化为纤维蛋白，及人脐静脉内皮细胞黏附分子表达。对于由内毒素所致大鼠急性 DIC，黄芩的醋酸乙酯、甲醇或水提物有一定对抗作用，前者能使血小板数减少抑制 29%，纤维蛋白原减少抑制 57%，FDP 升高抑制 50%。此外黄芩醋酸乙酯提取物对红细胞膜尚有显著稳定作用，但对纤维蛋白原凝固时间及纤溶活化无影响。对于冠脉结扎所致大鼠缺血心肌，黄芩素 40、80、160 mg/kg 静注有明显的保护作用。

（3）抗氧化作用：黄芩具有显著的抗氧化作用，能抑制过氧化脂质的生成，清除自由基，有效成分为其所含多种黄酮。应用电子自旋共振法和自旋捕获技术研究发现，对于羟自由基、超氧阴离子自由基、烷过氧自由基及 DPPH 自由基，黄芩素、黄芩苷、汉黄芩素、汉黄芩苷均有明显作用，且以黄芩苷、黄芩素的作用为强。黄芩苷、黄芩素、汉黄芩素、汉黄芩苷、黄芩新素 Ⅱ 等于 $2.5×10^{-4}$M 对维生素 C-$FeCl_2$ 或 NADPH-ADP 诱导的肝组织生成过氧化脂质都有显著的抑制作用，表明其对酶促和非酶促途径生成过氧化脂质均能抑制之。对于大鼠离体肝、心、肾、脑等组织的脂质过氧化，黄芩水煮醇沉物均有显著抑制作用，且随浓度增加，抑制作用增强，并明显提高小鼠全血 GSH-Px 的活性。对于过氧化亚硝酸盐（ONOO-）所致内皮细胞损伤，黄芩苷表现为强的抗氧化剂和 iNOS 及 COX-2 的抑制剂；减轻慢性支气管炎大鼠的肺，黄芩可使肺组织匀浆 MDA 含量降低。

（4）抗肿瘤作用：黄芩具有抗肿瘤作用，黄芩的多种提取物及其主含黄酮类成分黄芩苷、黄芩素、汉黄芩素等于体内外对多种肿瘤细胞均有抗肿瘤活性。黄芩乙醚提物对 L1210 细胞有细胞毒作用，IC50 为 10.4 μg/mL，从中提得之黄芩新素 Ⅱ 之 IC50 为 1.5 μg/mL，对于人膀胱癌 ku-1 细胞黄芩苷的 IC50 为

3.4 μg/mL，对 EJ-1 细胞为 4.4 μg/mL，对雄激素敏感的人前列腺癌 LN-Cap 的 ED_{50} 为（60.8±3.2）μmol/L，对雄激素不敏感的 JCA-1 则为（46.8±0.7）μmol/L；黄芩素有类似于黄芩苷的作用。在移植性肿瘤的体内试验，黄芩提取物对鼠膀胱癌 MBT-2、黄芩素对裸鼠人前列腺癌 Du-145 均显示显著效果。黄芩黄酮抗肿瘤作用的机制可能与调节花生四烯酸代谢、影响细胞周期、诱导凋亡及抗新生血管生成等有关。

（5）防治白内障作用：黄芩对实验性白内障有显著防治效果，对于半乳糖性白内障大鼠黄芩煎剂灌服可明显延缓、减少白内障的形成。黄芩对醛糖还原酶（AR）有显著的抑制作用，黄芩素对大鼠或牛晶状体 AR 的 IC50（M），对大鼠为 2.0×10^{-7}，对牛为 4.6×10^{-7}；汉黄芩素对大鼠为 2.7×10^{-7}，对牛为 1.2×10^{-7}。国内报告对 32 种黄酮类化合物对 AR 抑制作用筛选，以黄芩苷元及异金丝桃苷醋酸盐的作用为强，其于 10^{-5}M 时的抑制率分别为 100% 及 94%，IC50 分别为 3.5×10^{-6}M 及 2.2×10^{-6}M。对于链佐星所致糖尿病大鼠，黄芩苷 150 mg/kg 灌服对血糖无影响，但红细胞中山梨醇含量显著下降，这一下降是通过黄芩苷对 AR 抑制而实现的。

（6）降血糖作用：黄芩素具有明显的 α-葡萄糖苷酶抑制活性，尤以对蔗糖酶的作用为强，但黄芩苷作用甚弱；对灌服葡萄糖所致高血糖的体内试验，黄芩素对血糖升高无抑制作用，而黄芩苷表现为抑制血糖升高活性。黄芩煎剂对糖尿病肾病大鼠通过改善肾自由基代谢紊乱和抑制肾小球高滤过等机制改善糖尿病大鼠的肾脏病变。

（7）对中枢神经系统的作用：黄芩黄酮具有脑细胞保护作用，对于 H_2O_2 所致人成神经瘤细胞 SH-SY5Y 的过氧化损伤，以及维生素 $C-F_3^{2+}$、AAPH 及 NADPH 所致大鼠大脑皮质线粒体过氧化损伤、线粒体肿胀和膜流动性降低，10 μmol/L 的黄芩素、黄芩苷和汉黄芩素有显著保护作用。黄芩素、黄芩苷于小鼠 Vogal 冲突试验以及小鼠强迫游泳及悬尾不动时间试验等研究均表现抗焦虑作用。曾有报告黄芩具有一定镇静作用，应用黄芩总黄酮的研究表明，在 30～300 mg/kg 抗焦虑有效剂量下未见中枢抑制作用，也对肌肉协调与运动能力无明显影响。

（8）抗放射作用：黄芩水提物腹腔注射，能提高对 ^{60}Co 全身照射小鼠的生存率与平均存活时间，同时可见白细胞、血小板增加，其主要有效成分为所含酚性苷。

（9）对生殖系统的影响：黄芩苷可降低孕小鼠流产率，上调血黄体酮含量，促进着床期 IFN-γ 分泌，胚泡附植后又降低 IFN-γ 含量，并调节着床和妊娠期 Th1/Th2 细胞因子的平衡。黄芩对自发和催产素引起的小鼠子宫收缩有抑制作用，炒黄芩作用强于生黄芩。黄芩素对子宫内膜异位症大鼠有治疗作用，其作用机制可能与抑制 TNF-α、IL-6、IL-8 生成，抑制 ICAM-1、Bcl-2 表达等有关。

（10）对消化系统的影响：黄芩煎剂能抑制离体兔肠，煎剂及醇提物能抑制在位犬小肠；对乙酰胆碱所致离体小鼠小肠痉挛，汉黄芩素有解痉作用而黄芩素无效，黄芩乙醇提物并能拮抗毛果芸香碱所致犬小肠兴奋。黄芩常用于治疗胰腺炎的复方中，实验表明，黄芩及其所含黄酮具有显著的抗胰蛋白酶活性，黄芩的醋酸乙酯、甲醇提取物于 100 μg/mL 浓度对胰蛋白酶的抑制为 83% 及 76%，所含黄酮中以黄芩素作用最强，其 IC50 为 5×10^{-7}。

此外，黄芩素能抑制 $3T_3-L_1$ 小鼠前脂肪细胞向脂肪细胞分化，抑制脂肪酸合成酶活性。黄芩苷对病期不同、皮损面积不同的银屑病患者均有一定疗效，体外试验表明，黄芩苷能浓度依赖地抑制 LTB4 所致正常人或银屑病患者 PIN 的趋化反应，此作用随作用时间延长而增强，但对 PAF 所致者无明显效果。

二、体内过程

黄芩及其所含主要有效成分黄芩苷、黄芩素的药动学曾进行过许多研究。黄芩水煎剂灌服大鼠血浆中黄芩苷和汉黄芩苷浓度存在双峰现象，黄芩苷口服清除率大于汉黄芩苷。以大鼠在体胃肠吸收模型研究结果表明，黄芩苷仅在胃有少量吸收，而黄芩素在胃和小肠中吸收良好。黄芩苷在肠内经菌群代谢为黄芩素而被吸收，被吸收或静注的黄芩素在体内可还原为黄芩苷，并被小肠分泌排出。胆汁不但可以分泌黄芩苷，而且可促进黄芩素吸收。黄芩素的吸收与剂量相关，20～100 mg/kg 黄芩素灌服，代谢产物黄芩苷的药动学呈线性关系，而剂量于 100 mg/kg、200 mg/kg 则呈非线性。黄芩苷体内体外抗氧化作用的时效关系与血清中黄芩苷的时量关系呈正相关。在链脲佐菌素糖尿病大鼠，黄芩提取物中黄芩苷和汉黄芩苷于体内 Cmax1、Cmax2、AUC0 ~ 5 均明显增加，粪便悬浮液中黄芩苷降解也加快。黄芩总苷静注于大鼠，5 分钟即可于皮层检出；药后血中黄芩苷于 60 分钟已近底线，而皮层浓度逐渐上升，至 120 分钟达峰值。人口服黄芩苷 1.0 g，尿液中发现了 3 个主要代谢产物：5，6，7- 三羟基黄酮 -6-0- 葡萄糖醛酸苷、5，7- 二羟基 -6- 甲氧基黄酮 -7-0- 葡萄糖醛酸苷和 5、6、7- 三羟基黄酮 -7-0- 葡萄糖醛酸苷。黄芩苷 80 mg/kg 灌胃于家兔眼晶状体中 15 分钟、30 分钟浓度分别为（1.069 ± 0.153）μg/mL 与（4.765 ± 0.876）μg/mL 而达峰，以后迅速下降，于 2 小时达第二峰值（2.975 ± 0.875）μg/mL。

三、毒理研究

黄芩口服毒性甚小，煎剂给小鼠灌服达 163.3 g/kg 也不引起死亡。兔口服煎剂 10 g/kg、静注醇提物 2 g/kg 不致死。犬一次口服浸剂 15 g/kg 或每次 5 g/kg，一日 3 次，连服 8 周无明显毒性，但可见粪便稀软。黄芩素给 ICR 小鼠灌服最大给药剂量 15 g/kg 未引起动物死亡。黄芩苷注射液小鼠静注的 LD_{50} 为（2.74 ± 0.26）g/kg。黄芩提取物 0.32、1.25 和 5 g/kg 灌服无母体毒性、胚胎毒性、发育毒性和致畸性，也未见有致突变性。

四、主治

湿温、暑温胸闷呕恶，湿热痞满，泻痢，黄疸，肺热咳嗽，高热烦渴，血热吐衄，痈肿疮毒，胎动不安。

五、现代应用

黄芩为清热燥湿要药，且其功效广泛，因而临床广用于多种疾病的治疗，但少有单用者，以其为主药的名方甚多，现代制剂也不少，前者如清热利湿的黄芩汤、葛根芩连汤，清热解毒的三黄泻心汤、黄连解毒汤，清热安胎的当归散，清热止血的黄芩散等，后者如银黄注射液或口服液、双黄连注射液等。

1. 急性感染性疾病

（1）上呼吸道感染：黄芩以其清热及抗过敏功效广用于上呼吸道感染的临床，对于普通感冒、流感以及急性扁桃体炎、支气管炎等均有较好疗效，如曾有报告以黄芩煎剂治小儿急性上呼吸道感染、急性气管炎及扁桃体炎 63 例，有效 51 例，体温多在 3 日内恢复正常。银黄注射液或口服液、双黄连针用于多种上呼吸道感染有良好疗效。

（2）肺部感染：急性肺部感染治疗常以黄芩配伍他药治疗有较好疗效，如报告用双黄连注射液治小儿肺炎有效率达 92.5%，治愈率 80.8%。以《保婴摘要》黄芩清肺饮（黄芩、栀子、大黄）制备之清肺液治实热型肺炎 438 例，在退热、咳嗽消失、啰音消失、X- 线吸收情况及有效率均与抗生素对照无显著差异。

（3）肝炎：多型肝炎常用药之一为黄芩，黄芩苷即有明显降酶、保肝效果，如曾报告黄芩苷对急性黄疸性肝炎、无黄疸性肝炎及慢性活性肝炎均有降酶、改善症状效果。另报告用黄芩苷肌注或静滴治疗急性、慢性活动型、慢性迁延型、亚急性重型等病毒性肝炎 128 例，与对照组比较，黄芩苷对急性、慢活肝及慢迁肝疗效均为优，黄芩苷治疗能使肝功较快恢复，降酶率及降浊率均明显高于对照，并可见部分患者双链皮试反应增强，免疫球蛋白均值下降，补体 C3 明显升高。采用以黄芩为主的复方治疗肝炎的报告甚多，疗效均佳。

（4）肠炎、菌痢：黄芩为清热燥湿止痢常用要药，习配葛根应用，如葛根芩连汤，也配芍药应用，如黄芩汤，临床报告甚多，疗效颇佳。

（5）钩端螺旋体病：对流感伤寒型钩体病患者，以黄芩配伍银花、连翘、板蓝根、紫花地丁共为煎剂治疗有较好疗效，后改为黄芩、银花、连翘三药制为片剂称银翘黄芩片治疗，疗效仍佳，能使体温迅速下降，诸症缓解，对其他临床型别钩体病也有一定疗效。

（6）胆道感染：急性胆道感染常以大小柴胡汤化裁治疗，黄芩配伍大黄、柴胡等疗效较佳，报告以黄芩苷静滴治急性胆道感染 72 例，显效 45 例，有效 20 例。

此外，黄芩煎服曾用于猩红热的预防，黄芩煎剂喉头喷雾治疗流行性脑脊髓膜炎带菌者有一定疗效，黄芩还用于一些眼科感染及炎症，如配银花作结膜下或球后注射及肌注治疗角膜溃疡、巩膜炎、视盘炎、球后视神经炎等前、后眼部疾病有效。用 3% 的黄芩苷眼药水治疗沙眼。治疗睑腺炎也有良效。此外，还有用黄芩、黄芩苷治疗肾盂肾炎、预防白喉、黄芩复方治疗急性泌尿感染、急性淋巴结和淋巴管炎、传染性单核细胞增多症、霉菌感染、外科感染、骨科感染、前列腺炎、病毒性脑炎等的报告。

2. 妇产科疾病

黄芩有安胎功效，方如当归饮、白术散等，但鲜见研究报告，而争论诚多。报告用黄芩配伍枸杞子代茶饮治恶阻 200 余例有效。

3. 出血

黄芩用于多种出血的治疗，如衄血、咯血、吐血、下血等，黄芩配黄连可降火止血，方如大黄黄连黄芩泻心汤治胃热吐血其效甚佳，治肺热咯血也有较好效果。

4. 银屑病

黄芩苷对病期不同、皮损面积不同的银屑病患者均有较好疗效。体外试验表明，黄芩苷能浓度依赖地抑制 LTB4 所致正常人或银屑病患者 PMN 的趋化反应，此作用随作用时间延长而增强，但对 PAF 所致者无明显效果。

第二节　黄连

本品为毛茛科植物黄连、三角叶黄连或云连的根茎。黄连含大量生物碱，主要有小檗碱、黄连碱、巴马亭（掌叶防己碱）、药根碱、表小檗碱以及甲基黄连碱、非洲防己碱、木兰花碱等。其中以小檗碱含量为最高，雅连、云连中均含 4% 以上。黄连味苦，性寒。归心、脾、胃、肝、胆、大肠经。

一、功效与药理

1. 清热燥湿，泻火解毒

《本草正义》谓"黄连大苦大寒，苦燥湿，寒胜热，能泄降一切有余之湿火，而心、脾、肝、肾之热，胆、胃、大小肠之火，无不治之。上以清风火之目病，中以平肝胃之呕吐，下以通腹痛之滞下，皆燥湿清热之效也"。黄连清热燥湿、泻火解毒功效主要与其具有的抗病原体、抗细菌毒素、抗炎、解热、抗腹泻等作用有关。

（1）抗病原体作用：黄连具有广谱的抗病原体作用，有效成分主要为生物碱，如小檗碱、药根碱、巴马亭等，小檗碱的抗病原体作用与黄连大体一致，但小檗碱不能代表黄连的全部作用。

大量研究表明，黄连在体外有较强的抗细菌作用，能显著抑制葡萄球菌、链球菌、肺炎球菌、霍乱弧菌、炭疽杆菌和各型痢疾杆菌的生长，对枯草杆菌、肺炎杆菌、百日咳杆菌、白喉杆菌、鼠疫杆菌、布氏杆菌、大肠杆菌、变形杆菌、伤寒杆菌等也有一定抑制效果，但对铜绿假单胞菌效果较差。此外，对结核杆菌及钩端螺旋体也有显著抗菌作用。不同黄连品种、不同产地的黄连抗菌作用有差异；不同炮制方法处理的黄连其抗菌作用也有明显差异，如姜黄连、萸黄连的抗菌强度增大。黄连配伍为复方时的抗菌作用一般有所增强，并延缓耐药性的产生，如黄连解毒汤、三黄注射液等；但也有无明显改变或降低者，如白头翁汤。对于多重耐药的大肠杆菌 E102 株的 R 质粒，黄连作用 24 小时可消除 2.42%，作用 48 小时则消除率可达 22.57%。黄连所含多种生物碱都具有显著体外抗菌作用，小檗碱为最主要抗菌成分，大量研究表明小檗碱具有广谱的体外抗菌效果，有报告其于低浓度时抑菌，高浓度时杀菌；另报告小檗碱抗痢疾杆菌作用强度与磺胺相近，但其作用不受血清的影响。小檗碱的抗药菌株产生较多，且无完全交叉耐药性，如小檗碱单用时金葡菌、链球菌、痢疾杆菌都易发生抗药性，甚至细菌可利用小檗碱，小檗碱与青霉素、链霉素、金霉素及异烟肼、对氨基水杨酸等也无交叉耐药性。另有研究报告，小檗碱对大肠杆菌及福氏 Ⅱ a 痢疾杆菌 D14 株的 R 因子有消除作用，硫酸小檗碱于 100 μg/mL 浓度时对 D14 株 R 因子的消除率 48 小时为 1%～1.2%，120 小时为 2.1%～2.5%；小檗碱使耐卡那霉素和氯霉素的大肠杆菌 RS –2 菌株 R 因子的消除可能是通过与 DNA 形成复合物而使细菌附着体 DNA 自我复制功能抑制所致。除小檗碱外，其他生物碱也具有显著抗菌活性，如有报告巴马亭的抗菌作用略低于小檗碱或与其相似。黄连或其有效成分虽在体外有较强抗菌活性，但对实验性感染其保护效果常不佳，如曾报告黄连灌服，不能使白喉杆菌感染豚鼠免于死亡，也不能减免局部反应的发生，对兔及豚鼠的实验性结核病也无明显效果，也不能保护豚鼠或地鼠的实验性钩端螺旋体感染，且许多黄连复方对实验性感染也鲜有效果，仅见有黄连或小檗碱对实验性霍乱等有效的少数报告，如对金葡菌、A 型溶血性链球菌感染小鼠的保护作用。对于某些特殊病原菌黄连也有显著抗菌活性，如厌氧菌、幽门螺杆菌等。

黄连对其他多种病原体也有显著抑制作用，如报告黄连、小檗碱对鸡胚试验中 PR8 株、甲型 S6 ~ S8 株、亚甲型 FMI 株、乙型 Lee 株、丙型 1233 株等流感病毒，以及新城鸡瘟病毒、柯萨奇病毒等有抑制作用。黄连对白色念珠球菌的 MIC 为 50 mg/mL，对人型支原体的 MIC50 为 75 mg/mL。

黄连抗病原体作用的机制现尚未阐明，已有资料表明其与影响细菌代谢、DNA 合成等有关。超微结构观察表明，于 MIC 浓度，黄连可引起金葡菌中隔变形、弯曲、宽窄不匀，细胞质及拟核中染色颗粒消失，核糖体出现高电子密度团块。石膏癣菌于 40% 黄连液中作用 7 日，可见真菌细胞腔明显皱缩，反折入胞质内呈室样，胞质完全为电子薄区占据，细胞器消失。并能使大肠杆菌的菌体增大，呈多形性和纤丝状。另曾有研究表明，小檗碱能强烈抑制酵母菌和细菌糖代谢中间环节丙酮酸的氧化脱羧过程，其抗菌作用可被维生素 B_6、维生素 PP、对氨苯甲酸等所拮抗；于偏碱介质中小檗碱可抑制大肠杆菌色氨酸酶系统及粪链球菌的酪氨酸脱羧酶，此作用可被维生素 B_6 拮抗，小檗碱还抑制细菌的蛋白质、核酸代谢，如其能显著抑制肺炎球菌对 ^{13}C– 苯丙氨酸、^{14}C– 胸腺嘧啶核苷、^{14}C– 尿嘧啶核苷的摄取；小檗碱能使霍乱弧菌的 RNA 及蛋白质合成抑制。小檗碱抑制细菌核酸合成与浓度有关，于 100 ~ 500 μg/mL 浓度能显著抑制核酸前体的掺入，并随浓度而增强，最高可达 90%；而于低浓度反而促进前体掺入，10 μg/mL 可使其增加 10% ~ 50%。另有研究表明，霍乱弧菌于小檗碱中培养 8 小时，其摄入量的 75% 结合于细菌脂质部分而使脂肪酸结构改变。综上可见，黄连可能通过多种途径影响病原体而达抗菌效果，其也可能系一种细菌细胞膜的毒物。

（2）抗细菌毒素作用：小檗碱有抗细菌毒素作用，研究表明，小檗碱可对抗霍乱弧菌和大肠杆菌所致肠分泌亢进、腹泻和死亡，并能对抗霍乱肠毒素所致肠绒毛的水肿，显著抑制皮下注射霍乱毒素所引起的局部炎症。有研究发现黄连与大肠杆菌共孵则促进其内毒素的释放。

（3）抗炎作用：黄连的甲醇提取物对多种致炎物所致大鼠脚爪水肿及肉芽肿形成均有显著抑制作用，局部用药也可显著抑制炎性肉芽肿的发展。受精鸡胚试验表明黄连所含多种生物碱均有显著抗炎活性，如小檗碱、药根碱、黄连碱等。另有实验表明，小檗碱 30、60 mg/kg 灌服，可使醋酸所致小鼠腹腔毛细血管通透性亢进抑制 10.6% 及 35.5%；20、50 mg/kg 皮下注射对组胺所致大鼠皮肤毛细血管通透性亢进也有抑制作用；4、8 mg/kg 皮下注射，还能使二甲苯所致小鼠耳壳肿胀抑制 73.9% 及 84.1%。另如前述，小檗碱还能显著对抗霍乱毒素局部注射所致炎症。

（4）解热作用：黄连是中医清热泻火要药，但其对实验性发热的影响尚鲜报告，黄连复方具有不同程度解热作用的研究报告则较多，如大黄黄连解毒汤、葛根芩连汤、连朴饮等。

（5）抗腹泻作用：在《神农本草经》中即指出黄连主治"肠澼腹痛下痢"，刘完素称："古方以黄连为治痢之最"。黄连治痢效果除与其具有的抗菌作用有关外，还与其具有的抗腹泻作用有关。整体实验表明，黄连能显著抑制小鼠、家兔的胃肠运动，灌服小檗碱对正常小鼠胃肠对墨汁的推进能力无明显影响，但于 40 mg/kg、80 mg/kg 可显著对抗蓖麻油、番泻叶等所致小鼠腹泻。另外，对于霍乱弧菌及大肠杆菌所致肠道分泌亢进、腹泻及死亡小檗碱均有显著对抗作用，对前者的效果与其能对抗霍乱肠毒素所致炎症及肠绒毛水肿有关。小檗碱可抑制小肠黏膜分泌，抑制豚鼠回肠正常电解质分泌，抑制豚鼠结肠平滑肌钙离子激活钾通道和延迟整流钾通道的开放，抑制大鼠结肠上皮细胞基础膜 IK（ca）和 IK（cAMp）的开放。

（6）降血糖作用：黄连有明确的降血糖作用。黄连煎剂 1、2.5、5 及 10 g/kg 灌服可引起正常小鼠血糖剂量依赖性下降。小檗碱 50 mg/kg 灌服 1 次或连续给药 7 日也均能降低正常小鼠血糖，1 次给药于药后 2 ~ 4 小时作用最强，且对葡萄糖和肾上腺素所致实验性高血糖症小鼠有降血糖效果。对于自发性糖尿病 KK 小鼠及四氧嘧啶性糖尿病小鼠，50 mg/kg 小檗碱连续给药半月也有显著效果，能改善 KK 小鼠的葡萄糖耐量。小檗碱降血糖作用的机制与胰岛素无关，而与其能抑制肝脏糖原异生和（或）促进外周组织中葡萄糖的酵解有关。另有报告，小檗碱对高脂饮食所致胰岛素抵抗大鼠可改善其对胰岛素的敏感性，并升高肝糖原，但对血糖、胰岛素、血脂等无明显影响。对于 D 半乳糖诱导的大鼠血糖升高和糖耐量降低，黄连能显著抑制之；对高热卡饮食所致胰岛素抵抗大鼠模型，黄连可使空腹血糖下降，空腹胰岛素降低，胰岛素敏感性增高，SOD、GSH - Px 活性升高，应激标志物 p-c-Tun/JNK 水平及肝组织中内质网应激标志物 GRP78/Bip mRNA 水平下降，表明黄连可改善内质网应激状态。此外，对于链脲佐菌素诱发的大鼠糖尿病性白内障模型，小檗碱滴眼有显著的预防和治疗作用。

2. 对心血管系统功能的影响

（1）降压作用：前曾有许多报告表明小檗碱静注于麻醉犬、猫、大鼠、蛙及清醒大鼠均有明确的降压作用，且因剂量加大而降压作用强度及持续时间也随之增加，重复给药无快速耐受现象发生，降压时未见心脏抑制，但伴有脾、肠、肾及四肢容积增加。后有研究表明，正常大鼠静注小檗碱 1 mg/kg 共 3 次，或 10 mg/kg 1 次，其降压作用以舒张压为最，次为收缩压，再次为左室压，后负荷及心率降低同时伴有心肌收缩力增强，表明小檗碱静注时降压作用主要在于心率减慢及外周阻力降低。除小檗碱外，黄连所含其他多种生物碱也有降压作用，如巴马亭、药根碱、木兰花碱等。巴马亭 10 mg/kg 静注，可引起麻醉兔及猫血压显著下降，重复给药降压作用增强而无快速耐受现象发生。灌服或腹腔注射也可产生持续时间较长的显著降压。

（2）抗心律失常作用：动物实验及临床研究均表明小檗碱具有显著的抗心律失常作用。曾报告用心电图观察发现小檗碱可拮抗肾上腺素和去甲肾上腺素所致兔心律失常，抑制去氧麻黄碱、二甲氧基去氧麻黄碱所致心律过速。后有较多研究均表明小檗碱有抗心律失常作用，如 4 mg/kg、6 mg/kg 静注，可显著降低 $CaCl_2$ 诱发的小鼠室性期前收缩（VE）、室性心动过速（VT）及室性颤动（VF）的发生率；恒速静滴 1 μg/min 可增加乌头碱诱发小鼠 VE、VT、VF 及心室停搏的用量；2 mg/kg、4 mg/kg 静注对 $BaCl_2$、肾上腺素诱发的大鼠室性心律失常、$CaCl_2$Ach 诱发的小鼠房颤（扑）也均可拮抗之，并可使诱发家兔心室颤动的电刺激阈值由 8V 增加至 17V；小檗碱静注还可提高电击所致猫、犬室颤阈值，降低冠脉结扎所致心肌缺血性室性心律失常大鼠的死亡率及犬室性期前收缩、心室颤动的发生率。小檗碱抗心律失常作用与其具有的降低心肌自律性、延长动作电位时程及有效不应期、消除折返冲动、抑制心肌快 Na^+ 内流及可能的 Ca^{2+} 通道阻滞等作用有关。

（3）对缺血心肌的保护效果：曾报告 4×10^{-6} 的小檗碱在使离体猫心兴奋的同时使冠脉流量增加 20% ~ 40%，但浓度过高反而抑制。后有研究发现在猪冠状动脉条标本上小檗碱对高 K^+ 所致收缩能显著松弛之。于 0.2 mg/（kg·min）可保护心肌缺血性损伤，改善梗死后衰竭的心室功能。对于慢性心肌梗死犬，小檗碱静注可显著延长其 QTC 间期、右室有效不应期、左室正常区有效不应期及左室梗死区有效不应期，缩小梗死心肌有效不应期差异和左室有效不应期离散性，抑制程控刺激所诱发的心动过速与心室纤颤的比率，并能防止梗死后因急性心肌缺血所致自发性心室纤颤。降低心肌耗氧量是小檗碱抗心肌缺血的原理之一。实验表明，小檗碱能增强小鼠对常压和减压状态的耐缺氧能力，皮下注射时可减慢小鼠整体耗氧的速度，延长闭塞缺氧所致小鼠存活时间，但灌服无效。而对于异丙肾上腺素所致小鼠对常压闭塞缺氧耐受力的降低，则无论皮下注射或灌服均能显著对抗之。此外，小檗碱还能延长小鼠断头张口动作持续时间及氰化钾中毒小鼠存活时间，表明小檗碱能显著提高小鼠心、脑及整体耐缺氧能力。另有实验小檗碱于 0.02 mg/（kg·min）即可显著降低衰竭心脏的心肌耗氧量，于 0.2 mg/（kg·min）可降低正常心肌耗氧量。

（4）抗脑缺血作用：黄连复方如黄连解毒汤对脑缺血性疾病有一定疗效，实验表明黄连所含多种生物碱，如小檗碱、小檗胺、四氢小檗碱等均有显著的抗脑缺血效果。小檗碱对大鼠和小鼠的实验性脑缺血均有显著保护作用，小檗碱 20 mg/kg 腹腔注射，能显著抑制局灶性脑缺血再灌注大鼠大脑皮质及海马组织 cfos mRNA 的高表达，降低病灶侧海马和皮层组织的水、钙含量。小檗碱对体外培养新生大鼠神经细胞内静息游离钙［Ca^{2+}］i无明显影响，但能剂量依赖地抑制去甲肾上腺素和H_2O_2引起的［Ca^{2+}］i升高，IC50为39.9和17.9 μmol/L，高剂量小檗碱还能抑制高K^+引起的［Ca^{2+}］i升高。

3. 对血液系统的影响

小檗碱具有显著的抗血小板聚集作用，能抑制ADP、花生四烯酸、胶原及钙离子载体A23187所致家兔的血小板聚集及ATP释放，尤以对胶原所致者作用为强，其抑制聚集和释放作用的半数有效量IC50分别为0.12及0.08 mmol/L。对于正常人及血小板高聚集率患者，小檗碱也能显著降低ADP和肾上腺素所致血小板聚集。小檗碱抗血小板聚集的机制与其增加血小板内cAMP含量、抑制血小板内α_2受体、钙拮抗作用及抑制膜磷脂释放花生四烯酸等作用有关。实验表明，2.45×10^{-5} mol/L浓度的小檗碱可使大鼠血小板内cAMP含量增高；小檗碱能抑制血小板内α_2受体从而可能通过竞争性地占据血小板内富含之α_2受点位置而抑制血小板功能；此外，小檗碱还能拮抗A23187诱导的血小板聚集和释放作用，抑制血小板膜磷脂对花生四烯酸的释放。

4. 对消化系统的影响

（1）对胃肠运动的影响：较多实验表明小檗碱对胃肠平滑肌的影响与剂量有关，如低浓度兴奋离体豚鼠回肠，引致痉挛，而高浓度时则有解痉效果。其兴奋作用似来自其增强胆碱能神经作用，而解痉则系抗乙酰胆碱所致。低浓度小檗碱可增强前列腺素所致离体豚鼠回肠收缩，较高浓度则反抑制之。小檗碱还可抑制乙酰胆碱、卡巴胆碱、组胺、徐缓激肽、氯化钡等所致离体豚鼠回肠痉挛及5-HT所致兔离体子宫收缩，但却增强氯化钙所致去极化豚鼠回肠收缩，且高浓度小檗碱也不减弱氯化钙的这一效应。

（2）抗胃溃疡作用：黄连及小檗碱均具有抗实验性胃溃疡作用，50%甲醇的黄连提取物1 g/kg灌服，对盐酸-乙醇所致大鼠胃黏膜损伤有显著的保护效果，小檗碱对大鼠水浸应激性溃疡形成也有显著抑制效果。

（3）利胆作用：早年曾报告小檗碱有利胆作用，能促进胆汁形成，麻醉猫实验可见有利胆效果。后有研究表明，对于实验性高胆红素血症大鼠，2.5 mg/只的小檗碱灌胃，可促进胆汁中结合型胆红素排泄，但不影响二磷酸尿苷葡萄糖醛酸转移酶的活性。小檗碱能于1.5小时内将胆汁排泄量增加2倍，药根碱的作用较弱但持久。

5. 其他作用

许多双苄基异喹啉生物碱有不同程度抗肿瘤活性，小檗碱及其类似物也具有抗癌作用，如在体外试验中小檗碱对艾氏腹水癌和淋巴瘤NK/LY细胞有一定抑制作用；还能通过抑制黄酶而抑制腹水瘤细胞呼吸，但不影响其糖分解；小檗碱还可抑制癌细胞对羧胺的利用从而抑制嘌呤及核酸的合成；对于肉瘤180，于体外试验中小檗碱有剂量依赖性直接抑制效果，能抑制其DNA、RNA、蛋白质、脂类等的合成，其机制在于抑制葡萄糖的利用及其与核酸的相互作用。但在整体试验中小檗碱的作用多弱或无。黄连中其他生物碱，如巴马亭、药根碱、尖刺碱等能强烈抑制小鼠腹水癌细胞对氧的摄取。小檗胺对多药抗药的MCF7/Adr和KBv200细胞可增加其对ADR和VCR的敏感性，且作用呈剂量依赖性，并增加MCF7/Adr细胞内ADR的积累。0.1%黄连甲醇提取物可促进5-FU的透皮吸收。

小檗碱对乙酰胆碱具有剂量依赖性双向作用，小剂量时增强之，大剂量则减弱之；小檗碱于犬、马血清及兔脑匀浆能抑制胆碱酯酶活力；小檗碱还有一定抗放作用，对^{60}Co照射所致小鼠死亡有保护效果。此外还曾有报告小檗碱有局麻、抗利尿、降低眼内压、刺激ACTH分泌等作用。巴马亭可引起幼年小鼠胸腺萎缩，降低大鼠肾上腺中维生素C的含量，表明能刺激垂体ACTH分泌，其作用机制可能系组胺释放所致。此外，巴马亭还有强的抗胆碱酯酶活性。

二、体内过程

黄连中生物碱口服后从口腔、食管即开始被吸收。于胃黏膜吸收迅速而消除较慢。大鼠肠外翻模型，黄连中小檗碱和巴马亭在肠均为线性吸收，以空肠为优，其次为回肠和结肠。黄连碱和小檗红碱于人源Caco-2模型也呈良好被动吸收。以剂型而论，黄连的超微粉体和纳米粉体在大鼠的吸收较常规粉体为优。但作为季胺生物碱，小檗碱、巴马亭等生物利用度低，而在糖尿病大鼠，以小檗碱等5种黄连生物碱在正常和链脲佐菌素糖尿病大鼠，灌服后则相对为高，黄连与其他一些药物配伍，如吴茱萸、厚朴、生地黄等可促进其吸收。

三、毒理研究

有报告黄连水煎剂给小鼠灌胃 3 g/kg 以上即可见有动物死亡，测得 LD_{50} 为 4.89 g/kg（4.38 ~ 5.47 g/kg），另报告黄连 3 g/kg 灌服可引起肝功能改变。但还有报告黄连的 LD_{50} 灌服为（17.22 ± 1.75）g/kg，小檗碱灌服对小鼠的 LD_{50} 为 392 mg/kg，腹腔注射为 24.3 mg/kg，静注对大鼠、小鼠、豚鼠和兔的 MLD 在 27.5 ~ 250 mg/kg 之间。15 mg/kg 静注于麻醉兔可引起全心抑制，16 只家兔中 4 只出现结性心律；0.1% 的小檗碱给犬静脉恒速滴注，初始时可见心脏兴奋，至 180 ~ 270 分钟则出现血压下降、心肌抑制而死亡。另有报告，黄连对大鼠离体血红细胞渗透性无明显影响，黄连和小檗碱对实验性 G6PD 缺陷大鼠红细胞渗透脆性也无明显影响，也不引起溶血，孕小鼠服用黄连和小檗碱，胎仔血清总胆红素、ALT 和血红蛋白定量等也无明显差异。

四、主治

黄连主用于湿热痞满，呕吐，泻痢，黄疸，高热神昏，心火亢盛，心烦不寐，血热吐衄，目赤吞酸，牙痛，湿温，痈肿疔疮。外治湿疹，湿疮，耳道流脓。

五、现代应用

1. 感染性疾病

（1）肠道感染：黄连及其所含主要生物碱于肠道保持相对高浓度，故肠道感染是黄连及小檗碱的最主要适应证，大量的研究报告均表明黄连对急性菌痢、急性胃肠炎有很好疗效，小檗碱早已成为对此病的常用药物，疗效也佳，此外，黄连对霍乱、肠伤寒以及胆道感染也有一定疗效。小檗碱对霍乱有一定疗效，有报告于其初期黄连疗效较佳，小檗碱对轻、中度患者能控制腹泻。曾报告黄连及小檗碱对肠伤寒均有一定治疗作用，如以黄连药粉 2 g 每 4 小时服一次或小檗碱 3.6 ~ 9 g 分 4 ~ 6 次服用，以后者疗效为优，但另有报告小檗碱或香连丸治疗伤寒带菌者无效。

（2）呼吸系统感染：黄连作为多种中医传统方剂及现代中成药的主要组成药物用于多种呼吸道感染的治疗，如上呼吸道感染、支气管炎、肺部感染以及多种呼吸系统感染病，据称疗效尚可。另曾有用黄连或小檗碱单独治疗某些上述疾病的报告，如用黄连粉或小檗碱治疗大叶性肺炎或支气管肺炎、小檗碱口服加气管滴入治肺脓肿、小檗碱喷雾治疗急慢性支气管炎、黄连治疗白喉、百日咳等。对于病毒性呼吸道感染如小儿肺炎、流感等可用黄连复方进行治疗，也曾有用黄连制剂治疗麻疹的报告。

（3）五官科感染：多种五官科感染应用小檗碱、黄连或黄连复方局部治疗有较好疗效。眼科炎症如结膜炎、睑缘炎、睑腺炎以及角膜炎、沙眼等用黄连局部应用有效，可用黄连浸液、煎剂滴眼或眼浴，但常配以硼砂应用，还可用小檗碱溶液行离子透入法治疗。中耳炎用黄连制剂局部治疗有显著疗效，如曾报告以黄连配伍硼砂治疗急性化脓性中耳炎 63 例、慢性中耳炎 12 例、弥散性外耳道炎 2 例均有较好疗效。曾报告用 0.1% 小檗碱做下鼻甲注射或 10% 黄连液浸纱条填塞鼻腔治疗萎缩性鼻炎能使嗅觉恢复，分泌物减少。用黄连、黄连硼砂、小檗碱等作上颌窦内注射治疗上颌窦炎有一定疗效，小檗碱液浓度为 0.1% 或 0.2%，黄连液浓度 30%，黄连硼砂为 10% 加 3%。急慢性扁桃体炎可用小檗碱局部治疗，用 0.1% 小檗碱作扁桃体内注射治疗慢性扁桃体炎 102 例有效率为 88.2%，小檗碱喷雾治疗急性扁桃体炎也有效。

口腔、颌面感染性炎症也可用黄连制剂进行治疗，报告用小檗碱口服治疗口腔颌面部炎症的有效率为 81%。对于疱疹性口炎、复发性口炎、口腔黏膜溃疡用黄连复方溃疡面局部应用疗效佳，奋森氏口腔炎用 10% 黄连硼砂局部应用或黄连液漱口也有疗效。

（4）外科感染：黄连也是中医感染性外科疾病常用药物，对于皮肤化脓性感染，如痈、疖、痤、脓肿、淋巴腺炎、瘰疬以及乳腺炎等可用黄连制剂局部敷贴并内服以治疗之。另报告治多发性疖肿用如意金黄散外敷，芩连解毒汤内服有较好疗效。黄连解毒汤内服加外洗治疗 81 例脓疱疮全部治愈。

另曾有一些报告用黄连制剂治疗肾盂肾炎、败血症、布鲁氏菌病、钩端螺旋体病、猩红热、麻风病等均有一定疗效。多种妇科炎症，如阴道炎、附件炎、宫颈糜烂也均可用黄连复方治疗。对于烧伤，黄连制剂外用不仅能抗感染，还能减少渗出，促进结痂。如报告用黄连煎剂外敷治疗 Ⅱ 度烧伤，用黄连地榆粉、复方黄连解毒膏治疗烧伤其效也佳。

2. 糖尿病

小檗碱有降糖作用，临床研究表明黄连制剂对糖尿病有明显疗效，如金芪二甲双胍。

3. 心血管系统疾病

小檗碱、黄连的心血管药理研究结果促进了其在这方面的临床研究，尽管小檗碱口服吸收很差，血药浓度甚低，但临床治疗效果却也佳良，如心律失常、高血压、充血性心衰等。

（1）心律失常：小檗碱对快速型心律失常有较好疗效，报告用小檗碱口服，每次 0.6 ~ 1.0 g，每日 3 ~ 4 次，治疗室性期前收缩及房性期前收缩患者。另报告用 0.4 g，每日 4 次口服治疗室性期前收缩和房性期前收缩，2 ~ 4 周的总有效率为 77.8%。

（2）高血压：曾报告大剂量小檗碱口服治疗高血压有一定疗效，如每日从 0.75 g 至 4 g 口服治疗原发性高血压与急性肾性高血压等。另报告单用小檗碱每日 0.6 g、1.2 g 及 1.8 g 治疗高血压患者 88 例，显效率分别为 70%、80% 及 93%。

4. 胃炎、胃溃疡

报告用黄连食醋白糖山楂饮治疗萎缩性胃炎 24 例，经胃镜复查可见 21 例胃黏膜萎缩性病变消失，空腹胃液总酸度、游离酸度均恢复正常。用小檗碱 0.5 g 1 日 3 次口服治疗胃十二指肠溃疡，20 ~ 30 日的治愈率为 67.6%。

5. 其他疾病

黄连的多种复方制剂还可用于其他多种疾病，如用黄连阿胶汤治疗焦虑症、顽固性失眠 108 例均获近期疗效。

第三节　黄柏

本品为芸香科植物黄皮树或黄檗的树皮，前者习称川黄柏，后者习称关黄柏。主含生物碱，含量约 1% ~ 3%，主要有小檗碱、巴马亭（掌叶防己碱）、药根碱、木兰花碱等，另含黄柏碱、蝙蝠葛碱、N-甲基大麦芽碱等；苦味质成分主要有黄柏内酯、黄柏酮；甾体成分有 β- 谷甾醇、菜油甾醇、7- 去氢豆甾醇。味苦，性寒。归肾、膀胱经。

一、功效与药理

1. 清热燥湿，泻火解毒

《本草经疏》谓本品"主五脏肠胃中结热。盖阴不足，则热始结于肠胃；黄疸虽由湿热，然必发于真阴不足之人；肠痔漏，亦皆湿热伤血所致；泄痢者，滞下也，亦湿热干犯肠胃之病；女子漏下赤白，阴伤蚀疮，皆湿热乘阴虚流客下部而成；肤热赤起，目热赤痛口疮，皆阴虚血热所生病也"。《药品化义》曰："黄柏，味苦入骨，是以降火能自顶至踵，沦肤彻髓，无不周到，专泻肾与膀胱之火。"黄柏清热燥湿，泻火解毒功效主要与其具有的抗病原微生物作用、抗炎、抗痛风及降压作用等有关。

（1）抗病原微生物作用：在体外黄柏水煎剂或醇浸剂对多种致病性细菌有不同程度的抑制作用，如金黄色葡萄球菌、白色葡萄球菌、柠檬色葡萄球菌、溶血性链球菌、肺炎双球菌、炭疽杆菌、霍乱弧菌、白喉杆菌、枯草杆菌、大肠杆菌、铜绿假单胞菌、伤寒杆菌、副伤寒杆菌、脑膜炎双球菌、粪产碱杆菌等，对各型痢疾杆菌（福氏、宋内氏、志贺氏及施氏痢疾杆菌）的抑制作用强。对肺炎支原体的 MIC 为 0.97 ~ 1.95 mg/mL。以黄柏为主药之一的一些中医名方，如黄连解毒汤、白头翁汤等也具有广谱抗菌作用。在黄连解毒汤中、黄柏、黄连抗菌活性可产生协同效果，但在白头翁汤中，黄柏与该方其他组成药的抗痢疾杆菌作用则既未见协同增效，也未见有拮抗作用发生。此外，黄柏对结核杆菌、钩端螺旋体等也有较强的抑制或杀灭作用，但对豚鼠的实验性结核杆菌感染无效。近有研究，黄柏还能显著抑制变形链球菌的生长。所含之多种季胺生物碱是黄柏抗菌有效成分，如小檗碱、巴马亭、药根碱等均有较强的抗菌活性，巴马亭的抗菌活性与小檗碱基本相同或略低。用微量量热法研究黄柏总生物碱、小檗碱的抗菌活性发现其对大肠杆菌的耐药性产生慢且易于消除。黄柏抗菌作用的原理与其对细菌呼吸及 RNA 合成的强烈抑制有关，黄柏还能明显减少金黄色葡萄球菌毒素的生成，并促进白细胞对细菌的吞噬。复方黄柏于 0.05% 即可损伤石膏样毛癣菌超微结构，作用 3 小时出现细胞皱缩，电子密度增高，并有不规则空泡出现。作用 24 小时则可引起部分细胞膜破坏，胞质外流，进一步与核膜、线粒体等细胞器结合并使之溶解破坏，细胞崩溃死亡。复方黄柏尚能消除白色念珠菌在卡他霉素处理小鼠肠道的定居，但单味黄柏转阴率不高。另有报告黄柏能抑制肾盂肾炎大肠杆菌的黏附能力。综上可见，黄柏抗菌作用机制可能涉及病原微生物本身及其感染过程的多个环节。

此外，黄柏还有抗流感病毒等作用。对于乙肝表面抗原，黄柏还有明显的选择性抑制作用，此作用并非所含鞣质所致，其所含小檗碱、巴马亭、黄柏碱等也均无这一作用。

黄柏在体外对多种皮肤致病性真菌都有较强的抑制作用，如堇色毛癣菌、絮状表皮癣菌、犬小芽孢子菌、奥杜盎氏小孢子菌、许兰氏毛癣菌、腹股沟表皮癣菌等。对白色念珠菌、阴道滴虫也有显著抑制活性，巴马亭与药根碱都有强的抗白色念珠菌活性。此外，20% 黄柏乙醇提取物与毛囊蠕形虫接触 0.5 分钟即可杀死，1.5 分钟全部杀死。

（2）抗炎作用：黄柏及其所含小檗碱受精卵法试验具有显著抗增生作用：黄柏及其炒制品灌服，能抑制巴豆油所致小鼠耳肿胀，减少 HAC 所致小鼠腹腔毛细血管通透性亢进，酒制、盐制品作用相近，但炒制品随温度的升高抗炎作用减弱。

（3）抗变态反应作用：黄柏水煎剂对 2，4- 二硝基氯苯所致小鼠耳接触性皮炎具有显著的抑制作用且呈一定量 - 效关系，并可降低血清 IFN $-\gamma$ 水平，抑制腹腔巨噬细胞产生 IL-1 及 TNF $-\alpha$ 抑制脾细胞产生 IL-2。对于小鼠脾细胞膜的流动性，在无 ConA 刺激时黄柏水提物可提高之，所含成分巴马汀也提高之，但小檗碱与药根碱则抑制之；在 ConA 刺激下则均降低膜流动性。表明黄柏的免疫抑制作用可能与降低淋巴细胞膜流动性有关。对于空肠弯曲菌免疫所致小鼠自身免疫病模型，大补阴丸可诱导其胸腺细胞凋亡，此作用因方中黄柏的用量增加而增强，其降低 IL-2 水平、增高 IL-4 水平作用也与黄柏用量相关，表明在大补阴方免疫调节作用中黄柏起重要的作用。

（4）抗痛风作用：黄柏水煎剂能降低高尿酸血症小鼠血清尿酸水平，抑制小鼠肝脏黄嘌呤氧化酶活性，黄柏苍术合用也能显著降低高尿酸血症小鼠血清尿酸水平。

（5）降压作用：黄柏流浸膏或醇提液碱性物质腹腔注射均具有显著的降压效果。黄柏 2 g/kg 灌服能使睾丸切除高血压大鼠血压降低，由黄柏配伍仙茅、淫羊藿、巴戟天、知母、当归组成的二仙合剂十二指肠给药，对麻醉猫及慢性肾性高血压犬也有一定降压作用，黄柏为此方降压主药。黄柏所含多种成分，如小檗碱、黄柏碱、巴马亭等都具有不同程度的降压活性。小檗碱作用见"黄连"条下；黄柏碱静注，对兔、猫、犬等均可引起降压，并能增强肾上腺素及去甲肾上腺素的升压反应，抑制人工窒息及刺激迷走神经向中端所致之升压反应，抑制刺激节前纤维引起的猫瞬膜收缩。巴马亭灌服，腹腔注射或静注均有明显降压效果，其降压机制与小檗碱类似，与阻断神经节、抑制血管中枢及抗交感等神经介质有关。药根碱的降压效果则可能与抗交感神经介质有关。此外，木兰花碱也有降压作用。黄连解毒汤也有显著降压效果，黄柏为其降压主药之一，从中已分得具有 α - 肾上腺素及 β - 肾上腺素的活性物质。

2. 其他作用

黄柏灌服，能抑制小鼠及大鼠的胃排空，抑制大鼠胃液分泌，增加胃液 pH 值，降低总酸度及总酸排出量，抑制胃蛋白酶活性。黄柏对胰蛋白酶活性也有抑制作用，能使酶活性降低 34% ~ 87%，此作用与其所含小檗碱无明显关系。对于盐酸 - 乙醇所致大鼠实验性胃溃疡，黄柏 50% 甲醇提物有显著保护作用，小檗碱也有效，但总提取物抗溃疡活性比小檗碱为强。对肠平滑肌，黄柏可增强家兔离体肠管收缩，其所含小檗碱也增加收缩幅度，黄柏酮也兴奋肠平滑肌，黄柏内酯则反使肠管弛缓。此外，曾报告黄柏水提液可促进饥饿家兔胆汁及胰液分泌。后有实验表明黄柏确有利胆作用，能促进胆汁分泌，并促进胆红素的排出。体外试验黄柏能显著抑制大鼠晶状体醛糖还原酶活性，其乙醇提取物的 IC50 为 107 μg/mL。

二、体内过程

用小鼠急性死亡率法估测黄柏煎剂的药代动力学参数为按一级动力学消除，呈二房室模型，β 相 $t_{1/2}$ 为 12.4 小时。

三、毒理研究

有报告黄柏小鼠腹腔注射的 LD_{50} 为 2.7 g/kg，另报告 MLD 为 0.52 g/kg。盐酸巴马亭小鼠腹腔注射的 LD_{50} 为（136±8）mg/kg，黄柏碱为 69.5 mg/kg。

四、主治

用于湿热泻痢，黄疸，带下，热淋，脚气，痿躄，骨蒸劳热，盗汗，遗精，疮疡肿毒，湿疹瘙痒。盐炙黄柏滋阴降火，用于阴虚火旺，盗汗骨蒸。

五、现代应用

1. 感染性炎性疾病

（1）肠炎、菌痢：黄柏对肠炎菌痢有较好疗效，急性、慢性者均可治之。如报告以黄柏浸膏治疗急性菌痢 31 例，全部治愈，平均 2.8 天退热，3.9 天大便复常，3.2 天菌培养转阴。另以黄柏治慢性菌痢 40 例，也均获治愈。此外还可用黄柏液灌服治之。但常以复方进行治疗，如白头翁汤。

（2）泌尿生殖系统炎症：黄柏善治下焦湿热，对多种泌尿生殖系统炎症有较好疗效，如用黄柏通淋汤治尿道感染 45 例有良效，用黄柏液作直流电导入治疗慢性前列腺炎 115 例其效颇佳。黄柏也常用于宫颈炎的治疗，如报告以黄柏矾倍散外治 108 例有良好疗效。另黄柏还用于霉菌性或滴虫性阴道炎的治疗。

（3）五官科炎症：多种五官科急慢性炎症均可用黄柏配伍其他药物治疗，如急性结膜炎、慢性上颌窦炎、慢性化脓性中耳炎等，此外如用黄柏细辛散治口疮、用黄柏液雾化吸入治疗慢性咽炎等都有较好疗效。

2. 皮肤科疾病

黄柏配伍苍术而成之"二妙散"是清热燥湿，治湿热下注，筋骨疼痛，脚膝无力，或足膝红肿，或带下黄白量多的名方，但对多种渗出型湿疹也有较好疗效，以黄柏或二妙散为主药的多种复方治婴幼儿湿疹、阴囊湿疹等疗效颇佳。如以二妙散加黄芩、苦参治急性糜烂性湿疹、以黄柏、苦参加味治肛门湿疹其效均佳。

此外，对于烧烫伤、褥疮、昆虫性皮炎等，以黄柏或其配伍治疗有较好疗效。

第四节 大黄

大黄为蓼科植物掌叶大黄、唐古特大黄及药用大黄的干燥根及根茎，此为正品大黄。别名将军、川军、黄良。大黄根茎含蒽醌衍生物，总量为 1.01% ~ 5.19%（一般 3% ~ 5%），其中以结合型为主，主要有番泻苷 A、B、C、D、E、F，为双蒽酮苷；游离型仅占小部分，包括大黄酸、大黄素、大黄酚、芦荟大黄素、大黄素甲醚等。此外大黄根茎中还含有鞣质，其中有大黄鞣酸、没食子酸、儿茶精及大黄四聚素。大黄味苦，性寒。归脾、胃、大肠、肝、心包经。

一、功效与药理

1. 泻下攻积、调中化食

大黄苦寒沉降，善能泄热通便。适用于实热便秘、积滞腹痛等，并有健胃化食功效。《本草经》谓其能"荡涤肠胃，推陈致新，通利水谷，调中化食，安和五脏"。《本草经疏》中记载"大黄气味大苦大寒，性禀直逐，长于下通"。《医学启源》言"专治不大便"。

（1）泻下作用：大黄有明显的泻下作用。口服大黄后，一般在 6 ~ 8 小时排出软泥样大便或粥状稀便。大便前后可无腹痛或仅有轻微腹痛。大黄泻下有效成分为结合型蒽苷，其中番泻苷 A 和大黄酸苷类是主要活性成分，番泻苷 A 作用最强，大黄酸苷类含量最高。大黄的泻下作用与大黄品种、炮制和煎煮条件关系极为密切。最新研究表明正品大黄的 3 个品种间泻下活性与泻下组分存在较大差异，唐古特大黄泻下效应最强，四川产掌叶大黄与药用大黄统货泻下效应大致相当，甘肃产掌叶大黄泻下效应最差，这可能是导致临床处方和成药最终疗效产生差异的重要原因之一。现代研究证实大黄蒸熟后，大黄酸苷减量 1/2 ~ 1/3，番泻苷仅存少量；酒炒大黄、醋炒大黄，泻下作用降为 30% 左右；酒炙大黄与生大黄相比，结合蒽醌呈现下降的趋势，而酒炙品水煎液中游离蒽醌、结合蒽醌的含量均较生品高，但是大黄酒炙后鞣质的煎出率可能也相应提高，可能是导致酒炙大黄泻下力缓的原因之一，也可能是酒炙后其中的化合物群的内在比例关系发生了变化，更可能是酒炙后大黄内在成分及其比例关系发生变化后，影响到了它的组方的化学动态变化；酒炖大黄泻下力降低 95%，而大黄炭几乎无泻下作用。中医用药经验认为：大黄用于攻下时当用生品而不用制品，且不宜久煎。现代药理学研究煎剂中蒽醌衍生物的含量与煎熬时间的关系，发现生大黄后下，煎 15 ~ 20 分钟，所含蒽醌类化合物煎出最多，故泻下之力最强。与传统用药经验相符。

大黄致泻作用部位在大肠，大鼠离体肠管电活动和收缩活动实验证明。生大黄对整个结肠电活动均有明显的兴奋作用，使电活动频率明显增加，幅度明显增高。对小肠几乎无影响。目前认为其作用机制是，大黄口服后，通过小肠时结合型的蒽苷大部分不被吸收直接抵达大肠，在大肠经细菌酶作用切去糖的部分而生成苷元。在酶的作用下，还原成活性成分大黄酸蒽酮或大黄酸蒽酮 –8 – 葡糖糖苷，刺激大肠黏膜下及肠壁肌层内的神经丛，显著促进横结肠和降结肠蠕动。给予氯霉素抑制肠内细菌后，大黄酸蒽酮的生成被抑制，泻下作用减弱。小部分原形蒽苷或水解产物被小肠吸收后，经过肝脏转化，由胆汁排入肠腔再进入大肠发挥上述作用。也有部分随血液作用于骨盆神经丛，使大肠运动增加。此种作用也可能通过兴奋肠平滑肌的 M 胆碱受体所致，大黄兴奋结肠的作用可被阿托品阻断。此外大黄通过抑制肠壁 Na^+、K^+–ATP 酶，抑制 Na^+ 通过肠壁转运到细胞。使 Na^+ 和水滞留于肠腔，肠腔容积扩大，机械刺激肠壁使蠕动增加。

水通道蛋白家族（aquaporins，AQPs）是分布于细胞膜上负责水分子转运的一类蛋白质，其中 AQP2、AQP3、AQP4 等存在于结肠，调节肠道水液代谢是其主要功能之一。大鼠灌胃大黄总蒽醌悬液 5 天，结果大鼠结肠内粪便含水量明显增加，同时其近端结肠 AQP4 表达降低，且表现为量效关系。另外大黄酸、大黄素能够显著下调体外培养 LoVo 细胞的 AQP2 及 AQP4 蛋白及 mRNA 表达，且表现为剂量 – 效应及时间 – 效应关系。据此认为：大黄及其所含蒽醌类成分的泻下作用机制与调节结肠水通道蛋白表达有关。

大黄不影响小肠对营养物质的吸收。《本草正义》记载，大黄"除邪而不伤正气"与此有关。大黄含鞣质较多，炮制或久煎后，常呈现收敛止泻作用，停药后也常表现有继发性便秘。

（2）对胃肠功能的影响：小剂量大黄可促进胃液分泌，并有促进胃运动的作用，但大剂量对胃蛋白酶有抑制作用。对实验性胃溃疡大鼠，大黄可减少胃液分泌量，降低胃液游离酸浓度，并对离体和在体十二指肠呈抑制作用，此作用的主要成分为鞣质。大黄能促进胃黏膜 PGE 生成，增强胃黏膜屏障功能，防止受酒精或吲哚美辛等药物的损伤。对实验性失血性休克大鼠，大黄能显著提高胃肠黏膜内 pH 值，即大黄能提高失血性休克大鼠胃肠黏膜的血流量，而且还能提高正常大鼠胃肠道的血流灌注。大黄能促进肠黏膜杯状细胞大量增生，杯状细胞能分泌大量黏液，形成黏膜与肠腔之间的黏液层，阻止肠腔内毒素与上皮细胞接触而损伤上皮。

2. 平肝降气、利胆退黄

《本草经疏》中记载大黄"……为泻伤寒、温病、热病、湿热、热结中下二焦……"。《本草经》中记载，大黄能"破癥瘕积聚"。上述功效与大黄保肝、利胆，主治急、慢性肝炎、急性胰腺炎作用有关。

（1）利胆作用：大黄历来为治疗黄疸之要药，常用方剂如茵陈蒿汤、胆道排石汤，大黄均为主要药物。实验证明大黄可促进犬和猫胆汁分泌，使胆红素和胆汁酸含量增加。静脉滴注大黄注射液5～15分钟胆汁流量增加，8～10分钟作用最明显，30分钟后逐渐恢复。其作用机制主要是促进肝小叶分泌胆汁，也可能与大黄能疏通胆小管及微细胆小管胆汁淤滞，增加胆管舒缩功能有关。其退黄作用与大黄促进胆红素排泄及抑制溶血反应有关。实验结果显示，大黄松弛犬奥狄氏（Oddi）括约肌，从而促进胆汁排出。

（2）保肝作用：大黄可使四氯化碳所致急性肝损伤大鼠血清谷丙转氨酶活性明显下降，肝细胞肿胀、变性及坏死明显减轻，肝蛋白、核酸和糖原明显增加，并促进肝细胞再生。对半乳糖胺所致大鼠急性肝损伤，大黄组可推迟肝性脑病发生时间，使血氨下降，肝性脑病死亡率降低，认为大黄有防治肝性脑病作用。对 α－萘异硫氰酸酯（ANIT）诱发的幼鼠肝内胆汁淤积黄疸模型，大黄能明显降低血清总胆红素（TB）、结合胆红素（DB）、ALT、碱性磷酸酶（ALP）及总胆汁酸（TBA）水平，显著降低胆汁酸毒性作用，减轻肝损伤；大黄治疗肝内胆汁淤积作用机制可能与降低肝组织 NO 水平、减轻脂质过氧化反应、增强细胞保护作用和提高抗氧化损伤能力有关。大黄素可使小鼠肝细胞游离 Ca^{2+} 浓度增加；相反番泻苷和大黄多糖可使肝细胞内 Ca^{2+} 浓度明显降低，提示大黄对肝细胞功能有多种调节作用。

（3）对实验性急性胰腺炎的治疗作用：用 D-乙基硫氨酸、注射用牛胆酸钠分别造成大鼠急性胰腺炎，大黄防治组对模型大鼠出现的胰腺腺泡细胞萎缩，细胞间隙变宽、纤维化，核固缩、变形，核周腔隙变宽，内质网成空泡状，线粒体肿胀变形，外膜与嵴被破坏，胞质内自噬体和脂粒增多，RNA、DNA、单胺氧化酶（MAO）、琥珀酸脱氢酶（SDH）的反应减弱均有明显恢复作用，显示大黄对急性胰腺炎具有多方面的治疗作用。预先喂饲100%的大黄水煎剂（5 g/kg 体重，共5次）可预防糜蛋白酶诱发的急性胰腺炎和高血糖症。将麻疹疫苗注入家兔体内后14及48小时血清淀粉酶明显上升，血小板聚集率显著增加，胰腺瘀血、出血。大黄治疗组上述改变明显减轻。大黄可有效改善由铃蟾肽加水浸束缚应激刺激导致的大鼠急性出血性胰腺炎的严重程度，与抑制胰腺炎性反应、改善胰腺血流量和抑制胰酶分泌、促进胰液引流等多靶位作用有关。

从大黄中分得10种单体对胰酶有显著抑制作用：糖蛋白Ⅰ、糖蛋白Ⅱ对胰蛋白酶、胰凝乳蛋白酶有强抑制作用；d-儿茶素、没食子酸、低聚糖在 20 mg/mL 时对胰脂肪酶的抑制率分别为88.3%、88.5%和75.2%。大黄素对胰蛋白酶有较强抑制作用；芦荟大黄素对胰弹性蛋白酶有较强抑制作用，且其抑制率均随药物浓度增大而增强，大黄酸对胰激肽释放酶抑制作用最强；大黄酚和大黄素甲醚对胰蛋白酶与胰激肽释放酶有较强的抑制作用。此种作用可减弱胰酶对胰腺细胞的自我消化作用。此外大黄中蒽醌衍生物具有广谱抗菌作用，对厌氧菌特别是脆弱类杆菌属有较强的抑菌作用。此类杆菌是诱导胰腺炎、肝炎的主要致病菌。

综上所述，大黄对急性胰腺炎具有多靶点治疗作用，其机制主要包括以下几个方面：①抑制胰蛋白酶、弹性蛋白酶、激肽酶、淀粉酶及脂肪酶的活性和释放。②促进肠道运动，抑制细菌和内毒素移位。③肠黏膜屏障保护作用。④诱导胰腺腺泡细胞凋亡，减轻胰腺炎症。⑤促进胰腺细胞修复。⑥减轻炎症介质含量，清除自由基。⑦松弛 Oddi 括约肌。

3. 清热解毒

《本草纲目》记载：大黄主"下痢赤白，里急腹痛，小便淋沥，实热燥结，潮热谵语，黄疸，清火疮"。近代临床用单味大黄及其复方治疗急、重型感染，均获得满意疗效。大黄清热解毒功效与下列药理作用有关。

（1）抗病原微生物作用：大黄具有广谱抗菌作用。较敏感的细菌为厌氧菌（MIC 在 1 μg/mL 以下），其次是葡萄球菌、溶血性链球菌和淋病双球菌（MIC 为 1～25 μg/mL），再次是白喉杆菌、伤寒副伤寒杆菌和痢疾杆菌（MIC 为 25～50 μg/mL）。大黄的主要抑菌成分是游离型苷元，其中大黄酸、大黄素、芦荟大黄素作用较强，大黄素甲醚和大黄酚活性较低。大黄不同炮制品（生大黄、制大黄、酒大黄、大黄炭）在体外对金黄色葡萄球菌、白色葡萄球菌、福氏痢疾杆菌、宋内氏痢疾杆菌、伤寒杆菌、副伤寒杆菌、奈瑟卡他球菌等具有良好抑菌效果，其中生大黄水煎液对金黄色葡萄球菌、乙型溶血链球菌的抑制作用较强，而酒大黄水煎液对白色葡萄球菌的抑制作用优于生品及其他炮制品。

大黄对一些致病性真菌，多种皮肤癣菌有抑制作用。将痤疮主要致病菌痤疮丙酸杆菌、金黄色葡萄球菌作为试验菌，考察了大黄游离蒽醌对以上两种致病菌的体外抑菌活性，结果在大黄的 5 种游离蒽醌中，大黄总游离蒽醌对痤疮致病菌 – 痤疮丙酸杆菌、金黄色葡萄球菌的 MIC，分别为 32 g/mL 和 4 g/mL，其中大黄素对痤疮丙酸杆菌的抑制作用最强（MIC 为 8 g/mL），大黄酸对金黄色葡萄球菌的抑制作用最强（MIC 为 2 g/mL），与头孢噻肟钠相近。此外大黄对大肠杆菌和变形杆菌感染的小鼠均有良好保护作用。其抗菌机制主要是对菌体核酸和蛋白质合成及糖代谢有抑制作用。

大黄对某些病毒如流感病毒、单纯疱疹病毒、乙肝病毒等均有抑制作用。通过大黄提取液对抗柯萨奇病毒 B3（CVB3）的作用，发现：①大黄不能直接杀灭 CVB3；②大黄不能封闭细胞表面的 CVB3 受体，故不能阻止病毒吸附、穿入易感细胞。故推测大黄可能通过抑制 CVB3 核酸复制和（或）以后环节发挥抗病毒作用。

（2）抗炎作用：大黄对多种实验性炎症模型表现出明显的抗炎作用。灌胃大黄煎剂能显著抑制巴豆油所致小鼠耳肿胀。对大鼠蛋清性、甲醛性足肿胀和大鼠棉球肉芽肿均有明显抑制作用。大黄素对脂多糖（LPS）诱导的大鼠实验性牙周炎具有明显的抑制作用。抗炎作用机制研究显示，大黄对切除双侧肾上腺大鼠仍有抗炎作用，抗炎同时不降低肾上腺维生素 C 含量，大黄也无肾上腺皮质激素样作用，说明大黄抗炎作用与垂体 – 肾上腺皮质系统无关。目前认为大黄抗炎作用机制主要与抑制花生四烯酸代谢有关，大黄可抑制环氧化酶，使前列腺素 E（PGE）合成减少，并抑制白三烯 B4（LTB4）的合成。

（3）解热作用：大黄清热泻火，能使感染所致发热患者和致热动物体温明显降低。同时，第三脑室灌流液中 PGE 和 cAMP 水平显著降低。此外，大黄能抑制红细胞膜 Na^+、K^+-ATP 酶，抑制细胞氧化磷酸化过程，减少 ATP 的生成和利用，使产热减少，能量代谢处于较低水平，也使体温下降。

（4）对免疫功能的影响：大黄对正常小鼠的免疫功能无明显影响，但对感染模型小鼠. 大黄可使其胸腺指数、脾脏指数增高，并能促进血清溶血素生成，还能明显提高小鼠腹腔巨噬细胞的吞噬功能，使吞噬率和吞噬指数升高。大黄多糖除上述作用外还能增加脾脏淋巴细胞转化率及白细胞介素（IL-2）的生成。此外，大黄在体内有辅助病毒诱生干扰素的作用，可使患者体内干扰素效价增加 2 倍以上。最近通过大黄对小鼠肠道免疫分泌物的变化实验，提示大黄能促进肠黏膜上皮分泌多种免疫相关物质，对于减轻创伤、烧伤、休克等严重

应激反应时的肠黏膜损伤，防止肠道菌群移位和全身炎症反应综合征的发生具有重要的理论和临床意义。大黄不同成分，对免疫功能影响不同，其蒽醌衍生物对免疫有明显抑制作用，表现为小鼠胸腺和脾脏重量减轻，溶血素含量降低，巨噬细胞吞噬功能受抑制，淋巴细胞转化率受抑制，二硝基氯苯（DNCB）所致迟发型超敏反应降低。

4. 泻火凉血、止血活血

大黄泻火凉血，历来用于治疗血热妄行之吐血、咯血、衄血。大黄入血分，能泻火止血，并兼能活血祛瘀，故有止血不留瘀血之优点。

（1）止血作用：生大黄和大黄醇提物可使血小板表面活性增加，血小板聚集性增高，电镜下可观察到扩大型血小板数量增加，血液黏度增加，微循环中血液速度减慢，有利于止血。

大黄中止血的主要成分为 d- 儿茶素和没食子酸，能促进血小板黏附和聚集，并可降低抗凝血酶Ⅲ（AT – Ⅲ）活性。已知 AT – Ⅲ 是活性最强的生理性抗凝物质，d- 儿茶素和没食子酸干扰 AT – Ⅲ 与凝血酶的正常结合，使其活性降低，从而增强凝血酶的活力，加速血液凝固。没食子酸还能提高 α_2- 巨球蛋白（α_2-MG）的含量，从而降低纤溶酶原激活因子的活性，使纤溶酶含量降低，或竞争性抑制纤溶酶的活性，发挥抑制纤维蛋白溶解的作用。但对凝血因子活性皆无明显影响。番泻苷和大黄多糖可使大鼠血小板细胞内游离钙浓度明显降低，其降低效应与剂量相关。提示大黄抑制血小板聚集与番泻苷和大黄多糖抑制钙内流有关。

此外，大黄可使局部血管收缩，通透性下降。大黄对小肠运动有抑制作用，可减少出血部位的机械

损伤，有利于血小板在血管破溃处聚集而止血。大黄对胃蛋白酶有抑制作用，有利于胃黏膜屏障的重建并控制其出血，对溃疡出血有止血作用。大黄可提高血浆渗透压，使组织内的水分向血管内转移。这样可补充大失血所丢失的血容量，降低血液黏度，有利于改善微循环，可纠正大失血时所引起的体液平衡失调和细胞内代谢障碍。这与目前临床治疗大出血时所采用的"血液稀释性止血"相一致。此种作用目前认为与抑制细胞膜 Na^+、K^+-ATP 酶有关。

（2）改善血液流变学：大黄属活血化瘀药。《本草经》记载大黄"主下瘀血，破癥瘕积聚……"。大黄抑制细胞膜 Na^+、K^+-ATP 酶活性，提高血浆渗透压，使组织内水分向血管内转移，使血液稀释，解除微循环障碍，此为大黄"止血活血"的药理基础。

全身炎症反应综合征（SIRS）及多器官功能衰竭（MODS）患者在病情进展过程中，可见微循环障碍逐步加重，对此大黄能改变血液黏稠、聚集状态，并扩张血管，改善微循环，增加血流量，调整血液理化特征，对血液流变学各项指标均有显著改善作用，因此大黄有效预防危重患者发生 MODS，对于已发生 MODS 的患者，大黄具有保护作用。其机制可能是通过大黄降低毛细血管通透性，改善血管脆性，增加血流灌注，并通过它的渗透效应促进组织间液向血管内转移，血液稀释，从而使血细胞比容，血沉和血黏度下降。

（3）降血脂作用：给家兔及小鼠喂饲高脂饲料诱发高脂血症，服用大黄可使血清和肝脏总胆固醇（TC）、甘油三酯（TG）、低密度脂蛋白（LDL）、极低密度脂蛋白（VLDL）及过氧化脂质明显降低，高密度脂蛋白胆固醇（HDL）与 TC 比值升高。可能是因为大黄的泻下作用而影响胆固醇的吸收。此外大黄还可增加骨骼肌组织中过氧化物酶体增殖物激活受体 a（PPARa）基因表达，在转录水平调控脂肪代谢关键酶，降低血脂水平而促进机体减肥；同时增加肥胖大鼠骨骼肌解偶联蛋白 3（UCP3）表达、促进细胞能量代谢而有效减肥。

5. 利水消肿

《唐本草》中记载：大黄"通宣一切气，调血脉……泄壅滞水气"。《本草正义》中记载"大黄迅速善走，直达下焦……但久制者，可从小便以导湿热"。上述功效与大黄利尿消肿，治疗氮质血症和肾功能衰竭有关。

（1）利尿消肿作用：大黄酸、大黄素有明显的利尿、排 Na^+ 和排 K^+ 作用，芦荟大黄素和大黄酚的作用较弱。大黄素、大黄酸和芦荟大黄素对 Na^+、K^+-ATP 酶活性均呈现很强的竞争性抑制作用，大黄蒽醌衍生物对肾髓质 Na^+、K^+-ATP 酶抑制作用是大黄利尿的作用机制。因为肾小管内 Na^+ 的重吸收属于主动转运过程，需通过 Na^+、K^+-ATP 酶分解 ATP 提供能量。当此酶受抑制时能量来源不足，Na^+ 重吸收减少，Na^+ 携带水分排出而利尿。当远曲小管 Na^+ 增多时，促进 Na^+-K^+ 交换，K^+ 排出也随之增高。

近年发现，大黄总蒽醌含药血清培养液可抑制 NRK 细胞 AQP2、AQP4 基因转录与翻译，提示大黄的利尿作用可能与调节 AQP2、AQP4 表达有关。

（2）对氮质血症和慢性肾功能衰竭的治疗作用：①对氮质血症的治疗作用：慢性肾功能不全时，肾单位严重受损，使肾脏排泄代谢产物能力显著降低。尿素氮（BUN）和肌酐（Crea）在体内蓄积，导致高氮质血症。用腺嘌呤喂饲大鼠造成慢性肾衰模型，显示大黄可显著降低模型大鼠血中 BUN、Crea 水平，同时肝、肾组织中 BUN 含量降低，尿中 BUN、Crea 排泄量增加，说明大黄可抑制 BUN 在肝、肾中的合成，同时促进其在尿中的排泄，从而降低血中 BUN、Crea 水平，治疗氮质血症。另外大黄能提高血清总蛋白、白蛋白和转铁蛋白的含量。故大黄治疗氮质血症的机制可能是：A: 大黄泻下作用使肠内氨基酸吸收减少；B：血中必须氨基酸增高使蛋白质合成增加；C: 大黄抑制体蛋白分解从而减少非蛋白氮的来源，而使肝、肾组织中 BUN 合成减少；D: 大黄促进尿素和肌酐随尿液排泄。②抑制肾小球系膜细胞增生：肾小球系膜细胞增生是多种肾小球疾患和慢性肾衰的突出病理改变，系膜硬化是肾小球功能改变的重要因素。动物实验表明，大黄蒽醌和大黄酸蒽酮葡萄糖苷能直接抑制系膜细胞生长。含大黄衍生物的血清也明显抑制系膜细胞 DNA 和蛋白质的合成。部分肾切除后的人或动物，促肾因子活性增高，促进残余肾组织增生和肥大，而大黄能对抗促肾生长因子对系膜细胞和肾小管细胞增殖的刺激作用。刘氏等人应用斑点杂交技术发现大黄素能有效地抑制由细菌脂多糖（LPS）诱导的大鼠系膜细胞 C- myc 癌基因的过度表达而参与细胞周期的调控。黎氏等对单侧肾切除大鼠模型进行观察，发现残余肾组织在手术后 1 ~ 6 周普遍增大，灌注大黄可明显抑制残余肾的肥大，残余肾组织中蛋白质和 RNA 含量也减少。此外，大黄对肾小管上皮细胞增殖也有明显抑制作用。

6. 其他作用

（1）抗精神病作用：旷野（open field）实验显示大黄水提物可使大鼠自主活动降低，直立次数明显减少，作用类似于氯丙嗪。给予有效量 5 倍的氯丙嗪动物活动完全停止，但给予有效量 10 倍的大黄水提物不引起运动障碍。摘除嗅球大鼠出现各种攻击行为，大黄水提物对木棒引起的攻击行为有抑制作用。大鼠脑室注射 6- 羟基多巴胺破坏脑内儿茶酚胺能神经，再腹腔注射四氢化大麻醇（THC），可使群居大鼠兴奋性增高，互相之间产生激烈争斗。给大黄水提物 50 mg/kg 腹腔注射，可明显抑制过激行为。同样可对抗脱氧麻黄碱（MAP）引起的动物自主活动增加。

大黄水提物可抑制大鼠条件性回避反应，对非条件性回避反应无明显影响，并能抑制阿扑吗啡（APO）诱发的定型活动（嗅、舔、咬等）以及 MAP 诱发的旋转行为。上述作用与

氯丙嗪的抗精神病作用相似，特点是不伴有行为毒性，不引起僵住症。研究认为，抗精神病作用的有效成分主要是 RG - 鞣质。

（2）强心作用：大黄能使心脏单相动作电位（MAP）振幅增高，0 期上升速度加快，心肌收缩力明显加强，证明大黄具有较明显的强心作用，且具有浓度依赖性关系。增加细胞外液中 K^+ 浓度，可使大黄对心脏的毒性作用减轻。提示大黄的强心作用可能与抑制心肌细胞膜 Na^+、K^+-ATP 酶有关。

此外，大黄可减慢心率，并延长单相动作电位时程（MAPD），提示可能具有抗心律失常作用。

二、体内过程

大黄蒽醌衍生物在体内的代谢过程：吸收：大黄蒽酮衍生物容易吸收，人和动物口服大黄酸和大黄素 2 ~ 3 小时血浓度达到高峰，8 小时仅存微量。家兔肌内注射，半小时血浓度达高峰。大黄酸比大黄素易于吸收，1 次静脉注射，5 分钟即达高峰。分布：大黄蒽醌衍生物吸收后主要分布在肝、肾和胆囊。2 小时达到最高浓度。家兔静脉注射大黄酸 5 分钟内即达高峰，随即迅速下降，1 小时浓度很低。生物转化：蒽醌衍生物在体内可进行氧化和结合代谢，使非极性基团转化为极性基团与葡萄糖醛酸结合，易于排出。大黄酚药理活性低（对金黄色葡萄球菌的抑菌浓度为 100 ~ 200 μg/mL），氧化为大黄酸后活性提高，抑菌浓度为 4 ~ 8 μg/mL。但结合蒽醌无论是氧化或未氧化产物，活性都较低。排泄：大黄蒽醌衍生物由粪便和尿排出量分别占摄入量的 24% 和 23%，可能有一半左右在体内破坏。经尿排出 2 ~ 4 小时为最多，8 小时内总排出量约 61%，24 小时总排出量约 90%；经粪便排出 24 小时内排出 88%。蒽醌衍生物由尿排出时，若尿液为碱性，呈橘红色或紫红色，应注意与血尿区分，酸性尿则为橙红色。

三、主治

实热积滞便秘，血热吐衄，目赤咽肿，痈肿疔疮，肠痈腹痛，瘀血闭经，产后瘀阻，跌打损伤，湿热痢疾，黄疸尿赤，淋证，水肿；外治烧烫伤。酒大黄清上焦血分热毒。用于目赤咽肿，齿龈肿痛。熟大黄泻下力缓，清热解毒。用于火毒疮疡。大黄炭凉血化瘀止血。用于血热有瘀出血症。

四、现代应用

1. 消化系统疾病

（1）便秘：大黄饮片，用开水冲泡当茶饮，每次 3 ~ 5 片。连喝 2 ~ 3 杯见效。小儿便秘者取大黄粉 10 g 用酒适当调成糊状涂于脐部，纱布固定再用热水袋敷 10 分钟，每天 1 次，治愈时间最短 3 天。

（2）消化性胃溃疡：用精制醇提大黄片治疗幽门螺杆菌阳性患者 40 例，每次饭后服用 3 ~ 4 片，每天 3 次，连服 30 天后复查，幽门螺杆菌转阴率、溃疡复发率均明显优于甲氰咪胍（西咪替丁）对照组。

（3）急性上消化道出血：用汤、粉、片、注射剂、糖浆剂等不同制剂的单味大黄治疗急性胃、十二指肠出血 3 700 例，每次 3 g，每天 3 次，止血有效率达 95%。止血同时其他症

状，如腹胀、纳差、瘀热等症状消失快。

（4）急性病毒性黄疸型肝炎：用生大黄治疗急性黄疸型肝炎 80 例，成人 50 g，儿童 25 ~ 30 g，煎成 200 mL，每天 1 次口服，连服 6 天，停 1 天为一疗程。用药后肝功能恢复正常，有人用单味精制大黄片治疗 30 例，每次 5 ~ 9 片，每天 3 次，饭后服。在消除症状、退黄、降酶等方面均优于西药对照组。

（5）重症肝炎、肝性脑病：大黄 40 ~ 50 g 水煎取液 150 mL，保留灌肠，每日 1 次。治疗重症肝炎。用生大黄粉水煎液灌肠或口服防治肝性脑病，取得良好效果。认为防治肝性脑病的机制与大黄泻下、抗感染、清除内毒素、保肝、止血等多种作用有关。

（6）急性胰腺炎：单味大黄汤 100 mL 或冲剂 25 g，或糖浆剂 12 mL，或大黄液 50 mL 或精黄片 10 片，每 1 ~ 2 小时服 1 次，每日 5 ~ 8 次。直至腹痛等症状显著减轻后逐渐减量。

（7）急性胆囊炎、胆石症：大黄有促进胆道内容物排出和广谱抗菌等作用，观察急性胆囊炎 40 例，一般 2 ~ 3 天基本治愈。用法：先取大黄 30 ~ 60g 水煎或精制大黄片 10 片口服，每隔 1 ~ 2 小时服 1 次，每天 5 ~ 8 次。1 天内最大用量可达 300 g，精制大黄片 70 片，直至症状好转再减量。根据大黄的利胆、促进胆汁分泌、扩张奥狄氏括约肌等作用，用大黄片治疗胆石症 62 例，每次 0.6 g，每日 3 次，连服 30 天为一疗程。用药后经快速胆石定性诊断及电镜扫描确定，排出胆石 31 例，1 周内排石者占 80.6%。对不宜手术、结石 ≤ 1.0 cm 或泥沙样结石疗效较好。

（8）肠梗阻：用单味生大黄粉冲剂治疗各型肠梗阻。

2. 急、慢性肾功能衰竭

（1）急性肾功能衰竭：吴氏用复方大黄浸出液（大黄、人参）治疗急性肾功能衰竭 45 例。氮质血症及尿量恢复正常时间均为 5 日。张氏用生大黄 3 ~ 5g，每日 3 次口服，或用生大黄 10 ~ 16 g 水煎至 100 ~ 500 mL，每日 1 ~ 3 次口服或灌肠，配以复方丹参注射液 20 ~ 60 mL 加入格林氏液静滴，治疗流行性出血热急性肾功能衰竭 48 例，治愈率 97.9%。有学者认为，应用大黄导泻，可起到利尿，稳定内环境的作用。

（2）慢性肾功能衰竭：张氏等对 148 例慢性肾衰（CRF）患者考察大黄治疗的远期疗效，经过 6 ~ 8 个月的治疗随访结果表明，长期口服小剂量大黄制剂能够有效地延缓 CRF 的进展，大黄与卡托普利（巯甲丙脯酸）合用的疗效最佳，且长期用药无明显毒副作用。

3. 出血性疾病

（1）鼻出血：大黄研粉后用无菌脱脂棉蘸取，填入出血鼻腔可有效止血。

（2）肛肠科止血：由于大黄具有止血、抗菌、抗炎、泻下作用，常用于内痔，外痔，肛裂，肛窦炎，肛门痛等症，效果满意，无副作用。

（3）重症肝炎上消化道出血：重症肝炎上消化道出血可诱发失血性休克、肾衰、肝性脑病、感染（包括原发性腹膜炎和肺部感染等）、电解质与酸碱失衡等严重并发症。大黄配伍止血、解毒、化瘀、益气、养血等药物，对于改善上消化道出血，预防出血后并发症发生以及改善预后有一定疗效。

此外，大黄还用于蛛网膜下腔出血、肺出血，小儿急性出血性坏死性肠炎，治疗妇科各种血证如月经过多、产后出血、便血、血崩等症。

4. 急性感染性疾病

（1）急性扁桃体炎：生大黄 6 ~ 9g 放入茶水内，用沸水 150 ~ 250mL 浸泡，待水温放凉后即可服用，服完 2 小时后，再用上法浸泡 1 次，用法同前。用量：2 ~ 4 岁每剂 6 g，每日 1 剂，每次浸泡 150 mL；5 岁以上用 9 g，每日 1 剂，浸泡 250 mL。

（2）急性肠炎、菌痢：大黄醇提片以复方西药（氯霉素、吡哌酸、庆大霉素等）组为对照治疗急性炎 99 例、急性菌痢 214 例。其中应用大黄醇提片治疗急性肠炎 54 例，平均治愈 1.5 天；急性菌痢 110 例，大便恢复正常平均时间为 3.4 天。细菌转阴时间为 8.4 天。与西药对照组效果一致，同时大黄具有使用方便、副作用小、价廉等优点。

（3）复发性口疮：将单味大黄 30 g，加水 250 mL，武火煎至 200 mL，一次饭后温服，每日 2 次，共治疗 39 例。其中治愈 8 例，显效 19 例，有效 12 例，总有效率 100%。

（4）急性淋病：用大黄醇浸膏和熟大黄片治疗 157 例急性淋病，总有效率为 72%，多数病例无明显副作用。

（5）烧伤：将正品大黄浸于 95% 酒精中，其浓度为 1 g 大黄 /4 mL 酒精，浸泡半月以上，待酒精变成深棕色后用于 I ～ III 度烧伤患者，于新鲜创面喷药用。

5. 高脂血症与肥胖病

每天口服大黄糖浆 6mL（相当原生药 3 g）共服 14 天，131 例高脂血症患者的胆固醇和 β – 脂蛋白显著降低，一个月后，胆固醇平均下降 30%，甘油三酯下降 44%。用生大黄粉治疗高脂血症 105 例，每次服 3 g，1 日 3 次，连续 2 个月，治疗期间停止其他降脂药，其治疗结果表明，患者血清胆固醇和甘油三酯都降至正常。大黄提取片减肥疗效确切，通过 200 例大样本随机对比治疗后证明，其有效率与芬氟拉明相似，并优于国际公认的中成药消胖美。

6. 眼科疾病

（1）急性睑腺炎：采用内服及外敷之法。内服黄茶饮，处方：大黄、金银花、栀子、菊花各 3 g。方法：泡水代茶。外敷方：大黄、芒硝各 30 g，金银花 15 g。方法：用水 500 mL，文火煎 15 分钟后取汁冲芒硝 30 g，溶化后过滤即外敷液，将小毛巾折叠，并浸透于温热药液中，取出后拧一下以不滴液为度，敷以患侧眼睑红肿处，并用热水袋保温，贴于眼垫外面，勿烫痛，以舒适为准，1 日 3 次，每次 20 分钟。以上对早期急性睑腺炎疗效好。上述各药都具有清热解毒作用，大黄还能凉血、止血，祛瘀而消肿。

（2）前房积脓性角膜溃疡：选用泻肝散加减。处方：生大黄、知母、黄芩、玄明粉（冲）等。方中大黄通腑泄热，使火从下泻，局部症状减轻，防止翳面扩散，且可使患部腐物消散，创面清洁，促进邪早退、翳早愈。

（3）急性闭角型青光眼：处方：大黄、杭菊、决明子各 3 g，槟榔 6 g。泡饮代茶。方中大黄泄热通腑、凉血活血，以促进神水畅通，同时大黄的通便作用能促使水液排出，有利于眼压下降，从而减轻高眼压对视神经的损害。

7. 其他

（1）急性中毒：大黄导泻用来抢救急性口服中毒 164 例，治疗组 82 例，洗胃后 30 分钟，经胃管注入 5% 大黄液 500 mL；对照组 82 例，注入 5% 硫酸镁溶液（昏迷者用 5% 硫酸钠代替）。结果大黄导泻明显优于硫酸镁，效果肯定。

（2）五更泻：用大黄治疗五更泻，用量 9 ～ 15 g，傍晚服，睡前排出大便，至五更时便无泻下作用。3 ～ 5 天为一疗程。

（3）术后腹气胀：手术后 12 ～ 24 小时服用大黄粉每次 3 g，每日 3 次，治疗术后腹胀气 108 例，用药后肛门恢复排气最短 5 小时，最长 12 小时；平均 7 ～ 8 小时。

（4）骨伤疾病：大黄可用于治疗急性腰扭伤、胸部软组织损伤、腰肌劳损，伤及头胸及四肢应用酒制大黄，剂量以 6 ～ 10 g 为宜；伤损在腰、腹及下肢，可用生大黄，以 10 ～ 15g 为宜。对虚证寒证大黄的使用应从小剂量开始。

（5）危重病医学领域：大黄在多器官功能衰竭综合征（MODS）中的研究和应用体现在胃肠功能衰竭的防治、对急性应激性胃肠黏膜病变的防治、对急性肺损伤和急性呼吸窘迫综合征的防治、对重症感染患者系统炎症反应的治疗、对免疫系统的双向调节作用及其他脏器功能障碍的防治作用。

此外，大黄也常用于银屑病、痤疮、带状疱疹、酒糟鼻等。还可用于由病毒引起的流行性红眼病、疱疹性结膜炎、角膜溃疡等眼疾。

五、不良反应

祖国医学认为，大黄味苦性寒，伤气、耗血，孕妇慎用。《本草经》将大黄列入下品，按照《本草经·序列》说法，"下药多毒"。虽然历代本草称大黄无毒者较多，但同时也提示其性大寒，味苦，当属药性峻烈攻逐之品，使用不当对于人体具有一定损伤。

现代研究表明大黄可导致机体胃肠、肝、肾的一定损害，但由于大黄临床广泛用于治疗肝病、肾病、胃肠道疾病，所以其所致不良反应的剂量、时间与其所起的治疗作用的剂量与时间是目前需要探讨的重要问题，也就是量－效和量－时－毒的关系。同时不良反应的产生与大黄所含成分也具有较为密切的关系，蒽醌、鞣质均可以造成不良反应，其成分以及两者之间的比例与关系还需要进一步深入探讨。

德国药品管理机构—联邦药品和医疗用品研究所 1996 年 6 月宣布限制含蒽类化合物泻药的应用。限制原因：根据细胞培养，动物试验和流行病学研究，有理由怀疑这类药可能有遗传毒性和致癌作用。已发现芦荟大黄素在多种细胞株的 AMES 试验中有致突变作用。大黄素、大黄酚、2- 羟大黄素、大黄素甲醚在多种细胞株试验中表现为遗传毒性作用。芦荟大黄素、大黄素，可使 C3 H/M2 成纤维细胞转化为恶性表型，等等。由于大黄在中药处方中用量不大，且用药时间短，故对人类的致癌性等还有待研究，但也应引起足够的重视。另外，长期服用这类泻药可致水盐代谢和肠功能紊乱，因而限制其使用。

参考文献

［1］杨宝峰. 药理学. 第 8 版. 北京：人民卫生出版社，2013.

［2］崔福德. 药剂学. 第 7 版. 北京：人民卫生出版社，2011.

［3］王开贞，于天贵. 药理学. 第 7 版. 北京：人民卫生出版社，2014.

［4］陈吉生. 新编临床药物学. 北京：中国中医药出版社，2013.

［5］马玲玲，孙燕. 中药黄芩药理作用的研究进展. 沈阳医学院学报，2016.

［6］壬金凤，尹利辉，朱俐，等. 抗结核药物 HPLC 快速确证方法的研究. 中国药事，2012.

［7］慢性乙型肝炎抗病毒治疗专家共识. 慢性乙型肝炎抗病毒治疗专家委员会. 中华实验和临床感染病杂志，2010.

［8］刘军，周鹰豪，黎阳，等. 肺炎克雷伯菌 ESBLs 的检测及多重耐药性分析. 重庆医学，2012.

［9］杨世杰. 药理学. 第 2 版. 北京：人民卫生出版社，2012.

［10］于建玉，廖欣，丁厚伟，等. 中药大黄药理作用研究进展及其临床应用. 中国现代药物应用，2016.

［11］中国高血压防治指南修订委员会. 中国高血压防治指南 2010. 中华心血管病杂志，2011.

［12］张玉. 临床药物手册. 第 2 版. 北京：人民卫生出版社，2012.

［13］侯晞，武继彪. 药理学. 北京：人民卫生出版社，2011.

［14］李泛珠. 药剂学. 北京：中国中医药出版社，2011.

［15］张守义. 控释及缓释药物制剂的临床应用及研究. 中国卫生标准管理，2015.

［16］侯世科，刘振华，刘晓庆等. 抗菌药物临床应用指南. 北京：科学技术文献出版社，2012.

［17］李玲，阮耀. 临床药物应用. 第 2 版. 郑州：河南科学技术出版社，2012.

［18］孟晓丹. 探讨影响中药药理的相关影响因素. 中国继续医学教育，2016.

［19］张丽. 头孢菌素类抗生素药物临床合理应用情况报道分析. 国外医药抗生素分册，2016.

［20］李大魁，张石革. 药学综合知识与技能. 北京：中国医药科技出版社，2013.

［21］卫生部合理用药专家委员会. 中国医师药师临床用药指南. 重庆：重庆出版社，2009.

［22］洪庆成，王薇. 实用儿科新诊疗. 上海：上海交通大学出版社，2011.

［23］王潇. 浅谈儿科合理用药的临床研究. 中国医药指南，2015.

［24］阚全程. 医院药物高级教程. 北京：人民军医出版社，2015.

［25］姜远英. 临床药物治疗学. 第 3 版. 北京：人民卫生出版社，2011.

［26］程德云. 临床药物治疗学. 第 4 版. 北京：人民卫生出版社，2012.

［27］孔晓龙，郭梅红，范颖，等. 纳米靶向制剂的研究进展. 广西医科大学学报，2015.

［28］刘金平，靳晓伟，周长芳，等. 替吉奥胶囊联合奥沙利铂治疗晚期食管癌的临床观察. 实用癌症杂志，2012.

［29］刘彩霞. 头孢菌素类药物联合其他药物所致不良反应分析. 中国医药科技，2012.

［30］李瑛，曹蔚，王四旺，等. 纳米药物在肝癌靶向治疗中的研究进展. 西北药学杂志，2012.

［31］赵先英，张涛，刘毅敏，等. 亲水药物经皮吸收研究进展. 西南国防医药，2012.

［32］覃业语，黄春新，林慧，等. 抗癫痫类药物的血药浓度监测结果分析. 海南医学，2012.